Hefte zur Unfallheilkunde
Beihefte zur Zeitschrift „Der Unfallchirurg"

Herausgegeben von:
J. Rehn, L. Schweiberer und H. Tscherne

179

Defektüberbrückung an Knochen und Weichteilen

Herausgegeben von H. Zilch

Mit 146 Abbildungen

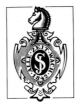

Springer-Verlag
Berlin Heidelberg New York
London Paris Tokyo

Reihenherausgeber
Prof. Dr. Jörg Rehn
Mauracher Straße 15, D-7809 Denzlingen

Prof. Dr. Leonhard Schweiberer
Direktor der Chirurgischen Universitätsklinik München-Innenstadt
Nußbaumstraße 20, D-8000 München 2

Prof. Dr. Harald Tscherne
Medizinische Hochschule, Unfallchirurgische Klinik
Konstanty-Gutschow-Straße 8, D-3000 Hannover 61

Bandherausgeber
Prof. Dr. Hans Zilch
Oskar-Helene-Heim, Orthop. Klinik und
Poliklinik der Freien Universität Berlin
Clayallee 229, D-1000 Berlin 33

Symposion zu Ehren des 65. Geburtstags
von Prof. Dr. med. G. Friedebold

ISBN 3-540-16270-4 Springer-Verlag Berlin Heidelberg New York
ISBN 0-387-16270-4 Springer-Verlag New York Berlin Heidelberg

CIP-Kurztitelaufnahme der Deutschen Bibliothek. Defektüberbrückung an Knochen und Weichteilen / [Symposion zu Ehren des 65. Geburtstags von Prof. Dr. Med. G. Friedebold]. Hrsg. von H. Zilch. – Berlin ; Heidelberg ; New York ; London ; Paris ; Tokyo : Springer, 1987.
(Hefte zur Unfallheilkunde ; 179)
ISBN 3-540-16270-4 Berlin ...)
ISBN 0-387-16270-4 New York ...)
NE: Zilch, Hans [Hrsg.]; Symposion zu Ehren des Fünfundsechzigsten Geburtstags von Professor Doktor Med. G. Friedebold ⟨1985. Berlin, West⟩; Friedebold, Günter: Festschrift; GT

Dieses Werk ist urheberrechtlich geschützt. Die dadurch begründeten Rechte, insbesondere die der Übersetzung, des Nachdrucks, des Vortrags, der Entnahme von Abbildungen und Tabellen, der Funksendung, der Mikroverfilmung oder der Vervielfältigung auf anderen Wegen und der Speicherung in Datenverarbeitungsanlagen, bleiben, auch bei nur auszugsweiser Verwertung, vorbehalten. Eine Vervielfältigung dieses Werkes oder von Teilen dieses Werkes ist auch im Einzelfall nur in den Grenzen der gesetzlichen Bestimmungen des Urheberrechtsgesetzes der Bundesrepublik Deutschland vom 9. September 1965 in der Fassung vom 24. Juni 1985 zulässig. Sie ist grundsätzlich vergütungspflichtig. Zuwiderhandlungen unterliegen den Strafbestimmungen des Urheberechtsgesetzes.

© by Springer-Verlag Berlin Heidelberg 1987
Printed in Germany.

Die Wiedergabe von Gebrauchsnamen, Handelsnamen, Warenbezeichnungen usw. in diesem Buch berechtigt auch ohne besondere Kennzeichnung nicht zu der Annahme, daß solche Namen im Sinne der Warenzeichen- und Markenschutz-Gesetzgebung als frei zu betrachten wären und daher von jedermann benutzt werden dürften.

Produkthaftung: Für Angaben über Dosierungsanweisungen und Applikationsformen kann vom Verlag keine Gewähr übernommen werden. Derartige Angaben müssen vom jeweiligen Anwender im Einzelfall anhand anderer Literaturstellen auf ihre Richtigkeit überprüft werden.

Druck- und Bindearbeiten: Druckhaus Beltz, Hemsbach/Bergstr.
2124/3140-543210

Vorwort

Zu Ehren des 65. Geburtstages von Professor Dr. *Günter Friedebold* fand vom 31. 10. 1985 bis 1. 11. 1985 in Berlin an der Orthopädischen Klinik und Poliklinik der Freien Universität im Oskar-Helene-Heim ein Symposion statt, das sich mit der Defektüberbrückung an Knochen und Weichteilen befaßte. Das gewählte Thema lag nahe, da der Jubilar als begeisterter Förderer der Mikrochirurgie entscheidenden Anteil am Aufbau dieser Subspezialität in Berlin hat. Da seit einem Jahrzehnt die Entwicklung der Mikrochirurgie mit der freien Gewebeübertragung sowohl der Weichteile, des Knochens als auch beider Gewebe als Composite graft neue Dimensionen zu eröffnen scheint, sollten neue und bewährte Methoden miteinander verglichen werden. Dies erschien sinnvoll, da spektakuläre Einzeldarstellungen mikrovaskulärer Techniken bei dem weniger erfahrenen Operateur oft den Eindruck erwecken können, nunmehr auf altbewährte Methoden verzichten zu müssen.

Entsprechend dem Bekanntenkreis von Professor Friedebold trafen sich Unfallchirurgen, plastische Chirurgen und Orthopäden, um diese Thematik zu erörtern. Da sich plastische Chirurgen vorzugsweise mit dem deckenden Hautmantel beschäftigen, Unfallchirurgen und Orthopäden in der Regel eher mit den Problemen der Knochenwiederherstellung, sollte ein Gedankenaustausch über beide plastische Maßnahmen das Verständnis der verschiedenen Disziplinen füreinander vertiefen. Hiermit wurde die Hoffnung verbunden, in der Weiterentwicklung dieser schwierigen plastischen Operationen sich gegenseitig Anregungen zu geben. Die zum Teil lebhafte Diskussion könnte Anzeichen dafür sein, daß dieser Wunsch Realität sein kann.

H. Zilch

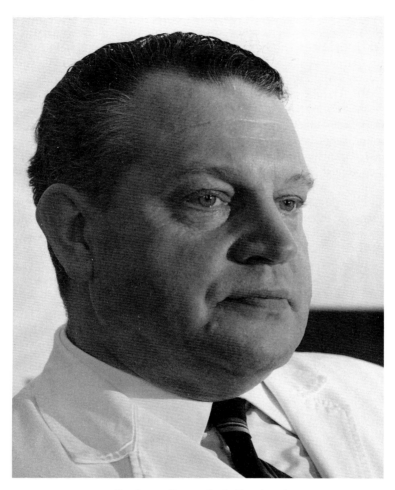
Professor Dr. med. G. Friedebold

Prof. Günter Friedebold zum 65. Geburtstag

Günter Friedebold wurde als Sohn eines Bücherrevisors am 17. 9. 1920 in Magdeburg geboren. Hier erlebte er auch die frühe Jugend- und Schulzeit. 1939 Beginn des Medizinstudiums in Halle, dann Rostock und Berlin. Vom Wehrdienst unterbrochen, Fortsetzung und Staatsexamen in Göttingen 1945. Gleichzeitig Promotion mit einer Arbeit „Über die Praxis der Kochsalzbehandlung". Beginn der ärztlichen Tätigkeit gleich nach Kriegsende in Braunlage, 1946 Umzug nach Berlin und chirurgische Weiterbildung am Städtischen Krankenhaus am Urban, zunächst unter von Schleyer, später unter Madlener. Seinen Lehrern verdankte er eine umfassende chirurgische Ausbildung.

1954 Anerkennung als Facharzt für Chirurgie und erste Kontakte zum Oskar-Helene-Heim, die noch im gleichen Jahr zum Wechsel des Assistenzarztes Friedebold in dieses Haus führten. Die unter Keil noch im Wiederaufbau befindliche Klinik wurde kurz darauf von A. N. Witt übernommen, der auf den orthopädischen Lehrstuhl der Freien Universität am Oskar-Helene-Heim einen Ruf erhalten hatte. In seiner Vitalität diesem ähnlich, ging Friedebold daran, unter dessen Anleitung zielbewußt sein Wissen und Können zu erweitern. Zahlreiche Arbeiten auf dem Gebiet der Elektrophysiologie und des isometrischen Muskeltrainings ließen Beziehungen zum Leistungssport und der Begutachtung erkennen und führten schließlich 1960 zur Habilitation. Kurz darauf erfolgte die Wahl Friedebolds zum Chefarzt der orthopädischen Abteilung des Städtischen Krankenhauses Britz in Berlin, wo es ihm in wenigen Jahren gelang, eine klinisch-orthopädische Abteilung nach modernen Gesichtspunkten aufzubauen. 1969 folgte er dem Ruf auf den orthopädischen Lehrstuhl der FU am Oskar-Helene-Heim. Der Nachfolger Witts fand sich durch die Berufung gerade der erfahrensten Ärzte an andere Kliniken gezwungen, so rasch als möglich jüngere, geeignet erscheinende Ärzte auszusuchen, um sie entsprechend seinen Vorstellungen zu einer neuen Führungsmannschaft heranzubilden. Allem Neuem aufgeschlossen, von hohem Spezialkönnen und -wissen, war die Universalität seiner medizinischen Fähigkeiten unbestritten. Friedebold sah sein Aufgabengebiet von der Traumatologie über die operative Orthopädie bis weithin in den Bereich der Rehabilitation. Spezielle Institutionen für Replantation, Handchirurgie, Skoliose, Rheumatologie, Sport und Ultraschall sowie Wirbelsäulenerkrankungen bei Erwachsenen entstanden durch seine Initiative oder zumindest doch unter seiner Beteiligung.

Der endlich 1983 neu eröffnete Operationstrakt trägt eindeutig Friedebolds Handschrift.

Mehr als 200 Arbeiten aus dem Gesamtbereich der Orthopädie und Traumatologie wurden von ihm veröffentlicht. Zum Ehrenmitglied in den verschiedensten Gesellschaften wurde er als Zeichen der Anerkennung gewählt. Jetzt, mit 65 Jahren, erscheinen seine Vitalität und Schaffenskraft ungebrochen. Ein brillanter Redner, ein vielseitig an Literatur,

Theater und Standespolitik interessierter Mann, findet er neben der Wahrnehmung seiner zahlreichen Verpflichtungen noch genügend Zeit, sich diesen Neigungen zu widmen. Dennoch, das ungestörte Gespräch mit den ihm anvertrauten Kranken in ihren Sorgen und Nöten ist ihm noch immer Verpflichtung.

Herzlichen Glückwunsch zum 65. Geburtstag.

E. Zapfe, H. Zilch

Inhaltsverzeichnis

I. Obere Extremität 1

Spalt- und Vollhauttransplantation – Indikation und Technik – (E. W. Büsing) 1

Indikation, Technik und Ergebnisse gestielter und freier Lappenplastiken an der oberen Extremität (E. Trojan und H. Millesi) 4

Kuppen- und Weichteildefekte der Finger (M. Sparmann und E. Lambiris) 9

Behandlung von Knochendefekten am Unter- und Oberarm (R. Wolff und H. Zilch) . 14

Defektüberbrückung am Handskelett (G. Sennwald und G. Segmüller) 22

Diskussion: Obere Extremität (M. Sparmann) 28

II. Aufbauplastiken des Daumens 31

Indikation, Technik und Ergebnisse der On-top-Plastik zum Daumenaufbau (H. Cotta und A. K. Martini) 31

Verlängerungsosteotomien und Interposition von kortikospongiösen Spänen zum Daumenaufbau (R. Lumplesch) 38

Daumenrekonstruktion bei traumatischem Verlust (B.-D. Partecke und D. Buck-Gramcko) 42

Diskussion: Daumenaufbauplastiken (M. Sparmann) 47

III. Muskel 49

Freie Muskelübertragung mit neurovaskulärem Anschluß (H. Millesi) 49

Diskussion: Muskelübertragung (M. Sparmann) 56

IV. Wirbelsäule 57

Defektüberbrückungen an der Wirbelsäule (D. Hohmann) 57

V. Becken ... 63

Deckung chronischer Dekubitalulzera bei Querschnittsgelähmten
(J. Probst und S. Rösler) ... 63

Hüftpfannenaufbauplastik mit homologen Knochentransplantaten
(S. Weller und D. Höntzsch) ... 75

Der Ersatz von körpereigenen Knochenkeilen durch enteiweißte Tierknochenkeile bei der Azetabuloplastik im Kindesalter (D. Tönnis) ... 85

Diskussion: Wirbelsäule und Becken (M. Sparmann) ... 94

VI. Untere Extremität ... 97

Überbrückung pathologisch bedingter Knochendefekte an der unteren Extremität
(E. H. Kuner, W. Schlickewei und D. Greim) ... 97

Überbrückung von Knochendefekten am koxalen Femurende durch alloplastische Spezialprothesen (H. J. Refior und H. Stürz) ... 110

Diskussion: Untere Extremität (M. Sparmann) ... 116

Indikation und Technik der Spalthauttransplantation (mit und ohne Infekt)
(B. Friedrich) ... 117

Kombinierte lokale Verschiebelappen (Brückenlappen und Schwenklappen) zur Deckung von Weichteildefekten (J. Poigenfürst und A. Graff) ... 120

Defektdeckung am Unterschenkel mit gestielten und freien Haut- und Muskelplastiken (H. G. Haas) ... 126

Defektdeckung am Unterschenkel durch mikrovaskuläre freie Lappen oder ortsständige Muskellappen (R. Neugebauer, C. Burri, R. Stober und C. Ulrich) ... 131

Patellarsehnenrekonstruktion mit dem muskulotendinösen Gastroknemiuslappen
(N. J. Lüscher, L. G. Küng, A. Gächter und H. Jenni) ... 141

Erfahrungen über den Einsatz des Hautexpanders bei Defekten an der unteren Extremität (P. Ramatschi, W. Mühlbauer und E. Herndl) ... 146

Defektdeckung an Ferse und Fußsohle (B.-D. Partecke) ... 152

Diskussion: Weichteildeckung am Unterschenkel (R. Wolff) ... 158

Pathophysiologie der Knochentransplantation: Grundlagen und klinische Anwendung
(L. Schweiberer, K. Hallfeldt und J. Mandelkow) ... 160

Plastisch-ästhetische Maßnahmen zur Überbrückung kongenitaler Defekte an den unteren Extremitäten (H. Rettig und U. Weber) ... 170

Management zur Überbrückung von Defektfrakturen
(H. Ecke, K. Kunze und B. Kaletsch) ... 175

Defektüberbrückung durch kortikospongiöse Transplantate an den unteren
Extremitäten (F. Brussatis) 179

Überbrückung langstreckiger Knochendefekte
(D. Rogge, J. Hock, P. Kalbe und H. Tscherne) 180

Defektüberbrückung langer Röhrenknochen mit homologen Knochenröhren
(W. Blauth und P. Hippe) 190

Zur Fibula-pro-Tibia-Operation bei angeborenen Tibiafehlbildungen
(W. Blauth und P. Hippe) 205

Temporäre Verkürzung zur Defektüberbrückung am Unterschenkel
(R. Rahmanzadeh) 215

Wiederherstellung von Knochendefekten im Infekt an der unteren Extremität
(G. Hierholzer und M. Roesgen) 220

Knochenregeneration mit aufbereitetem semisynthetischen und nativem Ersatzmaterial (Collapat und Pyrost) (H. Mittelmeier, B.-D. Katthagen und W. Mittelmeier)   227

Indikation, Technik und Ergebnisse nach Knochentransplantationen mit mikrovaskulärem Anschluß (A. Berger und M. Wannske) 243

Diskussion: Überbrückung von Knochendefekten an der unteren Extremität
(R. Wolff) 249

Sachverzeichnis 255

Referentenverzeichnis

Berger, A., Prof. Dr.; Klinik für Plastische, Hand- und Wiederherstellungschirurgie der Medizinischen Hochschule Hannover, Padbielskistraße 380, D-3000 Hannover 51

Blauth, W., Prof. Dr.; Orthopädische Universitätsklinik Kiel, Klaus-Groth-Platz 4, D-2300 Kiel

Brussatis, F., Prof. Dr.; Orthopädische Klinik und Poliklinik, Johannes Gutenberg-Universität, D-5600 Mainz

Buck-Gramcko, D., Prof. Dr.; Berufsgenossenschaftliches Unfallkrankenhaus Hamburg, Bergedorfer Straße 10, D-2000 Hamburg 80

Büsing, E. W., Dr.; Orthopädische Klinik und Poliklinik der Freien Universität Berlin im Oskar-Helene-Heim, Clayallee 229, D-1000 Berlin 33

Burri, C., Prof. Dr.; Klinik für Unfallchirurgie, Hand-, Plastische und Wiederherstellungschirurgie der Universität, Steinhövelstraße 9, D-7900 Ulm

Contzen, H., Prof. Dr.; Berufsgenossenschaftliche Unfallklinik, Friedberger Landstraße 430, D-6000 Frankfurt/Main 60

Cotta, H., Prof. Dr.; Orthopädische Universitätsklinik Heidelberg, Schlierbacher Landstraße 200a, D-6900 Heidelberg

Ecke, H., Prof. Dr.; Unfallchirurgische Klinik und Poliklinik der Justus-Liebig-Universität Gießen, Klinikstraße 29, D-6300 Gießen

Friedrich, B., Prof. Dr.; Unfall-Chirurgische Klinik, Zentralkrankenhaus St.-Jürgen-Straße, D-2800 Bremen

Gächter, A., Dr.; Kantonsspital Basel, Klinik für plastische und wiederherstellende Chirurgie, CH-4031 Basel

Graff, A., Dr.; Unfallkrankenhaus Lorenz Böhler, Donaueschingen Straße 13, A-1200 Wien

Greim, D., Dr.; Chirurgische Universitätsklinik, Klinikum der Albert-Ludwigs-Universität, Hugstätter Straße 55, D-7800 Freiburg

Haas, H. G., Dr.; Berufsgenossenschaftliche Unfallklinik, Friedberger Landstraße 430, D-6000 Frankfurt/Main 60

Hallfeld, K., Dr.; Chirurg. Klinik Innenstadt und Chirurg. Poliklinik der Ludwig-Maximilians-Universität, Nußbaumstraße 20, D-8000 München 2

Herndl, E., Dr.; Städtisches Krankenhaus München-Bogenhausen, Abteilung für Plastische-, Wiederherstellende- und Handchirurgie, Englschalkinger Straße 77, D-8000 München 81

Hierholzer, G., Prof. Dr.; Berufsgenossenschaftliche Unfallklinik, Großenbaumer Allee 250, D-4100 Duisburg

Hippe, P., Dr.; Orthopädische Universitätsklinik Kiel, Klaus-Groth-Platz 4, D-2300 Kiel

Hock, J., Dr.; Unfallchirurgische Klinik der Medizinischen Hochschule Hannover, Konstanty-Gutschow-Straße 8, D-3000 Hannover 61

Höntzsch, Dr. Dr.; Berufsgenossenschaftliche Unfallklinik, Rosenauer Weg 95, D-7400 Tübingen

Hohmann, D., Prof. Dr.; Orthopädische Universitätsklinik, Rathsberger Straße 57, D-8520 Erlangen

Jenni, H., Dr.; Kantonsspital Basel, Klinik für plastische und wiederherstellende Chirurgie, CH-4031 Basel

Kalbe, P., Dr.; Unfallchirurgische Klinik der Medizinischen Hochschule Hannover, Konstanty-Gutschow-Straße 8, D-3000 Hannover 61

Kaletsch, B., Dr.; Unfallchirurgische Klinik und Poliklinik der Justus-Liebig-Universität Gießen, Klinikstraße 29, D-6300 Gießen

Katthagen, B.-D., Priv.-Doz. Dr.; Orthopädische Universitätsklinik, D-6650 Homburg/Saar

Küng, L. G., Dr.; Kantonsspital Basel, Klinik für plastische und wiederherstellende Chirurgie, CH-4031 Basel

Kuner, E. H., Prof. Dr.; Chirurgische Universitätsklinik, Klinikum der Albert-Ludwigs-Universität, Hugstetter Straße 55, D-7800 Freiburg

Kunze, K., Priv.-Doz. Dr.; Unfallchirurgische Klinik und Poliklinik der Justus-Liebig-Universität Gießen, Klinikstraße 29, D-6300 Gießen

Lambiris, E., Priv.-Doz. Dr.; Orthopädische Klinik, General Hospital Athen, Athen/Griechenland

Lüscher, N. J., Dr.; Kantonsspital Basel, Klinik für plastische und wiederherstellende Chirurgie, CH-4031 Basel

Lumplesch, R., Dr.; Orthopädische Klinik und Poliklinik der Freien Universität Berlin im Oskar-Helene-Heim, Clayallee 229, D-1000 Berlin 33

Mandelkow, J., Dr.; Chirurg. Klinik Innenstadt und Chirurg. Poliklinik der Ludwig-Maximilians-Universität, Nußbaumstraße 20, D-8000 München 2

Martini, A., Dr.; Orthopädische Universitätsklinik Heidelberg, Schlierbacher Landstraße 200a, D-6900 Heidelberg

Millesi, H., Prof. Dr.; I. Chirurgische Universitätsklinik, Alser Straße 4, A-1090 Wien

Mittelmeier, H., Prof. Dr.; Orthopädische Universitätsklinik, D-6650 Homburg/Saar

Mittelmeier, W., Dr.; Orthopädische Universitätsklinik, D-6650 Homburg/Saar

Mühlbauer, W., Prof. Dr.; Städtisches Krankenhaus München-Bogenhausen, Abteilung für Plastische-, Wiederherstellende- und Handchirurgie, Englschalkinger Straße 77, D-8000 München 81

Neugebauer, R., Priv.-Doz. Dr.; Klinik für Unfallchirurgie, Hand-, Plastische und Wiederherstellungschirurgie der Universität, Steinhövelstraße 9, D-7900 Ulm

Partecke, B.-D., Dr.; Berufsgenossenschaftliches Unfallkrankenhaus Hamburg, Bergedorfer Straße 10, D-2000 Hamburg 80

Poigenfürst, J., Prof. Dr.; Unfallkrankenhaus Lorenz Böhler, Donaueschingenstraße 13, A-1200 Wien

Probst, J., Prof. Dr.; Berufsgenossenschaftliche Unfallklinik, Prof.-Küntscher-Straße 8, D-8110 Murnau

Rahmanzadeh, R., Prof. Dr.; Abteilung für Unfall- und Wiederherstellungschirurgie im Klinikum Steglitz der Freien Universität Berlin, Hindenburgdamm 30, D-1000 Berlin 45

Ramatschi, P., Dr.; Städtisches Krankenhaus München-Bogenhausen, Abteilung für Plastische-, Wiederherstellende- und Handchirurgie, Englschalkinger Straße 77, D-8000 München 81

Refior, J. H., Prof. Dr.; Orthopädische Klinik der Medizinischen Hochschule Hannover, Heimchenstraße 1–7, D-3000 Hannover 71

Rehn, J., Prof. Dr.; Mauracher Straße 15, D-7809 Denzlingen

Rettig, H., Prof. Dr.; Orthopädische Klinik der Justus-Liebig-Universität Gießen, Freiligrathstraße 2, D-6300 Gießen

Roesgen, M., Dr.; Berufsgenossenschaftliche Unfallklinik, Großenbaumer Allee 250, D-4100 Duisburg

Roesler, S., Dr.; Berufsgenossenschaftliche Unfallklinik, Prof.-Küntscher-Straße 8, D-8110 Murnau

Rogge, D., Dr.; Unfallchirurgische Klinik, Zentralkrankenhaus Reinkenheide, D-2850 Bremerhaven

Schlickewei, W., Dr.; Chirurgische Universitätsklinik, Klinikum der Albert-Ludwigs-Universität, Hugstetter Straße 55, D-7800 Freiburg

Schweiberer, L., Prof. Dr.; Chirurgische Klinik und Poliklinik der Universität München, Nußbaumstraße 20, D-8000 München 2

Segmüller, G., Dr.; Klinik für Orthopädische Chirurgie, Kantonsspital St. Gallen, CH-9006 St. Gallen

Sennwald, G., Dr.; Klinik für Orthopädische Chirurgie, Kantonsspital St. Gallen, CH-9006 St. Gallen

Sparmann, M., Dr.; Orthopädische Klinik und Poliklinik der Freien Universität Berlin im Oskar-Helene-Heim, Clayallee 229, D-1000 Berlin 33

Stober, R., Dr.; Klinik für Unfallchirurgie, Hand-, Plastische und Wiederherstellungschirurgie der Universität, Steinhövelstraße 9, D-7900 Ulm

Stoboy, H., Prof. Dr.; Orthopädische Klinik und Poliklinik der Freien Universität Berlin im Oskar-Helene-Heim, Clayallee 229, D-1000 Berlin 33

Stürz, H., Dr.; Orthopädische Klinik der Medizinischen Hochschule Hannover, Heimchenstraße 1–7, D-3000 Hannover 71

Tönnis, D., Prof. Dr.; Orthopädische Klinik der Städtischen Kliniken Dortmund, Beurhausstraße 110, D-4600 Dortmund

Trojan, E., Prof. Dr.; I. Universitätsklinik für Unfallchirurgie, Alser Straße 4, A-1090 Wien

Tscherne, H., Prof. Dr.; Unfallchirurgische Klinik der Medizinischen Hochschule Hannover, Konstanty-Gutschow-Straße 8, D-3000 Hannover 61

Ulrich, Chr., Dr.; Klinik für Unfallchirurgie, Hand-, Plastische und Wiederherstellungschirurgie der Universität, Steinhövelstraße 9, D-7900 Ulm

Wannske, M., Prof. Dr.; Klinik für Plastische, Hand- und Wiederherstellungschirurgie der Medizinischen Hochschule Hannover, Podbielskistraße 380, D-3000 Hannover 51

Weber, U., Prof. Dr.; Orthopädische Klinik der Justus-Liebig-Universität Gießen, Freiligrathstraße 2, D-6300 Gießen

Weller, S., Prof. Dr.; Berufsgenossenschaftliche Unfallklinik, Rosenauer Weg 95, D-7400 Tübingen

Wolff, R., Priv.-Doz. Dr.; Orthopädische Klinik und Poliklinik der Freien Universität Berlin im Oskar-Helene-Heim, Clayallee 229, D-1000 Berlin 33

Zapfe, E., Dr.; Orthopädische Klinik und Poliklinik der Freien Universität Berlin im Oskar-Helene-Heim, Clayallee 229, D-1000 Berlin 33

Zilch, H., Prof. Dr.; Orthopädische Klinik und Poliklinik der Freien Universität Berlin im Oskar-Helene-Heim, Clayallee 229, D-1000 Berlin 33

I. Obere Extremität

Spalt- und Vollhauttransplantation – Indikation und Technik

E. W. Büsing

Orthopäd. Klinik und Poliklinik der Freien Universität, Oskar-Helene-Heim, Clayallee 229, D-1000 Berlin 33

Geschichtlich betrachtet können an dieser Stelle nur bewährte Operationsmethoden genannt werden, da es bei der Transplantation freier Haut keine Neuerungen gibt. Die Haut stellt das häufigste Transplantationsorgan dar und ist, da sie die Körperoberfläche überzieht, ein lebenswichtiges Organ. Wenn die Haut in ihrer ganzen Tiefenausdehnung zerstört ist, ist keine Regeneration möglich, das hautfreie Gebiet kann sich nur unter Narbenbildung wieder schließen. Dieses führt zu narbigen Kontrakturen und damit zu schlechten funktionellen und kosmetischen Ergebnissen. Als Transplantat kann verwendet werden: autologe, homologe und heterologe Haut. Wenn man von Verbrennungswunden absieht, wird vorwiegend autologe Haut verwendet, Kollagen und Kunststoffe (Epigard) nur zum vorübergehenden Wundverschluß, der letztlich wieder nur durch eine autologe Hauttransplantation erreicht werden kann.

Forscht man in der Geschichte der Hauttransplantationen, so erkennt man, daß die ersten Entdeckungen vor über 100 Jahren gemacht wurden:

Geschichtlicher Überlick

Reverdin 1869	Epidermisläppchen
Ollier 1872 Thiersch 1874	Epidermis-Corium-Lappen
Wolfe 1872 Krause 1876	Kutislappen
Tanner 1964	Meshgraft

Reverdin brachte 1869 das Epidermisläppchen zur Anwendung. Ein etwa dickeres Transplantat, ein Epidermis-Coriumlappen, wurde 1872 von Ollier zur Anwendung gebracht und von Thiersch 1874 in Deutschland verbreitet. Wolfe benutzte 1872 ein Vollhauttransplantat, das 1876 von Krause in Deutschland übernommen wurde. Tanner entwickelte 1964 ein Gerät, mit dem Spalthaut so geschlitzt wird, daß sie im Sinne des Scherengitterprinzips auseinandergezogen werden kann, um so größere Hautflächen mit kleineren Entnahmestellen zu decken (Meshgraft).

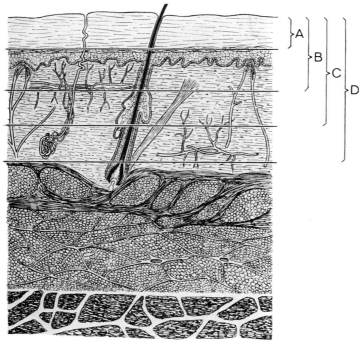

Abb. 1. Methoden der Hauttransplantation. Sie unterscheiden sich im wesentlichen durch die Läppchendicke voneinander. *A* Epidermisläppchen (Thiersch). *B* Epidermis-Coriumläppchen (Reverdin). *C* Spalthautlappen. *D* Vollhautlappen. (Nach E. Müller)

In Abb. 1 ist zu erkennen, in welcher Schichtdicke die Haut entnommen wird und welche Hautanteile transplantiert werden. Freie Hauttransplantationen werden an der oberen Extremität benutzt zum Verschluß entstandener Defekte nach Verschiebelappen, nach Hautverlust durch einen Unfall, nach Inzision der Haut und der Faszie beim Kompartmentsyndrom. Auf Verbrennungen und die danach notwendigen Hauttransplantationen soll hier nicht eingegangen werden.

Gliedert man die Hauttransplantationen nach ihrer Dicke, so unterscheidet man zwischen Spalt- und Vollhauttransplantaten, Das dünne Reverdin-Läppchen ist am anspruchslosesten und kann bei infizierten Wunden transplantiert werden, evtl. auch direkt auf den Knochen aufgelegt werden. Deutlicher Nachteil dieses Transplantates ist die rasterartige Hautzeichnung an der Entnahmestelle sowie die höckrige, mosaikartige unregelmäßige Hautdecke an der Aufnahmestelle. Außerdem ist die mechanische Belastbarkeit unzureichend und es kann deshalb an mechanisch besonders belasteten Körperstellen nicht angewendet werden. Dieses Transplantat wird daher heute weitgehend abgelehnt. Am verbreitesten ist das Spalthauttransplantat, das z. B. als Thiersch-Lappen zwischen 50 und 500 μ stark sein kann. Bei diesem Transplantat wird Epidermis und ein Teil des Coriums transplantiert. Früher wurde zur Entnahme des Thiersch-Transplantats das Thiersch-Messer verwendet, heute das Dermatomgerät. Gohrband hat ein Spalthauttransplantat beschrieben, das etwa 800 μ stark ist. Diese Spalthaut zeigt zum Ende ein besseres kosmetisches Ergebnis. Sie ist widerstandsfähiger und wächst auch unter ungünstigen Anheilungsbedingungen noch an. Spalthauttransplantate werden in der Regel verwendet bei Hautdefekten am Ober- und Unterarm, am Handrücken und an den Fingerstreckseiten sowie für das Entnahmefeld bei Lappenplastiken. Beim Vollhauttransplantat nach Krause-Wolfe wird die ganze Kutis transplantiert. Vollhauttransplantate können angewendet werden für frische und nicht infizierte Hautdefekte, besonders im Bereich der Hohlhand und der Fingerkuppen. Ein Nachteil dieser Vollhauttransplantate besteht darin, daß das Entnahmefeld wieder operativ geschlossen werden muß.

Die Hautplastiken, z. B. Verschiebelappen, sollen hier nur erwähnt werden, um anzumerken, daß ein freies Transplantat bei der Defektdeckung aufgelegt werden muß. Entnahmestellen für Spalt- und Vollhaut können sein: die Oberschenkel, die Unterschenkel, die Innenseite der Arme, der Bauch und die Brustwand. Hierbei sollte auf möglichst haararme Stellen ausgewichen werden. Je dünner die Spalthaut ist, desto leichter kann die Epidermis durch reine Diffusion ernährt werden. Je dicker der Coriumanteil, desto größer ist der ichämische Schaden am Epithel während der Revaskularisierung, um so besser ist aber später die Belastbarkeit. Die Vaskularisierung eines Hauttransplantats dauert je nach Dicke 48–96 h. Bis dahin muß die Ernährung durch interzelluläre Flüssigkeit sichergestellt sein. Wenn es in dieser Zeit nicht zum Anschluß an die Gefäße kommt, so droht dem Transplantat die Abstoßung.

Im allgemeinen kann gesagt werden, daß je schlechter das Transplantatlager ist, desto dünner die transplantierte Haut sein muß. Spalthautauflage ist auf Subkutangewebe, auf Muskeln, auf Sehnenscheiden und auf Periost möglich.

Spalthautauflage ist nicht möglich auf periostfreien Knochen, auf perichondriumfreien Knorpel und peritenoeumfreien Sehnen, auch nicht auf Nerven und Blutgefäße.

Beim Spalthauttransplantat nach Thiersch darf eine Höchstschichtdicke nicht überschritten werden, damit epitheltragende Hautgebilde zurückbleiben und so eine Regeneration an der Hautentnahmestelle möglich ist. Bei Erwachsenen beträgt die Höchstschichtdicke 0,7–0,8 mm, beim Jugendlichen 0,4 mm.

Bei der Auflage des Transplantats muß der Wundgrund frisch oder sauber granuliert sein. Es dürfen keine Blutungen bestehen, das Transplantat muß gestichelt und dann ein Druckverband angelegt werden, damit ein inniger Kontakt mit der Unterlage besteht. Die Ränder des Transplantats werden angenäht, der Verband geschieht unter Verwendung von Salbengaze mit leichter Kompression. Der erste Verbandswechsel wird nach etwa 10 Tagen, sofern sich keine Besonderheiten wie Durchblutungsstörungen oder Infektionen zeigen, durchgeführt.

Eine Form der Spalthauttransplantation stellt der Meshgraft dar. Hier wird Spalthaut, die mit dem Dermatomgerät entnommen worden ist, unter Verwendung einer Maschine derartig perforiert, daß sie scherengitterartig auseinandergezogen werden kann und so eine Netzform einnimmt. Der Vergrößerungsfaktor beträgt dabei 1:2 bis höchstens 1:3. Neben dem Vorteil der Hautflächenvergrößerung muß auch der gute Flüssigkeitsabfluß genannt werden, der durch die Raster geschehen kann. Bei größeren Hautdefekten im Bereich der Arme, wie z. B. nach Inzision bei Kompartementsyndrom oder bei Defekten nach Replantationen wird der Meshgraft bevorzugt. Er zeigt eine gute Einheilungstendenz, das kosmetische Ergebnis ist schließlich gut.

Zusammenfassend kann folgendes gesagt werden: Je ungünstiger der Wundgrund, desto dünner muß die transplantierte Haut sein. Je widerstandsfähiger die Stelle sein muß, auf die das Transplantat eingenäht wurde, desto dicker muß es sein. Entscheidend für das Gelingen einer Hauttransplantation ist jedoch v. a. der gute Kontakt des Lappens mit dem

Wundgrund, da die Ernährung zunächst nur durch Diffusion erfolgt und schnell eine Vaskularisierung eintreten soll.

Literatur

Krause F (1893) über die Transplantation großer ungestielter Hautlappen. Verh Dtsch Ges Chir 22:46–51
Müller E (1973) Freie Hauttransplantationen. In: Baumgartl F, Kremer K, Schreiber HW (Hrsg) Spezielle Chirurgie für die Praxis, Bd I, 1. Thieme, Stuttgart, S 201
Reverdin JL (1869) Greffé épidermique. Bull Soc Imp Chir Paris 10:493
Reverdin JL (1872) De la greffe épidermique. Arch Gen Med (Suppl 6) 19:276, 555, 703
Tanner JC, Vendeput J, Oiley JF (1964) The mesh skin graft. Plast reconstr Surg 34:287
Thiersch C (1886) Über Hautverpflanzung. Verh Dtsch Ges Chir 15:17–19
Wolfe JR (1875) A new method of performing plastic operations. Br Med J 2:360–361
Wolfe JR (1882) On the transplantation of skin-flaps. Lancet 1:86

Indikation, Technik und Ergebnisse gestielter und freier Lappenplastiken an der oberen Extremität

E. Trojan und H. Millesi

I. Chirurg. Univ.-Klinik, Alser Straße 4, A-1097 Wien

Die Indikation zu gestielten und freien Lappenplastiken wird an der oberen Extremität i. allg. seltener gestellt als an der unteren Extremität. Es ist besonders der offene Unterschenkelbruch, bei dem oft Probleme der Weichteildeckung auftreten. Bei frischen Verletzungen erfordern besonders Verletzungen im Bereich der Finger und der Mittelhand mitunter eine primäre plastische Deckung. Am Unterarm und am Oberarm ist dies bei frischen Fällen wesentlich seltener der Fall. Sekundäre Lappenplastiken werden mitunter als Voroperation bei rekonstruktiven Eingriffen an den Sehnen und Nerven notwendig. Außerdem sind sie oft nach schweren Quetschverletzungen mit nachfolgenden Hautnekrosen und Narbenkontrakturen, sowie nach ausgedehnten Verbrennungen erforderlich.

Die Behandlung an der I. Unfallklinik in Wien erfolgt in der Weise, daß bei frisch Verletzten mit einschlägiger Problematik die Versorgung immer gemeinsam mit den Kollegen der Abteilung für plastische und rekonstruktive Chirurgie erfolgt. Schwere Verletzungsfolgen, die eine sekundäre plastisch-chirurgische Versorgung erfordern, werden ausschließlich von der Abteilung für plastische und Wiederherstellungschirurgie behandelt.

An Hand einer Reihe von Beispielen wird die derzeit an den Wiener Kliniken übliche Behandlung demonstriert. Im Laufe der letzten Jahre sind ganz erhebliche Fortschritte auf diesem Gebiet erzielt worden. Es wurden neue operative Techniken entwickelt, die viel größere therapeutische Möglichkeiten zulassen. Mit Hilfe dieser Techniken können beim schwerverletzten Patienten schon im Frühstadium sehr wirkungsvolle plastische Operationen durchgeführt werden. Die Ergebnisse sind so besser, als wenn erst in einem späteren

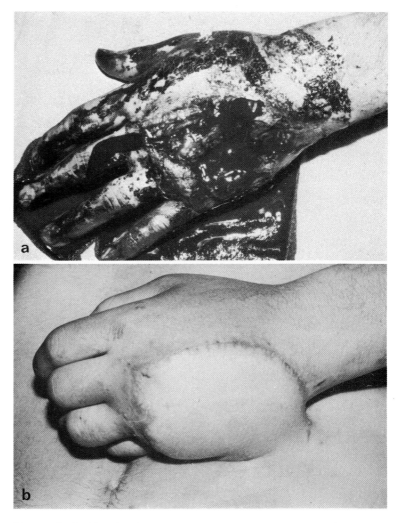

Abb. 1. a 37jähriger Mann mit Weichteilverletzung am linken Handrücken. Durchtrennung der Strecksehnen des 4. und 5. Fingers, **b** Primäre Strecksehnenrekonstruktion und Defektdeckung mittels Bauchlappen

Stadium mit Weichteilnekrosen und Kontrakturen operiert wird. Im Prinzip können alle diese Techniken von gestielten und freien Hautplastiken auch im Akutfall durchgeführt werden, sofern die organisatorischen und technischen Voraussetzungen vorhanden sind.

Die beiden ersten Fälle zeigen eine schwere Weichteilablederung am Handrücken mit Durchtrennung der Strecksehnen. Im ersten Fall wurde der Defekt primär mit einem gestielten konventionellen Bauchlappen gedeckt, unter gleichzeitiger Rekonstruktion der Strecksehnen. Im zweiten Fall wurde der Defekt primär mit Kunsthaut gedeckt – ohne Rekonstruktion der Sehnen – und erst sekundär die Lappenplastik ausgeführt. Die Sehnenrekonstruktion konnte erst zu einem späteren Zeitpunkt durchgeführt werden. Die Gegenüber-

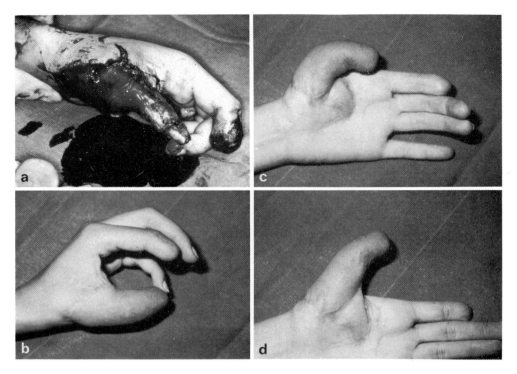

Abb. 2. a Zustand nach Amputation und Replantationsversuch des linken Daumens einer 24jährigen Frau. Denudierung des Daumens, **b–d** Funktionelles Resultat nach Leistenlappenplastik zur Umhüllung des denudierten Daumenskeletts

stellung der beiden Fälle zeigt die klare Überlegenheit der primären kompletten Versorgung des Hautdefektes und der Strecksehnen (Abb. 1).

Der nächste Fall zeigt die Leistungsfähigkeit des gestielten Leistenlappens nach McGregor. Es handelt sich um einen Patienten, bei dem ein Replantationsversuch des ersten Strahles der linken Hand unternommen worden war, der allerdings nicht zu dem gewünschten Erfolg geführt hatte. Das Knochengerüst konnte allerdings erhalten werden und erforderte nun eine umfassende Weichteildeckung. Dazu eignete sich besonders der Leistenlappen, der von der A. circumflexa ilium superficialis gespeist wird. Mit Hilfe des langen Stieles und der Größe des Lappens konnte eine vollständige Weichteildeckung des ersten Strahles durchgeführt werden (Abb. 2).

Noch größere Probleme bot der nächste Fall. Es handelte sich um den Zustand nach einer ausgedehnten Benzinphlegmone am rechten Unterarm und an der Hand mit großen Nekrosen, Zerstörung der Strecksehnen und der Handwurzelknochen. In diesem Fall wurde die Deckung mit dem großen Rectus-abdominis-Lappen durchgeführt. Dieser Lappen wird von der A. epigastrica inferior profunda gespeist und erlaubt die Deckung von großen Flächendefekten. Er kann auch als freier Lappen verpflanzt werden.

Die Leistungsfähigkeit dieser Technik sei noch an einem 8jährigen Mädchen demonstriert, das nach einer schwersten offenen Unterarm-Hand-Verletzung auswärts mit Lappen-

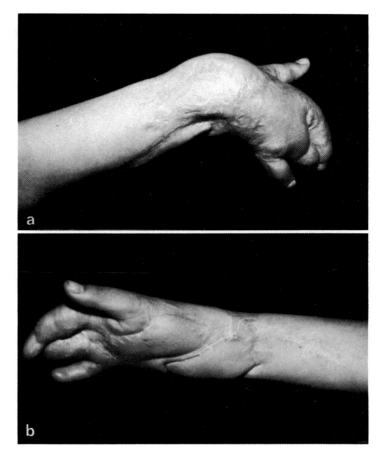

Abb. 3. a 8jähriges Mädchen, rechte Hand: schwere, offene Unterarm-Hand-Verletzung, schwere Beugekontraktur im Handgelenk, **b** Behebung der Beugekontraktur durch Einbringung eines kontralateralen Rektus-abdominis-Lappens

plastiken versorgt worden war. Es kam mit einer schweren Kontraktur des rechten Handgelenkes in Behandlung der Klinik. Eine konventionelle gestielte Lappenplastik brachte zunächst keinen Erfolg. Daher wurde in einer neuerlichen Operation ein Rectus-abdominis-Lappen von der anderen Seite gestielt verpflanzt, womit die Kontraktur behoben werden konnte. Infolge der Länge des Stieles und der guten Ernährung des Lappens ist diese Plastik sogar von der gegenseitigen Bauchregion möglich (Abb. 3).

Die Verpflanzung eines freien Lappens mit mikrochirurgischer Technik und gleichzeitiger Verpflanzung von Strecksehnen zeigt der nächste Fall. Hier handelte es sich um eine Kriegsverletzung der Mittelhand mit Beteiligung der Mittelhandknochen, Defekt der Strecksehnen und ausgedehnter Vernarbung des Handrückens. Bei diesem Patienten führte die Verpflanzung eines freien Dorsalis-pedis-Lappens mit gleichzeitiger Verpflanzung der langen Strecksehnen der Zehen zu einem guten Erfolg.

In manchen Fällen wird die Verpflanzung eines freien Weichteil-Knochen-Transplantates erforderlich, wie z. B. bei dem Patienten, der nach einem angeblichen Sarkom im Handgelenksbereich in der Kindheit mit nachfolgender Bestrahlung mit einem schweren Röntgenschaden und Osteonekrose der Unterarmknochen zur Behandlung kam. In diesem Fall wurde ein freier Crista-iliaca-Lappen mit mikrochirurgischer Anastomose der A. und V. circumflexa ilii profunda mit Erfolg ausgeführt.

In anderen Fällen kann die Lappenplastik mit einer gleichzeitigen Nerventransplantation kombiniert werden. Ein anderer Patient, ein junger Mann, hatte einen schweren offenen Unterarmbruch mit Durchtrennung des N. ulnaris erlitten und war auswärts primär behandelt worden. Die Ulna wurde mit einem Rushpin stabilisiert, der N. ulnaris war nicht rekonstruiert worden. Bei ihm wurde ein freier medialer Oberarmlappen verpflanzt, wobei gleichzeitig die Rekonstruktion des N. ulnaris mit einem N.-suralis-Transplantat ausgeführt werden konnte.

Nicht selten wird eine Lappenplastik als vorbereitende Operation nach schweren Hand- und Unterarmverletzungen ausgeführt, um gute Haut- und Durchblutungsverhältnisse zu schaffen, bevor eine Sehnen- oder Nervenrekonstruktion ausgeführt wird. In einem Fall wurde aus dieser Indikation nach einer Kreissägenverletzung eine Narbenkorrektur durchgeführt, mit Verpflanzung eines ipsilateralen Radialislappens als Insellappen, wobei gleichzeitig eine Tenolyse der Beugesehnen vollzogen wurde.

Die beiden letzten Fälle sollen Leistungsfähigkeit des Latissimus-dorsi-Lappens demonstrieren. Nach einer schwersten Quetschverletzung beider Unterarme bestanden ausgedehnte Narben mit Kontrakturen im Bereich der rechten oberen Extremität. Durch eine freie Verpflanzung eines solchen Lappens konnte das Problem im Bereich des gesamten Unterarmes gelöst werden. Der letzte Patient hatte ausgedehnte Verbrennungsnarben im Bereich des rechten Armes mit einer schweren Kontraktur des Ellenbogengelenkes. Mit Hilfe eines Latissimus-dorsi-Insellappens konnte die Ellenbogenkontraktur beseitigt werden. 3 Monate später wurde die Narbenkorrektur im Bereich des Unterarms und der Hand mit einem 32 x 16 cm großen Rectus-abdominis-Lappens durchgeführt. Der Patient ist derzeit noch in Behandlung der Klinik.

Mit dieser kurzen Übersicht sollen die Möglichkeiten der freien und gestielten Lappenplastik im Bereich der oberen Extremität gezeigt werden. Mit Hilfe neuer Techniken sind die Möglichkeiten, insbesondere für die gleichzeitige Versorgung von Sehnen-, Nerven- und Knochenverletzungen wesentlich besser geworden. Außerdem können mit den neuen Techniken viel größere Defekte gedeckt und damit die Resultate wesentlich verbessert werden.

Literatur

Antia NH, Pandey SD (1976) Semilunar abdominal bipedicled flap for cover of dorsal defects of the hand. Br J Plast Surg 29:129

Boyd JB, Taylor GI, Corlett R (1984) The vascular territories of the superior epigastric and the deep inferior epigastric systems. Plast Reconstr Surg 73:1−14

McGregor IA, Jackson IT (1972) The groin flap. Brit J Plast Surg 25:3

Millesi H (1970) Probleme der Wiederherstellung bei ausgedehnten Weichteildefekten an der oberen Extremität. Handchirurgie 2:80

Kuppen- und Weichteildefekte der Finger

M. Sparmann[1] und E. Lambiris[2]

[1] Orthopädische Klinik und Poliklinik der Freien Universität Berlin im Oskar-Helene-Heim, Clayallee 229, D-1000 Berlin 33
[2] Orthopädische Klinik, General Hospital Athen, Athen/Griechenland

Kuppen- und Weichteildefekte der Langfinger und des Daumens treten häufig in Verbindung mit knöchernen Amputationen auf. Unter Berücksichtigung des Berufs des Patienten, seiner privaten Lebensgewohnheiten (Sport, Musizieren etc.), seines biologischen und mentalen Gesamtzustandes und seines ästhetischen Empfindens ist die Indikation für ein differentes operatives Vorgehen zu stellen [5]. Grundsätzlich stehen hierfür 3 unterschiedlich aufwendige Operationstechniken zur Verfügung:
1. Replantationen, sofern das Amputat und der Stumpf einen Replantationsversuch sinnvoll erscheinen lassen;
2. aufwendige plastisch-chirurgische Verfahren, wie z. B. Schwenk-, Verschiebe-, Insel- und Rollappen, ggf. freie muskulokutane Transplantate, und
3. Stumpfdeckungen via Nachamputation des Knochens (gelegentlich Handverschmälerungen) und primärem Wundverschluß; freie Hauttransplantate ohne Gefäßanschluß.

Ziel der operativen Behandlung sollte sein: Erhalt einer funktionellen Länge und ausreichende Sensibilität, Vermeidung schmerzhafter Neurome und arthrogener Kontrakturen, eine kurze Krankheitsdauer sowie frühe Rehabilitation [16].

Bewährte Methoden

Die einfachste Versorgungsform von Fingerdefekten besteht in der Nachresektion des Knochens und dem primären Wundverschluß möglichst mit einem palmaren Schwenklappen. Hierbei sind die erhaltungspflichtigen knöchernen Anteile des Skelettes nach Nigst zu berücksichtigen [18].

Führt die Kürzung einer Phalanx zu einem zusätzlichen Funktionsverlust, kann ein Fingerdefekt auch mit einem freien Hauttransplantat gedeckt werden, sofern eine ausreichende Weichteildeckung vorhanden ist, wie es schon 1875 von Wolfe beschrieben wurde [24]. Die Resensibilisierung der Merkel-Zellen und Meißner-Körper ist bei Vollhautlappen möglich [22, 26]. Je dicker der Lappen, desto besser die Resensibilisierung. Je dünner der Lappen, desto eher ist sein Anwachsen auf dem Untergrund gewährleistet. Grundsätzlich wird so verfahren, daß palmarseitig Vollhautlappen, streckseitig 2/3-Hautlappen verwendet werden, entsprechend den physiologischen Erfordernissen palmar und streckseitig, sowie den besonderen anatomischen Verhältnissen der palmaren und streckseitigen Haut [4].

Isolierte Fingerkuppenweichteildefekte können mit VY-Lappen von palmar nach Kutler, von radial und ulnar nach Tranquili [22a] und Atasoy i. allg. befriedigend gedeckt werden [1, 15].

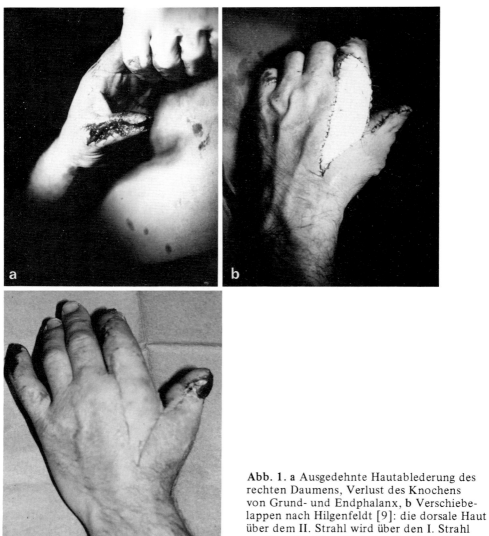

Abb. 1. a Ausgedehnte Hautablederung des rechten Daumens, Verlust des Knochens von Grund- und Endphalanx, b Verschiebelappen nach Hilgenfeldt [9]: die dorsale Haut über dem II. Strahl wird über den I. Strahl geschwenkt, Verschluß des Defekts mit Spalthaut, c Ergebnis nach Einheilung der Spalthaut

Neue Methoden

Nachuntersuchungen von Handdefekten, die mit freien Hauttransplantaten gedeckt wurden von Bossley [3], Douglas [7], Holm [10] und Illingworth [11] und vielen anderen, haben häufig insbesondere bezüglich der Resensibilisierung nur mangelhafte Ergebnisse gezeigt, die kaum der offenen Wundbehandlung überlegen waren. Deshalb ist in den letzten Jahrzehnten, insbesondere seit Entwicklung der mikrochirurgischen Techniken, zunehmend

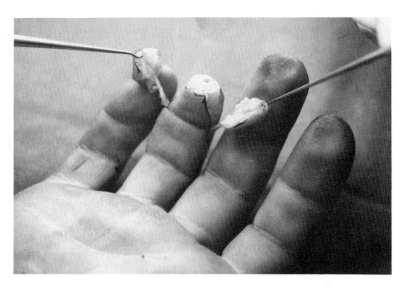

Abb. 2. Mobilisation von radialen und ulnaren Hautlappen mit Gefäß-Nerven-Stiel zur Deckung eines kleinen Kuppendefekts

daran gearbeitet worden, sensibilisierte und durchblutete Fernlappen in den erkrankten Bezirk zu schwenken.

Neben den schon als klassisch zu bezeichnenden Schwenk-, Rotations- und Visierlappen kommen zahlreiche neuere Techniken zur Anwendung.

Bei großen Daumendefekten ist das Schwenken der Handrückenhaut mit einem Ast der A. radialis dorsalis und dem R. superficialis des N. radialis in Anlehnung an Hilgenfeld eine sinnvolle Methode [9] (Abb. 1).

Fingerkuppendefekte können mit radialen und ulnaren Hautlappen neurovaskulär gestielt so versorgt werden, daß eine zufriedenstellende Sensibilität der Fingerkuppe verbleibt (Abb. 2).

„Cross finger flaps" sind besonders für Defekte am Daumen in der Zone 1 und 2 geeignet, um Kürzungen des Fingers zu vermeiden [13, 14]. Bei dieser Technik kann der dorsale Ast des palmaren Fingernervs mit dem 2. palmaren Fingernerven anastomosiert werden, um eine gute Sensibilisierung der Daumenkuppe wiederherzustellen [2, 6].

Bei Defekten bis 1,5 cm Länge sind Verschiebelappen der gesamten palmaren Fingerfläche nach Moberg [17] einfach durchführbar (Abb. 3). Der Defekt über der Grundphalanx wird mit einem Vollhautlappen gedeckt. Gelegentlich treten hierbei jedoch Kontrakturen insbesondere des Fingerendgelenkes auf, die zu funktionellen Einschränkungen führen können. Lappentechniken, die zur Hautdeckung der Fingerkuppe Hohlhandhaut benutzen (z. B. die sog. Tanner-H-Technik), können ebenfalls erhebliche Funktionsbehinderungen der Hand wegen der Zwangshaltung der Finger über 3 Wochen verursachen.

Bei ausgedehnten Décollementverletzungen bieten sich für den Daumen Rundstiellappen, wie z. B. der Leistenlappen (Groin-flap), an [8]. Die sehr elastische Haut der Leiste läßt eine hervorragende Deckung großflächiger Defekte zu. Gelegentlich treten nach solchen Operationen kosmetische Probleme auf, weil die Leistenlappen zu erheblichen Farbverschie-

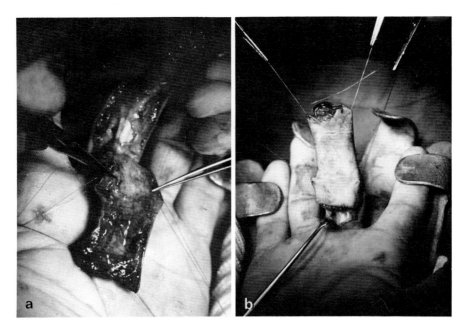

Abb. 3. a Mobilisierung eines Moberg-Lappens [17] zur Deckung eines Kuppenverlustes bei einem Feinmechaniker, der auf eine gnostische Sensibilität der Fingerkuppe angewiesen ist (Pinzetten markieren die palmaren Gefäß-Nerven-Bündel). **b** Verschiebung des am Gefäß-Nerven-Bündel hängenden Hautlappens

bungen neigen. Dies könnte in venösen Abflußstörungen begründet sein, da die venöse Drainage der Groin flaps sehr unterschiedlichen anatomischen Variationen folgt [19]. Wird ein Groin flap durchgeführt, sollte eine Resensibilisierung des Fingers erfolgen. Hierfür eignen sich Insellappen des 3. und. 4. Fingers, wobei die Patienten dann gelegentlich langfristig über Mißempfindungen am 3. Finger bei Kontakt zum Insellappen klagen.

Bei komplexen Handverletzungen können Amputate, die für eine Replantation nicht geeignet sind, als Spender für vaskularisierte und neurotisierte Transplantate dienen [21, 25].

Zusammenfassung

Die bewährten Methoden in der Behandlung von Fingerkuppen- und Weichteilverletzungen konnten in den letzten Jahrzehnten durch aufwendigere plastische Verfahren ergänzt werden.

Hierbei standen Überlegungen im Vordergrund, die davon ausgingen, daß eine Resensibilisierung des Fingers eine sog. *funktionelle Amputation* verhindern können. Die Verschiebeschwenklappen und Cross-finger-Techniken haben den Vorteil, durchblutete und sensibilisierte Areale in den Defekt zu schwenken. Allerdings sind sie aufwendig und verlängern die Nachbehandlung gegenüber klassischen Verfahren erheblich. Es ist deshalb im Einzelfall zu prüfen, ob eine derartige Versorgung sinnvoll ist. Patienten höherer Altersgruppen sowie Patienten mit Erkrankungen, die zu Kontrakturen führen können, wie Morbus Dupuytren, chronische Polyarthritis, systemische Bindegewebeerkrankungen, sollten nicht mit aufwendigen plastischen Verfahren behandelt werden.

So hat das Bewährte in der handchirurgischen Versorgung traumatisierter Patienten heute noch ebenso seinen Stellenwert wie neueste mikrochirurgische Verfahren.

Literatur

1. Atasoy E, Ioakimidis E, Kasdan ML, Kutz IE, Kleinert HE (1970) Reconstruction of the amputated finger tip with a triangular voker flap. A new surgical procedure. J Bone Joint Surg [Am] 52:921
2. Berger A, Meissel G (1975) Wiederherstellung der sensiblen Qualitäten der Endphalangen durch gestielte und freie sensible Transplantation. Handchir Mikrochir Plast Chir 7:169
3. Bossley CI (1975) Conservative treatment of digit amputations. NZ Med J 82:379–380
4. Browne EZ Jr (1982) Skin grafts. In: Green DP (ed) Operative hand surgery, vol 2. Livingstone, New York, pp 1283–1313
5. Buck-Gramcko D, Hoffmann R, Neumann R (1983) Der handchirurgische Notfall. Bibl. f. Handchirurgie. Hippokrates, Stuttgart
6. Cohen BE, Cronin EDC (1972) An innervated cross-finger-flap for finger tip reconstruction. Plast Reconstr Surg 5:688–695
7. Douglas BS (1972) Conservative management of guillotine amputation of the finger in children. Aust Paediatr J 8:86
8. Gurdin M, Pangman WI (1950) The repair of surface defects of fingers by transdigital flaps. Plast Reconstr Surg 5:368–371
9. Hilgenfeld O (1950) Operativer Daumenersatz. Enke, Stuttgart
10. Holm A, Zachariae L (1974) Finger tip lesions: An evaluation of conservative treatment versus free grafting. Acta Orthop Scand 45:382
11. Illingworth CM (1974) Trapped fingers and amputated finger tips in children. J Pediatr Surg 9:853
12. Inoue K, Taqami H, Moriguchi T, Yoshikumi K et al (1983) Texture of the skin grafts with special reference to the hydration state of the stratum corneum. Plast Reconstr Surg 72:448–452
13. Keim HA, Grantham SA (1969) Volar-flap advancement for thumb and finger-tip injuries. Clin Orthop 66:109–112
14. Ketchum LD (1982) Skin flaps. In: Green DP (ed) Operative hand surgery, vol 2. Livingstone, New York, pp 1315–1345
15. Kutler W (1947) A new method for finger tip amputations. JAMA 133:29–30
16. Louis D (1982) Amputations. In: Green DP (ed) Operative hand surgery, vol 1. Livingstone, New York, pp 55–111
17. Moberg E (1964) Aspects of sensation in reconstructive surgery of the upper extremity. J Bone Joint Surg [Am] 46:817–825
18. Nigst H (1983) Amputationen. In: Nigst H, Buck-Gramcko D, Millesie H (Hrsg) Handchirurgie, Bd 2. Thieme, Stuttgart, S 32
19. Penteado CV (1983) Venous drainage of the groin flap. Plast Reconstr Surg 71/5: 678–682
20. Rose EH (1984) Local arterialized island flap coverage of difficult hand defects preserving donar digit sensibility. Plast Reconstr Surg 72/6:848–857
21. Snow IW (1967) The use of a volar flap for repair of finger tip amputation. A preliminary report. Plast Reconstr Surg 40:163
22. Teich-Alasia S, Zocchi M, Stella M (1982) Etude structurelle de la régénération des récepteurs sensoriels dans les lambeaux cutanés transplantés. Ann Chir Plast 27/4: 379–383

22a. Tranquilli-Leali E (1935) Reconstruzione dell' apice delle falangi mediante autoplastica volare peduncolata per scarrimento. Inf Traumat Lavoro 1
23. Waris T, Rechardt L, Kyósola K (1983) Reinnervation of human skin grafts: A histochemical study. Plast Reconstr Surg 72:439–445
24. Wolfe IR (1875) A new method for performing plastic operations. Br Med J II:360
25. Zilch H, Gaudin BP (1979) Primärer plastischer Ersatz der Daumenpulpa bei Mehrfachverletzungen an der Hand. Handchirurgie 11:141–142
26. Zocchi M, Stella M, Teich-Alasia S (1982) Les récepteurs sensitifs cutanés: Etudes morphologique et fonctionnelle de la resensibilisation des lambeaux cuntaés. Ann Chir Plast 27/4:375–378

Behandlung von Knochendefekten am Unter- und Oberarm

R. Wolff und H. Zilch

Orthopädische Klinik und Poliklinik der Freien Universität Berlin im Oskar-Helene-Heim, Clayallee 229, D-1000 Berlin

Ursachen von Knochendefekten im Bereich der langen Röhrenknochen der oberen Extremität sind 1. Tumor, 2. Trauma und 3. Infektion.

Geringe Substanzverluste des Humerus lassen sich durch eine Verkürzungsosteotomie ausgleichen, da mäßige Längendifferenzen allenfalls ein kosmetisches Problem darstellen. Veränderungen in der Mechanik angrenzender Gelenke – durch veränderte Hebelarme – sowie in der Wirbelsäulenstatik (asymmetrische Gewichtsverteilung) sind zu vernachlässigen. Im Bereich des Unterarms bietet sich bei Substanzverlusten beider Knochen ebenfalls eine Verkürzungsosteotomie an. Um sekundäre Veränderungen am Handgelenk zu verhindern, sind die relativen physiologischen Längenverhältnisse von Ulna zu Radius zu erhalten – hier ist also auch die Auffüllung kleinerer Defekte erforderlich, wenn allein Ulna oder Radius betroffen ist.

Für den Ersatz von Knochendefekten stehen grundsätzlich zur Verfügung:

1. autologer Knochen — nicht vaskularisiert / vaskularisiert
2. homologer Knochen
3. heterologer Knochen
4. Alloplastik

Entscheidend für die Auswahl sind

1. Ursache des Defekts
2. Größe des Defekts
3. Lokalisation des Defekts (Gelenkbeteiligung?)

Kleinere Defekte lassen sich durch Beckenkammspongiosa (z. B. juvenile Knochenzysten am proximalen Humerus) mit gutem Ergebnis auffüllen, eine Ergänzung durch homologes und/oder heterologes Material kann erforderlich sein. Knochendefekte mit Beteiligung des Schulter- oder Ellenbogengelenks lassen sich funktionell befriedigend nur durch eine modifizierte Endoprothese mit entsprechend ausgearbeitetem Schaft ersetzen. Der Ersatz des proximalen Humerus durch einen Fibulaspan (Albee 1929) brachte keine überzeugenden Ergebnisse (Frakturgefährdung, schlechte Funktion). Die erste Schultergelenkendoprothese mit Ersatz eines größeren Humerusdefekts wurde bereits am 11. März 1893 von dem französischen Chirurgen Jules Emile Péan in Paris implantiert. Für einen 37jährigen Patienten mit einem destruktiven tuberkulösen Prozeß im Bereich des Humerus (einschließlich Schultergelenk) wurde eine formschlüssige Prothese aus Platin und Hartgummi angefertigt, da er die zunächst vorgeschlagene Exartikulation ablehnte. Die alleinige Resektion des proximalen Humerus ließ wegen der Ausdehnung des knöchernen Befalls kein befriedigendes Ergebnis erwarten. Eine trotz mehrfacher Intervention nicht zu sanierende Fistelbildung erforderte nach 2 Jahren die Entfernung des Implantates. Erst um 1950 wurden erneut Prothesen zum Ersatz des proximalen Humerus angegeben (Krueger 1951; Venable 1952; DeAnquin 1953; Richard et al. 1952). Heute werden Platzhalter aus Polyazetalharz (Mathys R. und Mathys R. Jr. 1977), Keramik (Salzer 1985) oder Titan (Rock et al. 1984) nach radikaler Tumorchirurgie (Chondrosarkom, Osteosarkom, Fibrosarkom) mit funktionell befriedigendem Ergebnis verwendet. Problematisch ist hier oft die stabile Verankerung des Materials am bzw. im Knochen. Für ein gutes funktionelles Ergebnis ist ferner eine intakte Muskulatur (Schulterbereich: Rotatorenmanschette, M. deltoideus) Voraussetzung.

Größere Defekte im diaphysären Bereich der oberen Extremität werden vorzugsweise durch einen Röhrenknochen – insbesondere die Fibula – überbrückt. Walther veröffentlichte bereits 1911 einen Bericht über den teilweisen Ersatz der Speiche durch die Fibula nach Resektion eines Osteosarkoms. Aneurysmatische Knochenzysten und Riesenzelltumor stellten weitere Indikationen zur Verwendung eines Fibulaspans dar (Lawson 1952; Goldenberg et al. 1970; Pitcock 1971; Mack et al. 1979). Als Hauptnachteil dieses Verfahrens erweist sich, daß ein langer kortikaler Knochen in ein relativ avaskuläres Bett implantiert wird. Die Fibula wird meist osteoporotisch, teilweise absorbiert und nur sehr langsam eingebaut (Pho 1979). Trotz verlängerter Ruhigstellung ist das Endresultat häufig Ermüdungsbruch, Deformität oder Pseudarthrosenbildung (Stewart u. Richardson 1952; Tuli 1972; Pho 1979).

Die raschen Fortschritte der Mikrochirurgie ermöglichen es heute, einen Knochenspan unter Erhaltung seiner Blutzirkulation einzusetzen. Die erste erfolgreiche Implantation eines Knochenspans mit mikrovaskulären Anastomosen wurde 1975 von Taylor et al. durchgeführt. In der Folgezeit wurden als Spenderort der Beckenkamm (hauptsächlich osteokutane Transplantate), Rippe und Fibula verwendet. Wenn möglich, wird neben der arteriellen Versorgung auch der venöse Abfluß wiederhergestellt. Zur Überbrückung von Defekten langer Röhrenknochen erwies sich die Fibula am geeignetsten (Weiland u. Daniel 1979), die Mehrzahl der vaskularisierten Rippentransplantate schlug fehl (Buncke et al. 1977; Daniel 1977; Serafin et al. 1977). Die proximale Hälfte der Fibula wird hauptsächlich über einen Ast der A. tibialis durch eine A. nutrica und zusätzliche kleine Äste für Periost und Muskulatur ernährt. Letztere Äste bilden zahlreiche Arkaden um die Fibula und sind untereinander durch Gefäße verbunden, die parallel zur Knochenlängsachse verlaufen (Crock 1967; Taylor et al. 1975; Pho 1979). Der vaskularisierte Knochen scheint die Einheilungszeit zu verkürzen, die Anzahl der Pseudarthrosen und die Häufigkeit von Ermüdungsfrakturen zu reduzieren. Nachteile sind die verlängerte Operationszeit und die relativ zahlreichen

Sofort- und Frühkomplikationen (Rothaus et al. 1985). Eigene Erfahrungen im Bereich der oberen Extremität liegen hier jedoch nicht vor.

Der Ersatz von Knochendefekten mit keramischen Werkstoffen (Tricalciumphosphatkeramik), die in Abhängigkeit vom Gefügeaufbau resorbiert und durch neu gebildetes Knochengewebe ersetzt werden, ist noch im experimentellen Stadium. Auch infizierte Knochendefekte wurden im Tierexperiment bereits erfolgreich mit Calciumphosphatkeramik-Distanzstücken überbrückt (Decker 1985).

Der Ersatz größerer Knochendefekte im Bereich der oberen Extremität — die Auffüllungen von Zysten werden hier nicht berücksichtigt — ist ein vergleichsweise seltener Eingriff, so daß über eigene Erfahrungen letztlich nur anhand einzelner klinischer Beispiele berichtet werden kann.

1. Autologer Knochen

Die gute osteogene Potenz von Beckenkammspongiosa wird heute allgemein anerkannt. Im Bereich der oberen Extremität werden meist nur kleinere Defekte von Radius oder Ulna mit einem kortikospongiösen Span überbrückt, da einerseits die primäre Stabilität des Spans gering ist, zum anderen die Umformung und Angleichung an den Röhrenknochen eine erhebliche Zeitspanne erfordert. Stähli erzielte 1962 erstmals eine gute Rekonstruktion eines größeren Ulnadefekts mit Spongiosaspänchen.

Die Fibula ist insbesondere zum Ersatz von Ulna und Elle geeignet, da die Knochenquerschnitte angenähert übereinstimmen und der partielle Verlust der Fibula im Bereich der unteren Extremität Gangbild und Biomechanik des Bewegungsapparates offenbar kaum verändert, zumindest Fehlbelastungen mit nachfolgenden arthrotischen Veränderungen i. allg. ausbleiben.

Klinische Fälle

Fall 1: Ein 37jähriger Patient klagte seit mehreren Monaten über erhebliche Schmerzen im Bereich des linken Unterarmes. Röntgenologisch stellte sich eine spindelförmige Auftreibung der Elle dar. Im Februar 1985 erfolgt die operative Revision. Nach Ulnateilresektion wurde der Defekt (Länge 97 mm) mit einem autologen Fibulaspan überbrückt, die Fixation erfolgte mit einer schmalen 3,5-mm-DC-Platte. Die histologische Untersuchung des Präparates ergab Zeichen gesteigerten Umbaus, es sei differentialdiagnostisch ein monostotischer Morbus Paget zu erwägen.

Die postoperative Wundheilung verlief komplikationslos. Die röntgenologische Kontrolle 2 Monate nach der Operation ergab Verdacht auf Lockerung der Schrauben im proximalen Abschnitt, so daß der Patient zunächst für 6 Wochen mit einem Oberarmgips, dann mit einem Unterarmgips versorgt wurde. Zwischenzeitlich ist die periphere Osteotomie knöchern konsolidiert, proximal ist der Osteotomiespalt weiterhin sichtbar. Die Behandlung dauert noch an, eine erneute chirurgische Intervention ist nicht auszuschließen.

Fall 2: A. M., geboren am 14. 7. 1967. Der Junge erkrankte im 1. Lebensjahr an einer spastischen Bronchitis. Im weiteren Verlauf trat eine hämatogene Osteomyelitis des proximalen Oberarmknochens im Bereich der Meta- und Epiphyse mit einem Schulterkapselabszeß rechts auf. Trotz Inzision und antibiotischer Therapie kam es zu einer weitgehenden Einschmelzung des Schultergelenks sowie des gesamten Oberarmknochenschaftes. Am 26. 11. 1971 wurde bei dem Patienten eine Defektüberbrückung mit Fibulaspan (rechter Unter-

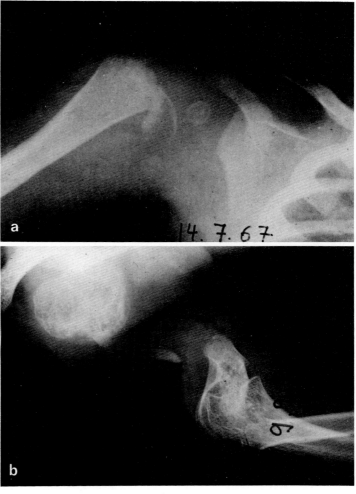

Abb. 1a, b. A. M., geboren 1967. Spastische Bronchitis im ersten Lebensjahr, hämatogene Osteomyelitis rechte Schulter (a = 1967; b = 1975)

schenkel) durchgeführt. Postoperativ entwickelte sich erneut eine Osteomyelitis mit Autolyse des Implantats und eine Einsteifung des rechten Ellenbogengelenks. Am 26. 8. 1975 erfolgte die erneute Defektüberbrückung mit der proximalen Fibula des linken Unterschenkels. Diesmal erfolgte knöcherne Konsolidierung. Der Patient ist z. Z. beschwerdefrei und zeigt eine gute Beweglichkeit im Schultergelenk bei allerdings deutlicher Oberarmverkürzung. Eine im weiteren Verlauf eingetretene Achsenabweichung im Tibiotalargelenk rechts von 15° konnte durch eine Epiphyseodese mit Blount-Klammern (1981) nicht korrigiert werden, so daß am 29. 9. 1985 eine Korrekturosteotomie der distalen Tibia rechts durchgeführt wurde (Abb. 1).

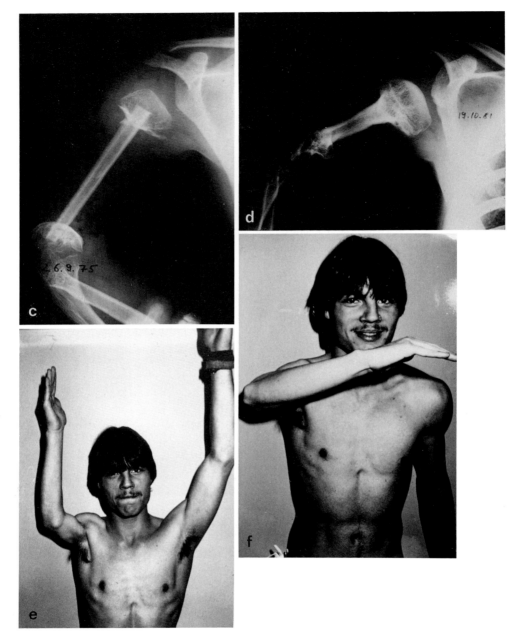

Abb. 1c–f. 1975 zweite Defektüberbrückung mit Fibulaspan (**c**), komplikationslose Einheilung (**d** = 1981), Funktionsbilder (**e, f**)

2. Homologer Knochen und heterologer Knochen

Homologes und heterologes Knochenmaterial (z. B. Kieler Span, Pyrost, Material aus eigener Knochenbank) läßt sich heute so verarbeiten, daß Antigen-Antikörper-Reaktionen mit hinreichender Sicherheit zu vernachlässigen sind. Im eigenen Krankengut reichte zum Auffüllen von Zysten autologe Beckenkammspongiosa, Fremdmaterial war nicht erforderlich.

3. Alloplastik

Während die Körperverträglichkeit der verwendeten Materialien (Metallegierungen, Titan, Keramik, Polyacetalharz, kohlenstoffaserverstärkter Kunststoff) weitgehend gesichert ist, bleibt die stabile dauerhafte Verankerung durch Zement bzw. das Einwachsen in den Knochen weiterhin problematisch. Von zahlreichen Schultergelenkendoprothesen werden Modifikationen mit proximalem Humerusanteil bis hin zum kompletten Oberarmersatz mit Ellenbogengelenk (z. B. Robert Mathys Co., CH-2544 Bettlachi, Orthoplant Endoprothetik GmbH, u. a.) angeboten. Diaphysenprothesen (Müller u. Müller-Färber 1982) aus Polyacetalharz sowie Alloplastiken zum Ersatz des Unterarms sind ebenfalls erhältlich. Die obigen Prothesen werden hauptsächlich bei Metastasen im Bereich der oberen Extremität angewandt, sie stellen oft eine Alternative zur Exartikulation dar. Die Lebenserwartung der Patienten ist schlecht. Nach Burri u. Rüter (1977) starben mehr als die Hälfte der Patienten mit einer metastatisch verursachten pathologischen Fraktur innerhalb von 3 Monaten. Eine chirurgische Therpaie ist dennoch erforderlich, um die Patienten von ihren oft unerträglichen Schmerzen zu erleichtern. Die teilweise atrophische oder mitbefallene Muskulatur verhindert dabei oft gute funktionelle Ergebnisse, diese treten als Therapieziel hier jedoch in den Hintergrund. Auch die Problematik der dauerhaften Verankerung verliert im Hinblick auf die Lebenserwartung oft an Bedeutung. Burri u. Rüter berichten 1980 über die Ergebnisse von 30 isoelastischen Tumorprothesen an der Schulter. Bei dieser Sammelstudie betrug die vordere Elevation im Mittel nur 48,5°, aber 25 Patienten bezeichneten das Ergebnis als sehr gut oder gut.

Fall 3: H. C., geboren am 19. 3. 1926. Bei der Patientin wurde 1977 ein Hypernephrom links exstirpiert. 1985 wurde die Patientin mit multiplen Filiarisierungsherden im Bereich der rechten Klavikula, des rechten Oberarms und des ersten Lendenwirbelkörpers stationär aufgenommen. Die Lendenwirbelsäule wurde mit Harrington-Stäben stabilisiert. Erhebliche Schmerzen im Bereich des rechten Armes und eine pathologische Fraktur erforderten die Implantation einer Polyacetalharzprothese. Die postoperative Wundheilung verlief komplikationslos, die Schmerzen waren deutlich rückläufig. Obwohl intraoperativ eine gute Rekonstruktion der Rotatorenmanschette gelang, konnte das aktive Bewegungsausmaß wegen der erheblich geschwächten Muskulatur nicht befriedigen (Elevation 40°, Abduktion 40°) (Abb. 2).

Zusammenfassung

Ursache von Knochendefekten an der oberen Extremität sind Tumor, Trauma und Infektion. Die Art der operativen Versorgung hängt von Ursache, Größe und Lokalisation des Defektes ab. Bei zerstörter Gelenkfläche lassen sich funktionell befriedigende Ergebnisse

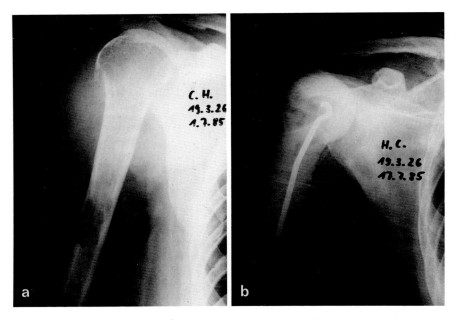

Abb. 2a, b. H. C., 49 Jahre alt. a Metastase im rechten Humerus und subkapitale Humerusfraktur bei Hypernephrom. b 1985 Implantation einer Polyacetalharzprothese

nur mit einer modifizierten Prothese erzielen. Kleinere Defekte sind mit kortikospongiösem Beckenkamm aufzufüllen. Größere Substanzverluste lassen sich mit einem Röhrenknochen (Fibula) überbrücken. Lange Ruhigstellung, Ermüdungsbruch und Pseudarthrose sind hier Komplikationen, die sich bei Verwendung eines vaskularisierten Spanes weitgehend vermeiden lassen. An ausgewählten Beispielen werden Technik und Ergebnis der Behandlung von Knochendefekten erläutert.

Literatur

Albee FH (1929) Restoration of shoulder function in cases of loss of head and upper portion of humerus. Surg Gynecol Obstet 32:1
Buncke HJ, Furnas DW, Gordon L, Achauer BM (1977) Free osteocutaneous flap from a rip to the tibia. Plast Reconstr Surg 59:799–805
Burri C, Rüter A (1977) Die chirurgische Behandlung von Knochenmetastasen. In: Burri C, Bekler H (Hrsg) Knochentumoren. Huber, Bern Stuttgart Wien (Aktuelle Probleme in Chirurgie und Orthopädie, Bd 5)
Burri C, Rüter A (1980) Isoelastische Prothesen an der Schulter. Orthopädie 9:169–176
Crock HV (1967) The blood supply of the lower limb bones in man. Livingstone, Edinburgh London
Daniel RK (1977) Free rib transfer by microvascular anastomoses. Plast Reconstr Surg 59:737–738
De Anquin CE (1953) Fracturas de la extremidad superios del humero. Symposium 2°, Congreso Latino-americano de Ortopedia y Traumatologia, Rio de Janeiro Sao Paulo

Decker S (1985) Reparation von infizierten Knochendefekten mit Calciumphosphatkeramik-Distanzstücken im Tierexperiment. Unfallchirurgie 88:250–254

Goldenberg RP, Campbell CJ, Bonfiglio M (1970) Giant-cell tumor of bone. An analysis of two hundred and eighteen cases. J Bone Joint Surg [Am] 52:619–664

Krueger FJ (1951) A vitallium replica arthroplasty on shoulder: A case report of aseptic necrosis of the proximal and of the humerus. Surgery 30:1005

Lawson TL (1952) Fibular transplant for osteoclastoma of the radius. J Bone Joint Surg [Br] 34:74–75

Mack GR, Lichtman DL, MacDonald RJ (1979) Fibular autografts for distal defects of the radius. J Hand Surg 4:576–583

Mathys R, Mathys R Jr (1977) Isoelastische Prothesen des Schultergelenkes. Werkstoffe — Instrumentarium — Prothesenmodelle. In: Burri C, Rüter A (Hrsg) I.: Prothesen und Alternativen am Arm. II. Schultergelenk. Huber, Bern (Aktuelle Probleme in Chirurgie und Orthopädie)

Müller KH, Müller-Färber J (1982) Diaphysenprothese zur operativen Behandlung von Knochenmetastasen des Oberarmschaftes. Unfallheilkunde 85:499–508

Noellert RC, Louis DS (1985) Long-term follow-up of non-vascularized fibular autografts for distal radial reconstruction. J Hand Surg 10-A:335–340

Péan JE (1973) Des moyens prosthetiques destinés à obtenir la reparation de parties ossueuses. Graz Hôp Paris 67:291. Nachdruck in: Clin Orthop 94

Pho RW (1979) Free vascularized fibular transplant for replacement of the lower radius. J Bone Joint Surg [Br] 61:3

Pitcock JA (1971) Resection of distal radius and substitution by fibular transplant. In: Crenshaw AH (ed) Cambell's operative orthopaedics, 5th edn, vol 2. Mosby, St. Louis, pp 1425–1428

Richard A, Judet R, René L (1952) Acrylic prothetic construction of the upper end of the humerus for fracture luxations. J Chir 68:537

Rock MG, Franklin HS, Chao ES (1984) Limb salvage procedures for primary bone tumors of the shoulder region. In: Bateman JE, Welsh RP (eds) Surgery of the shoulder. Mosby, St. Louis Toronto London

Rothaus KD, McCormack RR, Lane J (1985) Upper extremity salvage in malignant neoplasia of the long bones by use of free fibular flaps. 14th Meeting of the American Association of Hand Surgery, 25.–29. 11. 1984, Acapulco/Mexico. Proc Am Assoc Hand Surg

Salzer M (im Druck) In: Schulterendoprothetik. Springer, Berlin Heidelberg New York Tokyo

Serafin D, Villarreal-Rios A, Georgiade NG (1977) A rib-containing free flap to reconstruct mandibular defects. Br J Plast Surg 30:263–266

Stähli W (1973) Chirurgie der Gegenwart, Bd 4/18. Urban & Schwarzenberg, München Berlin Wien, S 16/17

Stewart MJ, Richardson TR (1952) Giant-cell tumor of bone. J Bone Joint Surg [Am] 34:372–386

Taylor GJ, Miller GDH, Ham FJ (1975) The free vascularized bone graft. A clinical extension of microvascular techniques. Plast Reconstr Surg 55:533–544

Tuli SM (1972) Bridging of bone defects by massive bone — grafts in tumorous conditions and in osteomyelitis. Clin Orthop 87:60–73

Venables CS (1952) Shoulder prosthesis. Am J Surg 83:271

Weiland AJ, Daniel RK (1979) Microvascular anastomoses for bone grafts in the treatment of massive defects in bone. J Bone Joint Surg [Am] 61:1

Defektüberbrückung am Handskelett

G. Sennwald und G. Segmüller

Klinik für orthopädische Chirurgie, Kantonspital St. Gallen (Chefarzt: Prof. B. G. Weber), Abteilung für Handchirurgie (Leitender Arzt: Dr. G. Segmüller), CH-9006 St. Gallen

Einleitung

Die axiale Wiederherstellung des Skeletts bei Defekt- und Minusvarianten berücksichtigt 4 Hauptaspekte, nämlich einen physiologischen, einen technischen, einen taktischen und schließlich, nicht aber letztlich, einen klinischen Aspekt.

Physiologie

Kenntnisse über die Revaskularisierung und die Integration eines freien Knochenpans sind Voraussetzung für die klinische Anwendung freier autologer und auch homologer Knochentransplantate. Der sukzessive Ein- und Umbau eines Knochentransplantats im Bereich der Diaphyse demonstriert die Möglichkeiten des freien Transplantats (Abb. 1) gegenüber dem heute frei transplantierten Knochensegment unter Zuhilfenahme der mikrovaskulären Anschlußtechniken.

Der Spaneinbau, sein Umbau, seine mechanische bzw. funktionelle Integration beruht auf:
a) biologischen, und
b) mechanischen Voraussetzungen.

Zu den biologischen Voraussetzungen gehören das transplanteierte Spanmaterial und das Transplantatbett, also Spender und Empfänger.

Die mechanischen Voraussetzungen dagegen sind gegeben durch die Festigkeit des Transplantatmaterials und die Osteosynthese. Nur die vollständige mechanische Ruhe gewährleistet optimale Voraussetzungen für den Spaneinbau unter biologisch weniger günstigen Bedingungen. Jede stabile Osteosynthese aber setzt wiederum die Verwendung von druckfestem Spanmaterial voraus. Dieses ist gegeben in Form von kompakten Spongiosatransplantaten aus dem Beckenkamm.

Technik

Die klinische Anwendung muß Sicherheit und Effizienz aufweisen. Sie muß reproduzier- und lernbar sein [3]. Wenn die Austestung neuer Techniken so lange speziellen Institutionen vorbehalten bleiben muß, bis Risiko und Effizienz ausreichend evaluiert sind, so sind bewährte Techniken andererseits dem praktisch tätigen Chirurgen uneingeschränkt zugänglich zu machen. Dies ist der Weg, um den Stand und die Qualität der Medizin auf breiter Basis zu steigern.

Die Drahtzuggurtung dient der dynamischen Kompression und ist erfolgreich, wenn die biomechanischen Bedingungen erfüllt sind. In erster Linie ist die Streckseite am Handske-

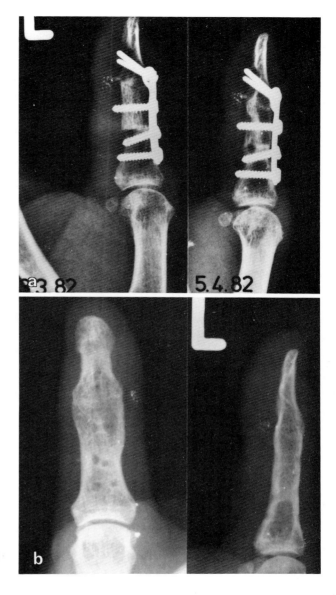

Abb. 1. Die Integration und der Umbau des freien Knochentransplantats

lett zugfest zu gestalten. Dies geschieht mit der oberflächlichen Drahtschlaufe, fest verankert in der Kortikalis. Nicht unwichtig ist die Neutralisation von Scher- und Rotationskräften. Dazu dienen 2 möglichst parallel eingebrachte Kirschner-Drähte. Ein für diese Technik geeigneter druckfester Knochenspan ist der Beckenspan. Die Kompakta liegt dabei nach Möglichkeit beugeseits, die Drahtzuggurtung kreuzt den Span in der Mitte dorsalseits.

Als stabilisierendes Implantat kommt ebenso die Platte zum Zug. Die Festigkeit dieses Implantats (Drittelrohrplatte) trägt v. a. auch den Rotationskräften Rechnung. Diese sind am Daumen beträchtlich. Eine adäquate Montage bürgt für optimale Revaskularisation, auch unter ungünstigen Voraussetzungen, und ermöglicht überdies die für die Trophik der Hand eminent wichtige funktionelle Beanspruchung unmittelbar im Anschluß an die Weichteilheilung.

Taktik

Das Ziel der chirurgischen Wiederherstellung bezieht sich, ganz speziell im Bereich der oberen Extremität, sowohl auf Funktion wie auf die Form. Die Hand ist auch vor allem Beziehungs- und Kommunikationsorgan, und deshalb kommt der äußeren Erscheinung größte Bedeutung zu. Aus Gründen der Ästhetik ist deshalb ein Zehentransfer zur Hand oft nicht die Methode der Wahl.

Funktion, hier Greif- und Tastfunktion, ist abhängig von der Qualität der Sensibilität und nur in zweiter Linie von der Mobilität, Stabilität und Länge der Greiforgane. Gegebenenfalls ist das verletzte Glied zugunsten der Sensibilität zu kürzen, auch im Hinblick auf die direkte Nervennaht oder auf kürzere Transplantate. Wenn dagegen das Skelett allein zerstört ist, die taktilen Elemente aber vorhanden sind, so kommt der vollständigen Rekonstruktion des Skeletts primäre Bedeutung zu. Die Rekonstruktion beinhaltet aber im Falle von alleiniger Gelenkzerstörung auch den Protheseneinbau mit dem wichtigen Ziel, Mobilität zu erhalten. Das Risiko der Prothese umfaßt die sekundäre Instabilität oder Lockerung, die Prothesenfraktur durch alternierende Belastung, sowie die chemische oder mechanische Synovialitis und schließlich die perifokale Knochenresorption. Größte Zurückhaltung, speziell beim jüngeren Unfallpatienten, ist somit in jedem Fall geboten, so lange zumindest, als Zehnjahreslangzeitresultate in größerer Zahl noch fehlen.

Zusammenfassend ist die knöcherne Überbrückung von Skelettdefekten der Qualität der Weichteile unterzuordnen. Die primäre Prothesenversorgung bleibt, nach Analyse der Gesamtsituation, dem Einzelfall vorbehalten.

Klinik

Ein axialer Skelettdefekt ist bedingt durch Trauma, mit oder ohne zusätzliche Weichteilverluste, durch exogene oder endogene Osteitis und Arthritis, sowie durch Wachstumsrückstand nach Trauma der Epiphysenfugen. Schließlich führen Resektionen von Tumoren und Korrekturen von angeborenen Fehlbildungen zu Knochendefekten.

Trauma

Dies kommt in der Früh- oder in einer Spätphase zur Behandlung.

Primärversorgung
Die Beurteilung und Behandlung der frischen komplexen Verletzung der Hand ist eine stete Herausforderung. Sie konfrontiert die operativen Möglichkeiten mit einem übergeordneten Problem, nämlich demjenigen der Integrierung wertvoller Funktion in die Ästhetik der Hand. Voraussetzung dafür ist Improvisation in jedem Fall, diese aber ist eingebettet sowohl in theoretische wie operativ-technische Grundkenntnisse. Dieses Beispiel zur Erläuterung (Abb. 2):

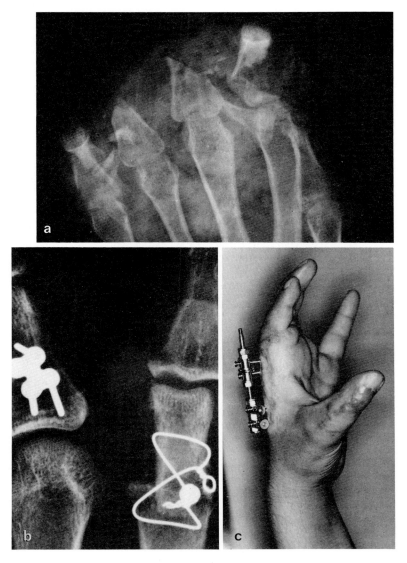

Abb. 2. a Mehrfingeramputation; b einfache Replantation, Finger verkürzt; c sekundäre Verlängerung mit Spindelfixateur

Nach einer Mehrfingeramputation durch eine Kreissäge mit entsprechendem Substanzverlust an allen Strukturen, wurde der 3. Finger replantiert, der 2. revaskularisiert, und der 4. wurde amputiert. Der 2. Finger betrifft unser Thema, nämlich die Replantation mit primärer Verkürzung, zugunsten einer technisch leichteren Nerven- und Arteriennaht, und zur Erzielung des Hautverschlusses ohne Zuhilfenahme eines Fernlappens. Nach komplikationsloser Heilung der Weichteile ließ sich mit dem Spindelfixateur nach Weber eine ansprechende Länge sekundär gewinnen. Dies ist ein Beispiel dafür, daß auf spektakuläre, rekonstruk-

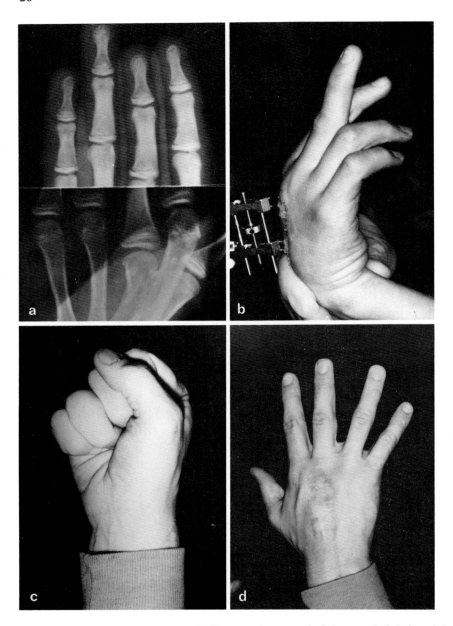

Abb. 3. a Wachstumsstörung nach Fugenverletzung; **b** Schwanenhalsdeformität durch zu schnelle Verlängerung; **c, d** Endresultat und Funktion

tive Primäreingriffe verzichtet werden kann, zugunsten eines risikoarmen Zweiteingriffs
— risikoarm nicht nur für den Patienten, sondern auch für das Renommée des Chirurgen.

Sekundäreingriffe

Im Unterschied zur primären Rekonstruktion innerhalb der 8-h-Grenze kann beim sekundären Eingriff in aller Ruhe die Evaluation der Möglichkeiten und die operative Planung vorgenommen werden. Der Eingriff wird im geeigneten Operationssaal unter optimalen Bedingungen durchgeführt.

Die prothrahierte Verlängerung nach Matev [2] kann auch bei den übrigen Metakarpalia vorgenommen werden (Abb. 3), z. B. nach Wachstumsfugenverletzungen. Eine annähernde Normalisierung der Länge ist möglich. Zu achten aber ist auf die Intrinsicmuskulatur. Ist diese kontraktiert, so müssen entsprechende Maßnahmen ergriffen werden, um einer massiven Schwanenhalsdeformität vorzubeugen. Bei Traumafolgen ist dies selten der Fall. Beim kongenitalen Fall muß der Tonus der Muskulatur von Fall zu Fall während der Verlängerung neu eingeschätzt werden.

Osteitis

Mehrere Faktoren sind im Spiel: Art und Resistenz des Keims oder der Keime, die Dauer der Infektion, die Qualität der durch Fisteln veränderten Haut, das Ausmaß der Sehnenbeteiligung (sowohl Streck- wie Beugesehnen) und die Ausdehnung der eigentlichen Knochennekrose. Zwei Operationen sind meist notwendig, aber nicht immer. Die erste Sitzung bringt ein radikales Débridement *aller* erkrankten Strukturen. Einer zweiten Sitzung ist der volle Knochen- und ggf. Weichteilersatz vorbehalten.

Tumoren

Das Vorgehen hängt essentiell von der Natur des Tumors ab. Bei gutartigen Tumoren am Handskelett ist gelegentlich eine Kontinuitätsresektion notwendig. Die Wiederherstellung der Kontinuität erfolgt mit Hilfe eines druckfesten Beckenspans und stabiler Osteosynthese. Damit können auch kleine intakte Gelenkkörper erhalten bleiben. Das operative Vorgehen unterscheidet sich dabei nicht von demjenigen bei anderen Knochendefekten.

Die Fehlbildung

Häufigste, durch Längenunterschiede charakterisierte Fehlbildungen an der Hand stellen die Brachyphalangie und die Brachymetakarpie dar. Hier ist eine Behandlung häufig aus ästhetischen Gründen, oft aber auch wegen funktioneller Störungen indiziert. Bei der Brachymetakarpie kann das Quergewölbe der Mittelhand erheblich instabil sein. Bei der Korrektur ist darauf zu achten, wie bereits erwähnt, daß die Intrinsicmuskulatur nicht überdehnt wird. Die Verlängerung hat deshalb langsam progressiv zu erfolgen, speziell wenn die Verlängerung mehr als 1 cm ausmacht. Eine durch raschen Längenausgleich erzeugte Intrinsic-Plus-Störung führt zur Invalidisierung in Form einer partiellen oder totalen Schwanenhalsdeformität.

Ein komplexer Aufbau ist notwendig bei der Symbrachyphalangie oder einer queren Agenesie der Finger. Hier ist der ossäre Wiederaufbau mit gestielten oder freien vaskulären Weichteillappen zu kombinieren, wie sie von Buck-Gramcko [1] beschrieben werden.

Zusammenfassung

Die Defektüberbrückung am Handskelett kann nur im breiten Rahmen der funktionellen Handchirurgie diskutiert werden. Alle Strukturen des Bewegungsapparates liegen an der Hand in engster Beziehung nahe beieinander. Alle sind sowohl durch das Trauma betroffen, wie in den Heilvorgang einbezogen. Die Vernachlässigung auch nur einer der funtkionell wichtigen Strukturen zerstört das gesamte funktionelle Resultat der Wiederherstellung.

Nach der Wiederherstellung der Skelettfunktion läßt sich die Versorgung der Nerven, der Arterien und des Sehnensystems sukzessive und lückenlos bewerkstelligen. Sowohl mechanisch wie biologische Anforderungen an die Skelettwiederherstellung mittels autologen freien Knochentransplantats werden dargestellt. Die Dauer der Morbidität muß kurz sein, die Aufnahme der Funktion soll sich nach den Bedürfnissen der Sehnenchirurgie richten und nicht mehr nach denjenigen des Stützapparates nach erfolgter Rekonstruktion desselben.

Literatur

1. Buck-Gramcko D (1981) Angeborene Fehlbildungen der Hand. Handchirurgie, Bd 1/12. Thieme, Stuttgart New York
2. Matev IB (1970) Thumb reconstruction after amputation at the metacarpophlangeal joint by bone lengthening. A preliminary report of three cases. J Bone Joint Surg [Am] 52:957–965
3. Segmüller G (1973) Operative Stabilisierung am Handskelett. Huber, Bern Stuttgart Wien

Diskussion: Obere Extremität

M. Sparmann

Orthopädische Klinik und Poliklinik der Freien Universität Berlin im Oskar-Helene-Heim, Clayallee 229, D-1000 Berlin 33

Die Techniken des Defektverschlusses mittels Hauttransplantaten wurde von Thiersch, Reverdin, Krause und Wolfe vor über 100 Jahren beschrieben. Nach jahrzehntelanger klinischer Erfahrung und systematischer Erforschung der Einheilungsmechanismen von Hauttransplantaten unterscheidet man heute nach *biologischen* Kriterien zwischen Spalthaut und Vollhaut. Spalthaut – meist 2/3-Haut – heilt aufgrund der geringen Transplantatdicke auch im *ersatzschwachen Lager* eher ein als Vollhaut. Die Ernährung per diffusionem in den ersten 48 h ist bei der Spalthaut eher gewährleistet, bevor die radiär vom Wundgrund aussprossenden Kapillaren die Hautplastik revaskularisieren.

Die Vorbereitung des Defektgrundes für die optimale Ernährung der frei übertragenen Haut ist dabei zwingend erforderlich. Ist es in seltenen Fällen notwendig, freie Hauttransplantate auf Knochen aufzubringen, ist dieser zunächst anzufrischen; sog. bradytrophe Gewebe wie z. B. die Palmaraponeurosis sollten reseziert werden.

Als Faustregeln gelten für die obere Extremität:
1. Spalthaut reicht an Ober- und Unterarm zur Defektdeckung aus.
2. Vollhauttransplantate werden auf der Palmarseite der Hand und an den Fingerkuppen bevorzugt, Spalthauttransplantate auf der Dorsalseite über den „bradytrophen" Sehnenspiegeln.

Neben den *biologischen* Gesichtspunkten der Defektdeckung mittels Hauttransplantaten werden zunehmend *funktionelle* Gesichtspunkte berücksichtigt.

Vollhaut enthält mit den Merkel-Zellen und den Meißner-Körperchen Sinnesorgane, die durch chemotaktische Prozesse zur Reinnervation fähig sind, so daß die übertragene Haut eine Sensibilität aufweisen kann, wie sie dem ursprünglichen Spendergebiet entspricht. Somit ist die Vollhaut funktionell (nicht nur mechanisch) der Spalthaut überlegen.

Allerdings können auch Vollhautlappen nicht mehr als eine protektive Sensibilität sichern, die im Bereich der Fingerkuppen heute nicht mehr als ausreichend angesehen wird. Dort sind rekonstruktive Maßnahmen zu fordern, die eine ausreichende gnostische Sensibilität sichern. Um diesen Anforderungen Genüge zu leisten, sind zahllose Verschiebeplastiken entwickelt worden.

Verschiebeplastiken weisen folgende Vorteile auf: Lokale Haut wird zur Defektdeckung verwendet; die ursprüngliche Gefäßversorgung bleibt erhalten, damit ist eine Hautabstoßung im Defektgebiet wenig wahrscheinlich; kosmetisch sind die Ergebnisse befriedigend.

Allerdings sind regionale Verschiebetechniken nicht immer möglich oder sinnvoll, da
a) der Defekt zu groß sein kann,
b) Sehnen-Nerven-Gefäße fehlen, die rekonstruiert werden müssen.

Ausgedehnte Hautdefekte mit ersatzschwachem Transplantatlager lassen sich auch heute noch befriedigend mit der subkutanen Einbettung der Extremität im Sinne einer sog. Muffplastik behandeln. Liegt jedoch eine Mitverletzung von Sehnen, Nerven und Gefäßen vor, so sind gestielte oder ggf. freie Lappenplastiken erforderlich. Bei komplexen Handverletzungen bietet sich als gestielter Lappen der Brachioradialis oder Chinese flap an, der aufgrund seines langen arteriellen Stieles weit in die Hohlhand bzw. auf den Handrücken geschwenkt werden kann. Dieser Lappen hat gegenüber anderen den Vorteil, daß ein durchbluteter kortikospongiöser Span aus der Radiusbasis mit übertragen werden kann.

Für die Übertragung freier Lappenplastiken ist die Beherrschung mikrochirurgischer Techniken erforderlich.

Die einfachste Form der Behandlung von Knochendefekten ist die Achsenverkürzung. Diese Behandlungsstrategie ist insbesondere am Oberarm und an den Langfingern z. B. bei Replantationen möglich. An den paarig angelegten Unterarmknochen sind Defektauffüllungen nach Traumen, Tumoren, Osteitiden oder Fehlbildungen erforderlich, die meist mit kortikospongiösen Spänen aus den Beckenkämmen durchgeführt werden. Längere Defektstrecken lassen sich mit einem Fibulaspan auffüllen. In neuerer Zeit wird in einzelnen Behandlungszentren versucht, die Problematik der Pseudarthrosenbildung bei der Einheilung sowie die Spanfraktur im Sinne eines Ermüdungsbruchs durch gefäßgestielte Fibulaspäne zu umgehen.

Gelenknahe Knochendefekte müssen häufig durch modifizierte Endoprothesen — zumindest am Schulter- und Ellenbogengelenk sowie an den Fingergrundgelenken — versorgt werden.

Die Behandlung von Knochendefekten im Bereich der Hände hat sich nach funktionellen Gesichtspunkten zu richten. Eine Verkürzung des ersten Handstrahls ist funktionell bedeutungsvoll, während eine Verkürzung des fünften Handstrahls meist vernachlässigt werden kann. Gegebenenfalls können wesentliche Defektbildungen im Bereich einzelner Langfingerachsen durch eine Handverschmälerung behandelt werden. Hierdurch lassen sich häufig bessere kosmetische Resultate erzielen als bei Stumpfdeckungen.

II. Aufbauplastiken des Daumens

Indikation, Technik und Ergebnisse der On-top-Plastik zum Daumenaufbau

H. Cotta und A. K. Martini

Stiftung Orthopädische Universitätsklinik, (Direktor: Prof. Dr. med. H. Cotta), Schlierbacher Landstraße 200a, D-6900 Heidelberg-Schlierbach

Durch den Daumenverlust erleidet die Handfunktion eine erhebliche Beeinträchtigung. Sind zusätzlich noch mehrere Langfinger ganz oder teilweise amputiert, so ist das Greifen kaum noch möglich. In diesem Zustand ist der Daumenaufbau zur Wiederherstellung der Greiffunktion der Hand angezeigt, wobei es uns besonders darauf ankommt, außer der Daumenlänge die für die Greiffunktion erforderliche Sensibilität zu gewährleisten. Mit der Entwicklung der mikrochirurgischen Technik sind neue Wege der Fernplastiken eröffnet worden zum vollwertigen Ersatz des Daumens durch Zehentransplantation oder zum Daumenaufbau durch osteokutane Transplantationen. Man ist jetzt in der Wahl des Operationsverfahrens freier geworden, so daß auch ästhetische und insbesondere soziale Gesichtspunkte berücksichtigt werden können. Jede Ersatzplastik verlangt Opfer von andern mehr oder weniger gesunden Organen. Diese Tatsache soll auch bei der Daumenersatzplastik berücksichtigt und so klein wie möglich gehalten werden. In diesem Sinne soll ein Ermessen und ein individueller Operationsplan aufgestellt werden.

Zum Aufbau bzw. Ersatz des Daumens stehen uns verschiedene Möglichkeiten zur Verfügung: die Zehentransplantation, Pollizisation und die Osteoplastik. Die Auswahl der Wiederherstellungsmethode hat das Alter, Geschlecht und den Beruf des Verletzten zu berücksichtigen. Sie richtet sich dabei in erster Linie nach dem Zustand der verletzten Hand. Bei der Operationsplanung richten wir uns nach den Richtlinien von Lister (1983) und sehen bei Verlust von mehreren Fingern die Hauptindikation zur Osteoplastik (Abb. 1). Unter Osteoplastik verstehen wir den Fingeraufbau nach Nicoladoni (1897) mit Knochenspan, Roll- und Insellappen, die Stumpfverlängerung durch Knochenzwischenschaltung und die Aufstockung. Wir werden uns in dieser Arbeit mit der letztgenannten Operationsmethode beschäftigen. Die Aufstockungsoperation bedeutet die Verlängerung eines unbrauchbaren Daumenstumpfes durch Teile von geschädigten Langfingern auf neurovaskulärem Stiel. Dadurch wird nicht nur der Knochen verlängert, sondern eine gut durchblutete und sensibel versorgte Fingerspitze wiederhergestellt. Eine ausreichende Länge mit guter Weichteildeckung und intakten Gefäß-Nerven-Bündeln des zur Transposition vorgesehenen Fingerrestes sind absolute Bedingungen für diese Operationsmethode.

Die Vorteile dieses Operationsverfahrens gegenüber anderen vorgenannten liegen buchstäblich an der Hand:
1. der Daumenaufbau erfolgt in einem einzigen Eingriff,
2. der neugeschaffene Daumen besitzt sofort eine intakte taktile Gnosis,

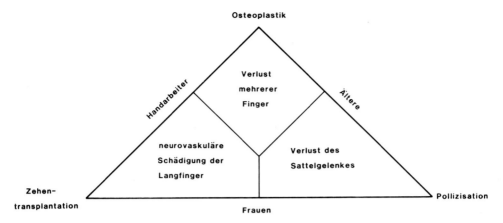

Abb. 1. Die Wahl des Operationsverfahrens richtet sich nach dem Ausmaß der Verletzung unter Berücksichtigung des Alters, Berufs und Geschlechtes des Patienten. Bei Frauen z. B. ist zwischen Pollizisation und Zehentransplantation zu wählen, während die letztgenannte Operationsmethode bei älteren Patienten wegen der Gefäßsituation und des erhöhten Operationsrisikos kaum in Betracht kommt. Ist das Sattelgelenk verloren, so empfiehlt sich die Pollizisation, und bei Verlust von mehreren Fingern ist die Osteoplastik indiziert

3. das notwendige Opfer ist sehr gering, zur Anwendung kommt ein oft störender Fingerrest, und
4. mit dem Daumenaufbau wird gleichzeitig der 1. Zwischenfingerraum vertieft und verbreitert, was für die Greiffunktion von großem Vorteil ist.

Die Nachteile sind demgegenüber relativ gering. Der neugebildete Daumen besitzt keinen Fingernagel, dadurch bleibt z. B. das Aufheben von feinen Gegenständen von der Tischplatte erschwert, und das äußere Erscheinungsbild ist nicht optimal. Außerdem beeinträchtigt die Bewegungseinschränkung des neuen Daumens die Geschicklichkeit der Hand.

Die Operationstechnik wurde im Laufe der Jahre vervollständigt und verfeinert. Luksch transferierte 1903 das Grundglied eines teilamputierten Zeigefingers an einer palmaren Hautbrücke gestielt auf einen Daumenrest. Nach Einheilung des Stumpfes durchtrennte er die Hautbrücke und damit auch die Nerven. Zurück blieb eine gefühllose, trophisch gestörte Fingerkuppe. Um diese Komplikation zu vermeiden, haben Hülsmann (1919, zitiert nach Buck-Gramcko 1983) und Hueck (1920) den übertragenen Fingerrest auf beuge- und streckseitige Hautlappen gestielt gelassen; damit konnten sie zwar die Sensibilität erhalten, aber die Handfunktion blieb durch die Behinderung der Daumenabduktion stark eingeschränkt. Zahlreiche Modifikationen von Perthes (1921), Iselin (1937) und anderen sind bekannt geworden. Fast gleichzeitig mit Bunnell (1952), Littler (1952) in den USA, Gosset (1949) in Frankreich hat Hilgenfeldt (1950) in Deutschland seine Methode der „Fingerauswechslung" veröffentlicht. Der Langfinger bzw. der Langfingerrest wird an einer schmalen beugeseitigen Hautbrücke gestielt, die die Nerven und Gefäße erhält. Er transferierte auf diese Weise auch Mittelhandknochen mit der dazugehörigen Haut als Daumenersatz. Littler (1953) verzichtete auf die Hautbrücke und schuf dann die jetzt gültige Standardtechnik der „On-top-Plastik".

Die Operation läßt sich am günstigsten mit Resten des Zeigefingers bei Teilamputation desselben durchführen. Der neue Daumen wird natürlich nur so lang, wie der zur Verfügung

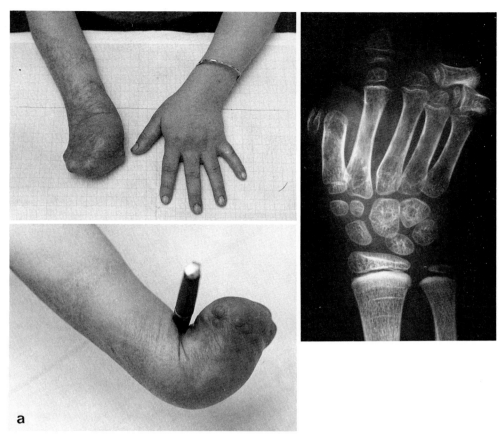

Abb. 2a. Zustand nach schwerer Verbrennung der rechten Hand mit Verlust sämtlicher Finger. Das Kind kann nur zwischen Handstumpf und Unterarm greifen. Die dazugehörige Röntgenaufnahme zeigt die Amputationshöhe

stehende Fingerrest ist. Ist der Daumenstrahlrest sehr kurz, und liegt die Amputationshöhe des Zeigefingers im Bereich des Grundgliedes, so kann die Beweglichkeit desselben durch die Mitübertragung der kurzen Handmuskeln erhalten bleiben. Steht nur der II. Mittelhandknochen zur Verfügung, so ist die Transposition der Muskulatur nicht mehr erforderlich, die Beweglichkeit wird durch die erhaltenen Thenarmuskeln bewerkstelligt. Das Ausmaß der transferierten Weichteile richtet sich nach dem Zustand des Daumenstumpfes. Man ist bestrebt, die gesamte Amputationsnarbe zu resezieren und durch eine gesunde Hautdecke zu ersetzen. Die beugeseitigen Gefäß-Nerven-Bündel werden in der Hohlhand freigelegt, und an der Aufteilungsstelle wird die Arterie zur Radialseite des Nachbarfingers legiert und durchtrennt. Der Nerv wird längsgespalten. Der II. Mittelhandknochen wird bis auf die Basis reseziert, um die Zwischenfingerfalte zu vertiefen. Die knöcherne Verbindung der beiden Mittelhandknochen erfolgt durch Kirschner-Draht und interossäre Drahtnaht. Der entstandene Hautdefekt an der Entnahmestelle wird mittels Verschiebelappen oder freier Hauttransplantation gedeckt.

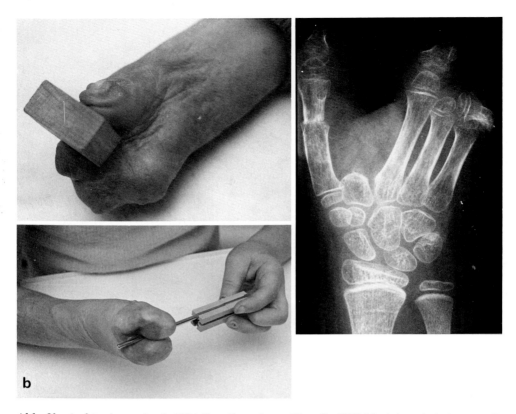

Abb. 2b. Aufstockung des I. Mittelhandknochens. Eine Greiffähigkeit ist wiederhergestellt worden

Die Leistungsfähigkeit dieser Methode soll anhand einiger klinischer Beispiele gezeigt werden:

Beispiel 1: Die Patientin K. B. erlitt im Alter von 8 Monaten eine 3- bis 4gradige Verbrennung der rechten Hand. Das 6jährige Mädchen stellte sich 1975 bei uns zum ersten Mal vor mit einer fast funktionslosen Metakarpalhand. Mehrere Operationen zur Mobilisation der Grundgelenke und Spaltbildung blieben bei den schlechten Hautverhältnissen erfolglos. 1977 haben wir die Aufstockung des 1. Strahles durch den 2. mit der Vertiefung des Zwischenfingerraumes vorgenommen. Ein kräftiger Griff ist jetzt möglich (Abb. 2).

Beispiel 2: Patient D. B. Eine weitere Indikation der Aufstockungsoperation stellt die transversale Fehlbildung der Hand dar, wie beim Schnürfurchensyndrom oder schwerer Symbrachodaktylie. Bei dem 6jährigen Jungen handelt es sich um eine Symbrachodaktylie, monodaktyler Typ, bei Poland-Syndrom. 1980 haben wir die Aufstockung des I. Mittelhandknochens mit dem II. durchgeführt. Weil beide Mittelhandknochen gleich lang sind, bleibt die Möglichkeit der Verlängerung durch diese Operationsmethode eingeschränkt. Trotzdem konnte dadurch eine Greiffunktion wiederhergestellt werden. Der Vater hat uns berichtet, daß der linkshändige Junge versucht, jetzt mit der rechten Hand zu schreiben. Selbstverständlich setzt er die Hand beim Essen und Basteln ein, was früher nicht möglich war (Abb. 3).

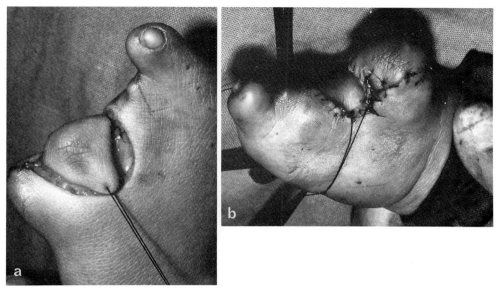

Abb. 3. a Symbrachodaktylie, monodaktyler Typ, b OP-Situs nach Aufstockung des I. Mittelhandknochens. Die Entnahmestelle wird mit Vollhauttransplantat gedeckt

Diese Methode wird nicht nur bei der Daumenbildung, sondern auch zur Fingerverlängerung angewandt.

Beispiel 3: Patient T. H., 50 Jahre. Verlust sämtlicher Langfinger knapp distal der Grundgelenke und Teilverlust des Daumenendgliedes infolge einer Kreissägenverletzung. Zur Verbesserung des Grobgriffes und zur Wiederherstellung des Spitzgriffes wurde die Aufstockung des 3. Strahles durch den 2. vorgenommen (Abb. 4).

Wir können nicht über viele Erfahrungen mit dieser Operationsmethode berichten, da sie nur bei bestimmten Fällen indiziert ist. Wir sind aber der Meinung, daß dieses Verfahren für den Daumenaufbau trotz der Fortschritte in der Mikrochirurgie seinen Platz hat.

Gute Erfahrungen mit dieser Operationsmethode werden auch von Schink (1957), Pitzler (1969) und Buck-Gramcko (1970), Aguado et al. (1983) mitgeteilt.

Literatur

Aguado AR, Tesseiner AN, Rodriguez E, Mozeno T (1983) On Top Plasty, Indikationsstellung und Technik bei der Rekonstruktion schwer verstümmelter Hände. Handchir Mikrochir Plast Chir 19:49–54

Buck-Gramcko D (1970) Verlängerung des 1. Mittelhandknochens zur Funktionsverbesserung der Hand bei Verlust des Daumens und mehrerer Langfinger. Unfallheilkunde 73:29–37

Buck-Gramcko D (1983) Wiederherstellungschirurgie bei Gliedverlusten. In: Nigst H, Buck-Gramcko D, Millesi H (Hrsg) Handchirurgie, Bd II. Thieme, Stuttgart New York

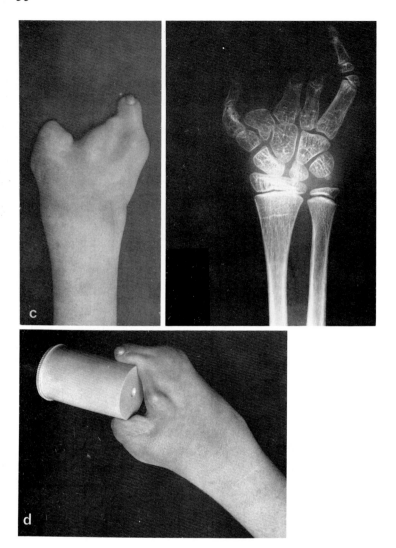

Abb. 3. c Zustand nach Aufstockung und Vertiefung des Zwischenfingerraumes und das dazugehörige Röntgenbild, **d** Die Greiffunktion ist wiederhergestellt

Bunnell S (1952) Digit transfer by neurovascular pedicle. J Bone Joint Surg [Am] 34:772–774
Gosset J (1949) La policisation de l'index. Technique chirurgicale. J Chir (Paris) 65:403–411
Hilgenfeldt O (1950) Operativer Daumenersatz und Beseitigung von Greifstörungen. Enke, Stuttgart
Hueck H (1920) Ein Fall von Daumenersatz durch einen unbrauchbaren Finger. Dtsch Z Chir 153:321–330
Iselin M (1937) Reconstruction of the thumb. Surgery 2:619–622

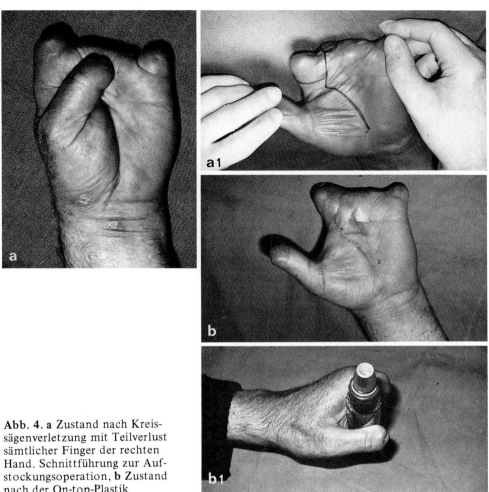

Abb. 4. a Zustand nach Kreissägenverletzung mit Teilverlust sämtlicher Finger der rechten Hand. Schnittführung zur Aufstockungsoperation, **b** Zustand nach der On-top-Plastik

Lister GD (1983) Mitteilung: 5. International Hand Surgery Course 3.–7. 10. 1983 in Ljubljana

Littler JW (1952) Subtotal reconstruction of the thumb. Plast Reconstr Surg 10:215–226

Littler JW (1953) The neurovascular pedicle method of digital transposition for reconstruction of the thumb. Plast Reconstr Surg 12:303–319

Luksch L (1903) Über eine neue Methode zum Ersatz des verlorenen Daumens. Verh Dtsch Ges Chir 32. Kongr, pp 221–223

Nicoladoni C (1897) Daumenplastik. Wien Klin Wochenschr 10:663–665

Perthes G (1921) Über plastischen Daumenersatz insbesondere bei Verlust des ganzen Daumenstrahles. Arch Orthop Unfall Chir 19:119–214

Pitzler K (1969) Der Daumenersatz aus dem zweiten Mittelhandknochen. Spalthandbildung mit Verlängerung des Daumenstrahls nach Hilgenfeld. Bruns' Beitr Klin Chir 217:321–329

Schink W (1957) Ein Beitrag zum operativen Daumenersatz. Chirurg 28:371–373

Verlängerungsosteotomien und Interposition von kortikospongiösen Spänen zum Daumenaufbau

R. Lumplesch

Orthop. Klinik und Poliklinik der Freien Universität Berlin im Oskar-Helene-Heim (Ärztl. Direktor: Prof. Dr. G. Friedebold), Clayallee 229, D-1000 Berlin 33

Nach Verlust des Daumens stehen uns verschiedene Methoden zur Verfügung, um einen funktionsfähigen Daumenersatz zu bilden. Die Wahl des Verfahrens richtet sich nach den lokalen Weichteil- und Knochenverhältnissen und v. a. nach den Bedürfnissen des Patienten.

Wird ein voll funktionsfähiger Daumen erwartet, sind die freie Zehenübertragung und die Pollizisation eines Langfingers die erfolgreichsten Methoden.

Wird die Hand für grobe manuelle Tätigkeiten benutzt, ist die Interpositionsverlängerung vorzuziehen. Die Daumenaufstockung mit einem Beckenkammspan ist eine weitere geläufige Methode.

Wir haben in den letzten 2 Jahren bei insgesamt 6 Patienten einen Daumenaufbau durchgeführt; bei 5 wählten wir die Interpositionsverlängerung, bei einem den osteoplastischen Aufbau mit Knochenspan und Weichteildeckung.

Die Indikation für die Verlängerungsosteotomie mit Knocheninterposition ist der Daumenverlust in Höhe des Metakarpophalangeal-(MP-)Gelenks; die Haut über dem Stumpf sollte gut verschieblich sein und eine ausreichende Sensibilität besitzen.

Die Operation umfaßt folgende Schritte:
1. Zunächst wird eine quere Osteotomie im mittleren Drittel des I. Mittelhandknochens durchgeführt.
2. In der gleichen Sitzung wird ein Minidistraktor appliziert.
3. In den folgenden Wochen erfolgt eine kontinuierliche Distraktion von ca. 1 mm pro Tag, aber immer nur so weit, wie es von den Weichteilen her toleriert wird. Dieses Vorgehen kann über 4 bis 6 Wochen fortgeführt werden; es wird meist ein Längengewinn von ca. 30 bis 40 mm erzielt.

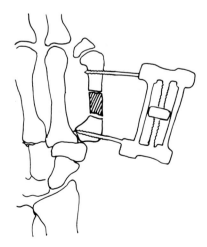

Abb. 1. Operationsablauf schematisch

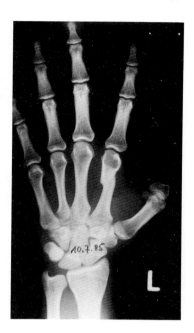

Abb. 2. Amputation des Daumens in Höhe des MP-Gelenks

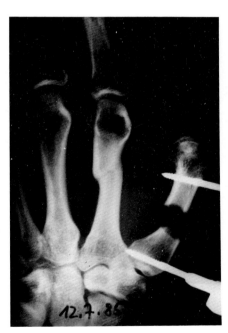

Abb. 3. Osteotomie und Anbringen des Distraktors

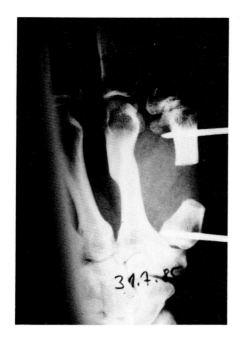

Abb. 4. Kontinuierliche Distraktion

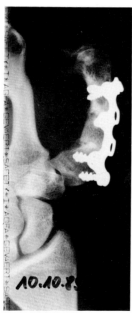

Abb. 5. Interposition des Beckenkammspans und Fixation mit Miniplatte

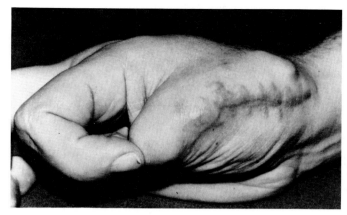

Abb. 6. Funktionsbild mit liegender Platte

4. Im nächsten operativen Schritt wird ein kortikospongiöser Beckenkammspan eingebracht; gleichzeitig oder später kann die 1. Interdigitalfalte vertieft werden, um zusätzliche Länge zu gewinnen (Abb. 1).

Der geschilderte Behandlungsablauf soll an einem Beispiel dargestellt werden:
— Amputation des Daumens durch eine Stanze (Abb. 2),
— Anbringen des Distraktors (Abb. 3),
— Verlängerung bis ca. 30 mm (Abb. 4),
— Einbringen des Beckenkammspans und Fixation mit Miniplatte (Abb. 5),
— Funktionsbilder bei noch liegender Platte (Abb. 6).

Die Vertiefung der Interdigitalfalte soll in der nächsten Sitzung durchgeführt werden, dadurch erzielt man optisch und funktionell einen Längengewinn.

Bei der Distraktion tritt manchmal eine Verkippung des proximalen Fragments auf, wodurch etwas an Länge verlorengeht. Auch sollte der Beckenkammspan kräftig genug gewählt werden, denn Resorptionssäume können auftreten.

Zusammenfassung

Die Verlängerungsosteotomie und Interpostition eines kortikospongiösen Spans zum Daumenaufbau ist eine gute Methode, um einen stabilen Daumen zu erzielen. Die Verlängerung ist auf 30 bis 40 mm begrenzt, reicht aber für manuelle Tätigkeiten aus.

Literatur

Buck-Gramcko D (1970) Traumatische Amputationen der Finger. Chir Prax 14:75–82
Matev I (1970) Thumb reconstruction after amputation at the metacarpophalangeal joint by bonelengthening. J Bone Joint Surg [Am] 52:957–965
Matev I (1980) Thumb reconstruction through metacarpal bone-lengthening. J Hand Surg 5:482–487
Nigst H, Buck-Gramcko D, Millesi H (1983) Handchirurgie, Bd 2. Thieme, Stuttgart New York, S 11–44
Stellbrink G (1969) Äußeres Fixationsgerät für Fingerarthrodesen. Chirurg 40:422–423

Daumenrekonstruktion bei traumatischem Verlust

B.-D. Partecke und D. Buck-Gramcko

Abteilung für Handchirurgie und Plastische Chirurgie (Leitender Arzt: Prof. Dr. D. Buck-Gramcko), Berufsgenossenschaftliches Unfallkrankenhaus Hamburg, Bergedorfer Straße 10, D-2050 Hamburg 80

Der Verlust des Daumens führt zu einer erheblichen Funktionsbeeinträchtigung der Hand und stellt damit eine Behinderung für den ganzen Menschen dar. Der Erhalt des Daumens bei der Primärversorgung schwerverletzter Hände ist daher ein wichtiges Problem in der Handchirurgie. Durch die großen Fortschritte in der Mikrochirurgie, auch kleinste Gefäße unter 1 mm Durchmesser zu anastomosieren, sind der Handchirurgie sowohl in der Primärversorgung als auch in der Rekonstruktion schwerverletzter Hände neue Möglichkeiten gegeben.

Bei Amputationen des Daumens auch mit breiter Quetschzone sollte immer eine Replantation mit Hilfe von Veneninterponaten versucht werden. Liegen Amputationen mehrerer Finger vor, wird ein Langfingeramputat auf den Daumenstrahl replantiert, wenn das Daumenamputat selbst zu stark zerstört ist. Bei einer Weichteilaushülsung kann zunächst durch einen Lappen eine primäre Wundbedeckung vorgenommen werden. Später wird dann durch Übertragung eines neurovaskulär gestielten Insellappens vom 3. oder 4. Finger oder durch einen freien neurovaskulären Zwischenzehenlappen eine Sensibilität an der Greifseite geschaffen.

Gelingt es trotzdem nicht, bei der primären Versorgung den Daumenstrahl zu erhalten, muß ein Daumenersatz geschaffen werden, um den für die Funktion der Hand so wichtigen Spitzgriff zwischen Daumen und Langfinger wiederherzustellen. Die Wahl der Methode der Wiederherstellung des Daumenstrahls muß sich nach vielerlei Gesichtspunkten (Schink 1970), nicht zuletzt nach dem Beruf des Patienten und dem Zustand der anderen Hand richten. Folgende Methoden stehen uns für die Rekonstruktion eines teilweise oder ganz amputierten Daumens zur Verfügung:
1. Die Vertiefung der 1. Zwischenfingerfalte als Phalangisation des I. Mittelhandknochens.
2. Die osteoplastische Methode der Daumenrestverlängerung durch Aufstockung oder Interposition.
3. Die Pollizisation auf neurovaskulärem Stiel.
4. Die freie Zehenübertragung mit mikrovaskulärem Anschluß.
5. Die freie Fingerübertragung von der anderen Hand mit mikroneurovaskulärem Anschluß, die jedoch eine äußerst selten indizierte Methode darstellt (Büchler u. Tschopp 1981).

Zwei Formen der Rekonstruktion wurden bisher besprochen: zum einen die On-top-Plastik, zum anderen die Interpositionsverlängerung des Daumens im Mittelhandknochenbereich mit einem kortikospöngiösen Beckenkammspan.

Transposition eines anderen Fingers (Pollizisation)

Die Pollizisation stellt eine weitere ausgezeichnete Methode des Daumenersatzes dar. Die Wahl des zu transponierenden Fingers ist dabei von großer Bedeutung. Jeder Langfinger

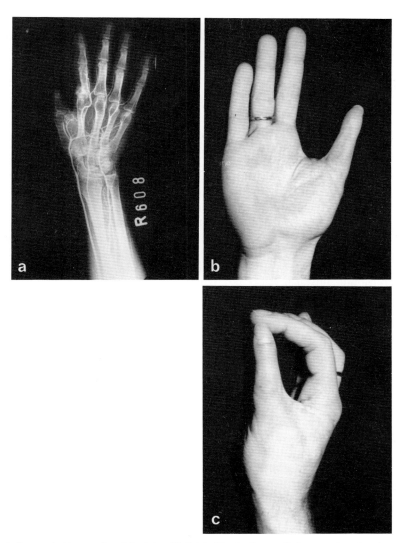

Abb. 1. a Daumenteilamputation mit schlechter Weichteilbedeckung. Präoperative Angiographie, **b, c** Pollizisation des Zeigefingers: Guter Feingriff zwischen umgesetztem Zeigefinger und Mittelfinger

kann für die Umsetzung auf den Daumenstrahl vorgenommen werden. Wir bevorzugen den Zeigefinger, der funktionell und kosmetisch die besten Ergebnisse erbringt (Abb. 1). Bei der Pollizisation sind 2 grundsätzlich verschiedene operative Techniken zu unterscheiden, die sich nach der Höhe des Fehlens des Daumenstrahls richten. Sie hat lediglich die Transposition auf neurovaskulärem Stiel gemeinsam, während sowohl die Schnittführung, die neue Anordnung der Knochen und Gelenke und auch die muskuläre Stabilisierung des neuen Daumens sehr unterschiedlich sind (Buck-Gramcko 1983).

Die Grundprinzipien der Zeigefingerübertragung bei paritellem Verlust des Daumens mit erhaltenem Karpometakarpalgelenk und Teilen des I. Mittelhandknochens sind:

1. Die Umsetzung auf neurovaskulärem Stiel mit Aufteilung der Nerven-Gefäß-Bündel. Dabei muß kontrolliert werden, ob für den Mittelfinger beide palmaren Gefäße erhalten sind, da das radiale für die Pollizisation des Zeigefingers geopfert werden muß. Die Überprüfung erfolgt mit dem Allen-Test oder einer präoperativen Angiographie (Allen 1929).
2. Die Knochenkürzung und Rotation, um den neuzuschaffenden Daumen in der richtigen, für die Greiffunktion notwendigen Länge und Position zu haben.
3. Die besondere Schnittführung und Bildung eines palmar gestielten Hautlappens zur Auskleidung der neugeschaffenen 1. Zwischenfingerfalte.
4. Die muskuläre Stabilisierung. Hierbei wird bei erhaltenem I. Mittelhandknochen und Daumenballenmuskulatur der 1. dorsale Interosseus an den Abductor pollicis brevis, der 1. palmare Interosseus oder der Extensor indicis an den Adductor pollicis und der Extensor digitorum II an den Extensor polliis longus angeschlossen. Die Beugesehnen des Zeigefingers bleiben unverändert, da sie sich infolge der Kontraktion der Muskelbäuche auf die richtige Länge einstellen. Nur im Ausnahmefall ist eine Durchtrennung der Zeigefingerbeugesehnen und Naht an die Flexor-pollicis-longus-Sehne vorzunehmen.

Bei dem seltener vorkommenden traumatischen Verlust des ganzen Daumens einschließlich des gesamten I. Mittelhandknochens und des Daumensattelgelenks müssen alle seine Teile einschließlich des Karpometakarpalgelenks und der Daumenballenmuskulatur aus den Strukturen des Zeigefingers ersetzt werden. Kann das Daumensattelgelenk nicht rekonstruiert werden, wird der Zeigefinger im Grundgliedbasisbereich in mittlerer Gegenüberstellung an das Trapezium mit Kirschner-Drähten fixiert. Die An- und Abspreizung des neugeschaffenen Daumens ist zwar dann nicht mehr möglich, die gewonnene Greiffunktion ist aber deutlich besser als der präoperative Zustand.

Sind neben dem Daumen andere Langfinger ebenfalls mitverletzt und teilamputiert, so kann einer dieser Fingerstümpfe auf die Stelle des Daumens umgesetzt werden (Buck-Gramcko 1981). Ein intakter Langfinger muß deshalb nicht zusätzlich geopfert werden. Ein entscheidendes Problem ist dabei die neuzubildende 1. Zwischenfingerfalte. Liegt hier eine Adduktionskontraktur vor und kann die 1. Zwischenfingerfalte nicht mit genügend ortständigen Hautanteilen ausgekleidet werden, wird trotz Fingerumsetzung weiterhin eine erhebliche Funktionsbehinderung verbleiben. In diesem Fall kann der distal gestielte Unterarmlappen bei intakter A. ulnaris und vorhandenem Hohlhandbogen verwendet werden, um die 1. Zwischenfingerfalte nach Lösung der Adduktionskontraktur auszukleiden. Es kommt sowohl in der distal gestielten A. radialis als auch in ihren Begleitvenen zu einer Stromumkehrung, so daß zusätzliche Arterien- oder Venennähte nicht notwendig sind. Der Hebungsdefekt des Unterarmlappens wird mit einem Spalthauttransplantat verschlossen. Die Wiederherstellung der A. radialis beim distal gestielten Unterarmlappen führen wir nicht durch. Thermographisch vorgenommene Untersuchungen zeigten weder eine Minderdurchblutung noch eine Kältempfindlichkeit des Arms bzw. der Hand bei nicht wiederhergestellter A. radialis.

Freie Zehenübertragung

Ein anderes Verfahren der Daumenrekonstruktion ist die Zehenübertragung, die schon 1898 von Nicoladoni gestielt angegeben wurde. Die neuen Methoden der mikrovaskulären Chirurgie machen die freie Übertragung mit Gefäßanastomosen möglich. Dieses Operationsverfahren wird angewendet, wenn der Daumen und mehrere Langfinger gleichzeitig

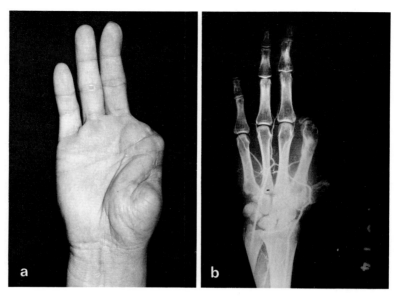

Abb. 2. a Verlust von Daumen und Zeigefinger im Mittelhandknochenbereich, **b** Präoperative Angiographie vor Zehenübertragung

verlorengegangen sind und eine Umsetzung eines intakten Fingers oder eines Fingerstumpfes die Greiffunktion der Hand stärker beeinträchtigen würde (Abb. 2). Für den Daumenersatz paßt vom Optischen besser die Großzehe. Der funktionelle und auch kosmetische Nachteil am Fuß ist aber erheblich, so daß jetzt nur noch ausschließlich die 2. Zehe als Daumenersatz Verwendung findet (Buncke u. Shaw 1979).

Sämtliche Strukturen der Zehen, wie Sehnen, Nerven und Gefäße, werden langstreckig freipräpariert, um einen Anschluß möglichst weit proximal an der Hand im unvernarbten Gebiet zu ermöglichen. Bei den Gefäßen hat man dann größere Lumina, die eine mikrochirurgische Anastomose problemlos gestalten lassen. Der Wundverschluß am Fuß läßt sich dabei immer primär vornehmen, während an der Hand dafür lokale Verschiebelappen und kleine Hauttransplantate notwendig sind.

Bei weit proximal gelegenen Amputationen der radialen Strahlen der Hand muß infolge der Kürze des I. Mittelhandknochens ein Teil des Mittelfußknochens mit der Zehe übertragen werden, um für die Greiffunktion eine ausreichende Länge des Daumens zu erhalten. Die Zehengrundgelenke besitzen jedoch eine physiologische Überstreckbarkeit von etwa 90°. Zur Vermeidung einer störenden Hyperextension am neugeschaffenen Daumen wird das Köpfchen des II. Mittelhandknochens mit seiner plantaren Fläche auf den Rest des I. Mittelhandknochens aufgesetzt und mit einer intraossären Drahtnaht sowie einem queren Kirschner-Draht fixiert. Durch diese in Hyperextension des Zehengrundgelenks erfolgte Fixierung wird eine ausreichende Beugung des neuen Daumens ermöglicht und eine Überstreckbarkeit vermieden, die die Greiffunktion erheblich beeinträchtigen würde.

Durch Mitnahme des Köpfchens des II. Mittelfußknochens entsteht ein ausgedehnter Defekt in der 1. Zwischenfingerfalte, der mit einem Verschiebelappen nicht mehr verschlossen werden kann. Ein Hauttransplantat ist ebenfalls nicht möglich, weil tiefere Struk-

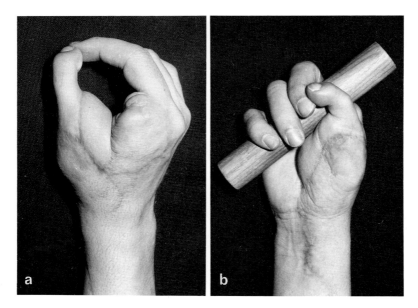

Abb. 3. a Zehenübertragung auf den Daumenstrahl unter Mitnahme des Mittelfußköpfchens. Ausgekleidete 1. ZFF durch einen distal gestielten Unterarminsellappen, **b** Gute Funktion mit kräftigem Grobgriff

turen zu bedecken sind. In solch gelagerten Fällen bietet der distal gestielte Unterarminsellappen eine ideale Deckungsmöglichkeit (Abb. 3). Der mikrochirurgische Anschluß der Zehe muß dann aber in einer End-zu-Seit-Anastomose an die A. radialis erfolgt sein (Buck-Gramcko 1985).

Ist ein Hohlhandbogen nicht ausgebildet, was in etwa 4,5% der Fälle vorkommt, oder ist er durch die Handverletzung mitzerstört worden, kann selbstverständlich ein distal gestielter Unterarmlappen nicht genommen werden. Zur Auskleidung der 1. Zwischenfingerfalte muß dann der gesamte fibulare Weichteilmantel der Großzehe mitgenommen werden. Das kosmetische Ergebnis am Fuß ist sicherlich etwas schlechter, da der Hebungsdefekt an der Großzehe mit einem Hauttransplantat gedeckt werden muß. Die verbleibende Beeinträchtigung des Fußes ist aber hier funktionell denkbar gering.

Die Sensibilität an der Greifseite des Daumens ist besonders wichtig. Bei fehlender Sensibilität und instabilen Narbenverhältnissen kann ein neurovaskulärer Insellappen von der ulnaren Seite des 3. und 4. Fingers genommen werden. Zwei wesentliche Nachteile bestehen bei dieser Lappenübertragung. Zum einen muß der Hebungsdefekt am Spenderfinger mit einem Hauttransplantat verschlossen werden, welches selbst keine Sensibilität besitzt, zum anderen kann ein Verlust an Sensibilität auftreten, zumal die Nerven aufgespalten werden müssen, um genügend Länge zur Transposition zu gewinnen.

Deshalb ist es günstiger, einen freien neurovaskulären Zwischenzehenlappen zu übertragen (Buncke u. Rose 1979). Bei gleichzeitigem Nagelverlust des Daumens oder einer Nagelverstümmelung kann der Großzehennagel mitübertragen werden, dafür muß aber ein Teil des Großzehenendgliedes geopfert werden, um einen guten belastbaren Verschluß des Hebungsdefekts zu erzielen und eine funktionelle Störung des Fußes zu vermeiden.

Das Ziel der Rekonstruktion schwerverletzter Hände ist die Schaffung einer besseren Greiffähigkeit. Die Funktionsverbesserung hat dabei immer Vorrang vor dem Aussehen, welches sich bei verstümmelten Händen oft nur schwer beeinflussen läßt. Ein sensibel versorgter radialer Fingerstrahl für den Spitzgriff stellt für die Greiffunktion der Hand einen unschätzbaren Wert dar.

Literatur

Allen EV (1929) Thromboangitis obliterans: Methods of diagnosis of chronic occlusive arterial lesions distal to the wrist with illustrative cases. Am J Med Sci 178:237–244

Büchler U, Tschopp HM (1981) Freie kontralaterale Zeigefingerpollizisation. Handchir Mikrochir Plast Chir 13:36–45

Buck-Gramcko D (1981) Daumenrekonstruktion nach Amputationsverletzungen. Handchir Mikrochir Plast Chir 13:14–27

Buck-Gramcko D (1983) Die Wiederherstellungschirurgie bei Gliedverlusten. In: Nigst H, Buck-Gramcko D, Millesi H (Hrsg) Handchirurgie, Bd 2. Thieme, Stuttgart New York

Buck-Gramcko D (1985) Operationstechnische Probleme bei der freien Zehenübertragung. Handchir Mikrochir Plast Chir 17:99–102

Buncke HJ, Rose EH (1979) Free toe-to-fingertip neurovascular flaps. Plast Reconstr Surg 63:607–612

Buncke HJ, Shaw KG (1979) Toe – digital transfers. In: Serafin D, Buncke HJ (eds) Microsurgical composite tissue transplantation. Mosby, St. Louis, pp 573–586

Nicoladoni C (1900) Weitere Erfahrungen über Daumenplastik. Arch Klin Chir 69:695–703

Schink W (1970) Daumenersatz nach Daumenverlust. Handchir 2:181–192

Diskussion: Daumenaufbauplastiken

M. Sparmann

Orthopädische Klinik und Poliklinik der Freien Universität Berlin im Oskar-Helene-Heim, Clayallee 229, D-1000 Berlin 33

Bei Daumenamputationen muß grundsätzlich ein Replantationsversuch unternommen werden, da der Daumenverlust eine schwerstgradige Funktionsminderung der Hand bedeutet. Gegebenenfalls sind Veneninterponate bei langstreckigen Arterienquetschverletzungen, Replantationen der ebenfalls amputierten Langfinger auf den Daumenstumpf und andere Verfahren zu wählen, die fast aussichtslose Situationen nach Amputationen noch lösbar machen.

Kommt es aber doch zu einem kompletten Daumenverlust, ist die Rekonstruktion des ersten Handstrahls erforderlich. Hierfür stehen verschiedene Operationsverfahren zur Wahl:
1. osteoplastische Methoden: Interposition oder Aufstockung des verbliebenen Handstrahls,
2. Pollizisation auf neurovaskulärem Stiel,
3. freie Zehenübertragung,
4. freie Fingerübertragung.

Die Enscheidung, welches Verfahren im Einzelfall bevorzugt werden sollte, ist in hohem Maße abhängig von dem Allgemeinzustand des Patienten (z. B. Diabetes mellitus, Hypertonus, Alter), von den Anforderungen, die der Patient im täglichen Leben an seine Hand stellt (berufliche Anforderungen, soziale Aspekte, kosmetische Fragen). Ist es notwendig, einen stabilen Gegengriff zu rekonstruieren, so daß der Patient in der Lage ist, mit grober Kraft zu arbeiten, kann die Interposition eines kortikospongiösen Spanes im Metakarpale I bzw. die Verlängerung des Grundphalanxrestes eine gute Methode darstellen. Das Verfahren ist einfach und risikoarm, sofern eine stabile Verankerung des kortikospongiösen Spanes gelingt. In wenigen Fällen ist eine Resorption des Knochenspanes bei der Aufbauplastik nach mehreren Monaten beschrieben worden, so daß man eine Verlängerung um mehr als 30 mm nicht durchführen sollte. Darüber hinaus sollte der Span ausreichend dick sein. Ist nicht nur der knöcherne Aufbau durchzuführen, sondern zunächst ein Weichteilmantel zu bilden, empfiehlt sich hierfür ein Leistenlappen. Die Einheilung des Leistenlappens ist i. allg. problemlos. Allerdings erfolgt dann der Daumenaufbau in mehreren Sitzungen: zunächst Weichteilaufbau per Leistenlappen, danach Lappendurchtrennung, danach knöcherner Aufbau, danach Insellappen vom dritten oder vierten Finger ulnarseitig, um eine Sensibilisierung der Fingerkuppe zu erreichen. Neben den zahllosen erforderlichen Eingriffen ist der Nachteil dieser Methode das oft schlechte, kosmetische Ergebnis. Einerseits kommt es zu Hyperpigmentierungen der vormaligen Leistenlappenhaut, andererseits ist der rekonstruierte Daumen sehr dick, so daß häufig spätere Entfettungsoperationen erforderlich sind.

Die „On-top plasty" ist besonders dann indiziert, wenn ein Fingerrest des Zeigefingers erhalten ist, der transponiert werden kann. Dadurch erreicht man eine kosmetisch günstige Handverschmälerung im Verein mit einer Rekonstruktion des ersten Handstrahls. Zu berücksichtigen sind bei diesen Plastiken im besonderen Maße die anatomischen Verhältnisse der Sehnen, um ein zufriedenstellendes Bewegungsspiel des rekonstruierten Daumens zu erzielen. Eine Vertiefung des Interdigitalraumes I/II verbessert das funktionelle Ergebnis. Bei komplexen Handverletzungen, die ein „On top plasty" nicht möglich machen, da das Opfern eines Langfingerstumpfes zu weiteren Funktionseinbußen führen könnte, ist die freie Zehenübertragung – vorzugsweise des zweiten Zehs, um die biomechanischen Verhältnisse des Vorfußes nicht zu stark zu beeinträchtigen – möglich. Differentes mikrochirurgisches Vorgehen ist erforderlich, genaue Planung der knöchernen Rekonstruktion sowie Berechnung der Hubwege der Sehnen, um ein befriedigendes Bewegungsergebnis zu erzielen. Die freie Übertragung eines Zehs bzw. eines Fingers von kontralateral führt zu den günstigsten funktionellen Rehabilitationen – Fehlschläge allerdings führen zu Verstümmelungen des Patienten im ursprünglichen Verletzungsgebiet sowie an der Hebestelle, so daß die Indikation zum freien Transfer nur in besonderen Fällen gestellt werden sollte.

III. Muskel

Freie Muskelübertragung mit neurovaskulärem Anschluß

H. Millesi

Abt. für Plastische und Rekonstruktive Chirurgie, I. Chirurgische Univ.-Klinik, Alserstraße 4, A-1090 Wien

Einführung

Muskelgewebe ist gegenüber Sauerstoffmangel sehr empfindlich, so daß schon nach kurzer Zeit ein anoxischer Schaden auftritt und das Muskelgewebe degeneriert. Trotzdem wurde immer wieder im Experiment versucht, Muskelgewebe frei zu verpflanzen.

Freie Muskelverpflanzung ohne mikrovaskuläre Anastomosen

Klinische Erfolge wurden erstmals von Thompson im Jahre 1971 berichtet. Seine Technik der freien Muskeltransplantation beruht auf 2 Überlegungen:
1. Bereits 1915 hat Erlacher die sog. muskuläre Neurotisation beschrieben. Dabei kommt es durch Aussprossung von Axonen zur Innervation eines gelähmten Muskels von einem innervierten Muskel aus, sofern die beiden Muskelbäuche ohne Perimysium im engen Kontakt miteinander liegen. Wenn also ein frei verpflanzter Muskel in engen Kontakt mit einem innervierten Muskel gebracht werden kann, darf man sich von dem innervierten Muskel aus eine Neurotisation des verpflanzten Muskels erwarten.
2. Die experimentellen Arbeiten von Studitsky (1964) haben gezeigt, daß frei verpflanzte Muskelteile zwar aufgrund des anoxischen Schadens degenerieren, daß es aber zu einer Regeneration von Muskelgewebe kommen kann. Diese Regeneration geht von pluripotenten Zellen aus (Satellitenzellen), über deren Herkunft eine rege Diskussion geführt wurde. Da es nach der Denervierung eines Muskels zu einer Änderung des Stoffwechsels der Muskelzellen in Richtung auf anaerobe Glykolyse kommt, empfahl Thompson (1971), 2 Wochen vor der geplanten Verpflanzung eine Denervierung des in Aussicht genommenen Muskels durchzuführen.

Thompson verwendete in erster Linie den Extensor digitorum brevis des Fußes; die Muskelverpflanzungen wurden vorwiegend zur Behandlung irreparabler Fazialisparesen verwendet. Der große Nachteil dieser Methode bestand darin, daß der verpflanzte Muskelbauch an der gesunden Seite zur Einheilung gebracht werden mußte, um durch den Kontakt mit einem innervierten Muskel neurotisiert zu werden und daß seine Kraft über einen komplizierten Mechanismus auf die gelähmte Seite übertragen werden mußte. So wurden z. B. die Muskelbäuche je eines kurzen Zehenstreckers in das Ober- bzw. Unterlid der gelähmten Seite eines Patienten mit Fazialisparese eingepflanzt. Die Sehnen wurden durch die Nase zur gelähmten Seite geführt und dort entlang der Lidränder zur Einheilung gebracht, um bei Kontraktion des Muskels einen Lidschluß herbeizuführen.

An meiner Abteilung wurde diese Methode mehrfach angewendet, wir waren aber mit den Ergebnissen nicht zufrieden, obwohl bestätigt werden konnte, daß es zur Einheilung des Muskels und zur Innervierung kam. Der Bewegungseffekt und damit das postoperative Ergebnis befriedigten aber nicht. Im Gegensatz dazu wurde die freie Muskelverpflanzung mehrfach mit Erfolg angewendet, wenn es galt, bei einer partiellen Lähmung vorhandene und teilinnervierte Muskeln der betroffenen Seite durch freie Muskelverpflanzung zu verstärken.

Freie Muskelverpflanzung mit mikrovaskulären Anastomosen

Ein entscheidender Wandel in der Frage der freien Muskeltransplantation trat erst mit der Entwicklung der mikrovaskulären Technik ein. Tamai et al. führte als erster 1970 (Tamai et al. 1970) eine freie Muskelverpflanzung mit mikrovaskulärem Anschluß beim Hund durch. Durch die sofortige Wiederherstellung der Zirkulation kann der anoxische Schaden des Muskels vermieden werden, sofern die Anastomosen offen bleiben. Die Neurotisation erfolgt durch Nervennaht zwischen dem entprechenden Muskelast und einem motorischen Nerv an der Empfängerstelle. Seit dieser Zeit wird die freie Muskeltransplantation weltweit bei verschiedenen Indikationen angewendet. Eine ganze Reihe verschiedener Muskeln wurde als Transplantat herangezogen. Die Gesamtzahl der operierten Fälle dürfte aber nicht allzu groß sein. Das größte Krankengut besitzt, meines Wissens, derzeit Manktelow, der etwa 30 Patienten operiert hat (Manktelow u. Zuker 1985; Manktelow et al. 1985).

Indikationen

Eine der wesentlichsten Indikationen für die freie Muskeltransplantation stellt die Fazialisparese dar. Harii et al. (1976) berichteten über eine Reihe von Fällen, bei denen der M. gracilis mit Erfolg verpflanzt wurde. Es kommt dabei in der Regel zu einer sehr guten motorischen Funktion, die sogar oft zu einer Verziehung in Richtung auf die gelähmte Seite führt. Kosmetisch störend ist häufig der sich anspannende dicke Muskelbauch. Diesem Nachteil wird durch die Verwendung anderer Muskel, wie des M. pectoralis minor (Terzis, persönliche Mitteilung 1981; Harrison 1985) bzw. durch Verwendung von Muskelteilen entgegengewirkt. Manktelow et al. (1985) konnten zeigen, daß man den M. gracilis auch nur teilweise verwenden und entsprechend der Nervenversorgung gliedern kann. O'Brien et al. (1980, 1985) berichteten über eine erfolgreiche Serie von Fällen, bei denen freie Muskeltransplantate an Nerventransplantate angeschlossen wurden, die vom gesunden Fazialis quer über das Gesicht zur kranken Seite geleitet wurden.

Ein wesentliches Indikationsgebiet stellt die Muskelnekrose nach ischämischer Volkmann-Kontraktur dar. Ikuta et al. (1976) verwendeten dafür den M. gracilis, Schenk (1977) den M. rectus femoris.

Bei schweren mutilierenden Handverletzungen hat sich die Verpflanzung der kurzen Zehenstrecker in ausgewählten Fällen bewährt (Le Quang 1985, persönliche Mitteilung).

In letzter Zeit wurde versucht, auch bei irreparablen Läsionen des Plexus brachialis durch freie Muskeltransplantation einen Erfolg zu erzielen (Anaska et al. 1983).

Verwendete Muskel

Die kurzen Zehenstrecker, die von Thompson u. Gustavson (1976), Mayou et al. (1981) und Tolhurst (1981) zur Behandlung von Fazialisparesen im Sinne der mikrovaskulären Transplantation verpflanzt wurden, zeigen einen zu geringen Hub und wurden von anderen Autoren wieder verlassen (O'Brien et al. 1980). Der M. rectus femoris, der von Schenk (1977) und auch in 2 eigenen Fällen (Millesi 1980) erfolgreich zum Ersatz der felenden Beugemuskeln nach Volkmann-Kontraktur verwendet wurde, hat den Nachteil einer vorgegebenen Länge. Am besten bewährt haben sich offenbar der M. gracilis, der wie erwähnt zurechtgeschnitten werden kann, und der M. latissimus dorsi. Weiter werden der M. pectoralis major und der M. pectoralis minor verwendet.

Daß es bei der freien Verpflanzung von Muskeln zum Ersatz der fehlenden Gesichtsmuskeln bei Fazialisparese zu unschönen Verziehungen kommen kann, wurde bereits erwähnt. Als Hauptnachteil der freien Muskelverpflanzung muß die Tatsache angesehen werden, daß die Verpflanzung doch mit einem beträchtlichen Risiko verbunden ist und daß ein Muskel geopfert werden muß. Nach Manktelow u. Zuker (1985) braucht ein frei verpflanzter Muskel ungefähr 2 Jahre, bis er wieder die volle Kraft erreicht. Schon allein aus diesem Grunde wird die freie Muskeltransplantation nicht in Konkurrenz zu den üblichen Ersatzoperationen durch Sehnen- bzw. Muskeltransfer treten, da man bei diesen Methoden wesentlich früher eine entsprechende Funktion erreichen kann. Man wird vielmehr die freie Muskeltransplantation nur dann zur Anwendung bringen, wenn keine anderen Muskel für einen entsprechenden Transfer zur Verfügung stehen.

Eigenes Krankengut

Das eigene Krankengut umfaßt 9 Fälle.

Bei 4 Patienten wurde die freie Muskelverpflanzung bei vollständigem Ausfall der Unterarmbeugemuskel durch eine ischämische Volkmann-Muskelschädigung angewendet. Bei allen diesen Fällen waren auch die Streckmuskel teilgeschädigt, so daß ein Sehnentransfer von der Streckseite nicht in Frage kam. 2mal wurde der M. gracilis und 2mal der M. rectus femoris angewendet. 3 Fälle erreichten ein den Umständen entsprechendes gutes Ergebnis. Es entwickelte sich eine ausreichende Exkursion der Fingerbeuger, so daß eine Greiffunktion ausgeführt werden konnte. Beim 4. Fall überlebte der verpflanzte M. gracilis die Transplantation, seine Exkursion war aber unbefriedigend. Die Greiffunktion konte durch Verstärkung der Handgelenksstreckung und Ausnützung des Tenodeseeffekts wiederhergestellt werden.

Bei einem Patienten, bei dem die Streckmuskeln am Unterarm durch ein Décollement einschließlich der darüber liegenden Haut verloren gingen, wurde ein myokutaner Lappen des M. latissimus dorsi verpflanzt und gleichzeitig mit der Hautdeckung auch die Funktion der Streckmuskeln mit gutem Ergebnis wiederhergestellt.

Bei einem weiteren Patienten wurde eine Muskelverpflanzung (M. gracilis) zum Unterschenkel wegen Nekrose der Muskeln in der vorderen Unterschenkelloge ausgeführt. Der so verpflanzte Muskel entwickelte keine befriedigende Exkursion.

Bei 2 Fällen mit irreparabler Plexus-brachialis-Lähmung wurden Muskelverpflanzungen durchgeführt (M. gracilis). Einmal kam es zu einer Nekrose und der verpflanzte Muskel

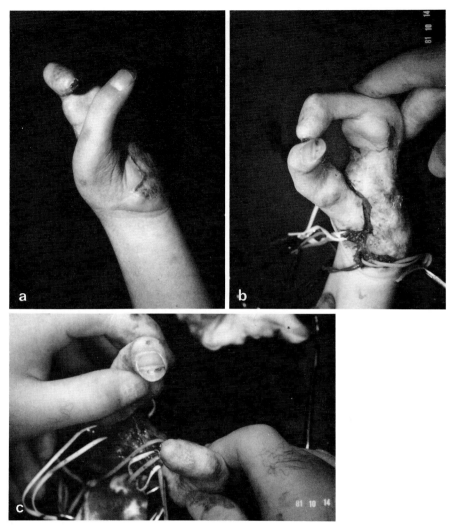

Abb. 1. a Zustand nach Explosionsverletzung. An der linken Hand fehlen der Zeige-, Mittel- und Kleinfingerstrahl. Daumen und Ringfinger in Fehlstellung. Ein Greifakt ist nicht möglich. Die Thenarmuskel fehlen und der Daumen ist gefühllos, **b, c** Öffnung der Kontraktur durch Inzision bzw. Exzision der kontrakten Narben. Darstellung des N. medianus und seiner Äste (motorischer Thenarast und N. digitalis zum Daumen)

mußte entfernt werden. Beim 2. Fall überlebte der Muskel die Transplantation und zeigt jetzt eine beginnende Funktionsrückkehr.

Bei einem weiteren Fall mit einer mutilierenden Handverletzung waren nurmehr 2 Fingerstrahlen (Daumen- und Ringfinger) vorhanden. Um eine entsprechende Hautdeckung zu erreichen, wurde ein Dorsalis-pedis-Lappen zwischen Daumen- und Ringfinger verpflanzt. Gleichzeitig wurde der Ringfinger durch eine Osteotomie in eine bessere Stellung gebracht.

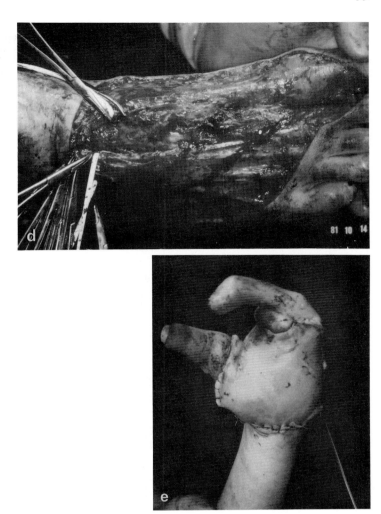

Abb. 1. d Entnahme eines Dorsalis-pedis-Lappens mit dem M. extensor digitorum brevis I. Die Abbildung zeigt den Entnahmedefekt, **e** Deckung des Hautdefekts zwischen Daumen und Ringfinger mit Hilfe des als freies mikrovaskuläres Transplantat verpflanzten Dorsalis-pedis-Lappens. Einnähen des M. extensor digitorum brevis I zwischen Daumenbasis und Metakarpale IV. Anschluß des Muskelastes an den proximalen Stumpf des motorischen Thenarastes. Wiederherstellung der Kontinuität des Fingernervs des Daumens durch Nerventransplantation

Um einen entsprechend kräftigen Spitzgriff zu erreichen, wurde gleichzeitig mit der Haut ein Muskelbauch des M. extensor digitorum brevis zum Ersatz der Thenarmuskeln verpflanzt und mit seinem motorischen Thenarast angeschlossen. Dieser Patient entwickelte eine sehr gute Funktion (Abb. 1).

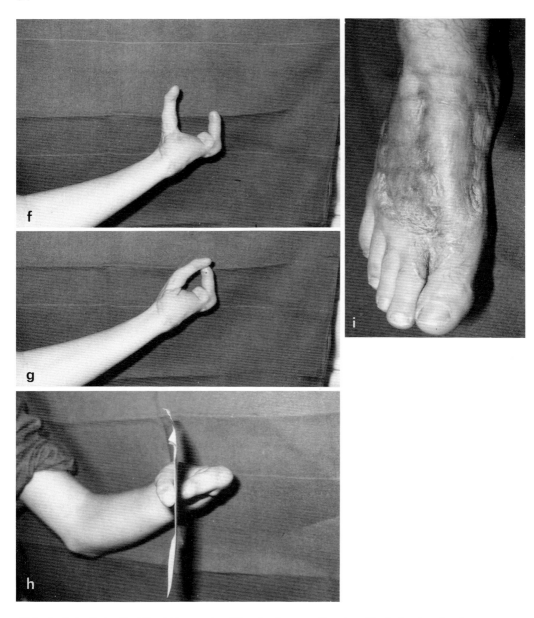

Abb. 1. f–h Gute Greiffunktion unter Einsatz des verpflanzten Muskels, der den Daumen kräftig in Richtung Ringfinger zieht, **i** Entnahmedefekt nach mehreren Jahren. Es bestehen keine Beschwerden

Zusammenfassung

Die freie Muskeltransplantation ohne mikrovaskuläre Anastomose kann in ausgewählten Fällen bei partieller Lähmung zur Stärkung innervierter, aber schwacher Muskeln herangezogen werden. Durch die Entwicklung der mikrochirurgischen Technik ist es möglich, Muskelgewebe frei zu verpflanzen und an entsprechende Nerven der Empfängerstelle anzuschließen. In ausgewählten Fällen kann mit dieser Methode ein befriedigendes Ergebnis auch in Fällen erzielt werden, bei denen keine Alternativmethoden zur Verfügung stehen. In diesen Fällen kann auch das Risiko der Muskelnekrose bei Verschluß der mikrovaskulären Anastomose in Kauf genommen werden.

Literatur

Akasaka Y, Hara T, Tsuyama N, Nagano A, Takahashi M (1983) Combined surgery of free muscle transplantation and intercostal nerve transfer as a reconstructive procedure for elbow flexion in brachial plexus injuries. Abstract Book Int. Fed. of Societies for Surgery of the Hand − 2nd International Congress Boston, 16.−21. 10. 1983

Erlacher P (1915) Direct and muscular neurotization of paralyzed muscles. Experimental research. Am J Orthop 13:22

Hakelius L (1974) Transplantation of free autogenous muscle in the treatment of facial paralysis. Scand J Plast Reconstr Surg 9:15−24

Harii K, Ohmori K, Torii S (1976) Free gracilis muscle transplantation with microneurovascular anastomoses for the treatment of facial paralysis. Plast Reconstr Surg 57:133

Harrison DH (1985) The pectoralis minor vascularized muscle graft for the treatment of unilateral facial palsy. Plast Reconstr Surg 75/2:206−213

Harrison DH, Mayou BJ (1984) Extensor digitorum brevis and the pectoralis minor muscles in the treatment of unilateral facial palsy. In: Buncke H, Furnas DW (eds) Symposium on clinical frontiers in reconstructive microsurgery. Mosby, St. Louis, p 177

Ikuta Y, Tsuge K, Kabo T (1976) Free muscle transfers by neurovascular anastomosis using microsurgical techniques − a clinical case. Plast Reconstr Surg 58:407

Manktelow RT, Zuker RM (1985) Functioning muscle transplantation to the extremities. In: Frey M, Freilinger G (eds) Procedings 2nd Vienna Muscle Symposium. Facultas, Wien, pp 283−287

Manktelow RT, Zuker RM, Young SC, Fish J (1985) Neurovascular and muscle fibre anatomy of the gracilis muscle: Applications to facial reanimation. In: Frey M, Freilinger G (eds) Proceedings 2nd Vienna Muscle Symposium. Facultas, Wien, pp 232−234

Mayou BJ, Watson JS, Harrison DH, Wynn Parry CB (1981) Free microvascular and microneural transfer of the extensor digitorum brevis muscle for treatment of unilateral facial palsy. Br J Plast Surg 34:362

Millesi H (1980) Handrekonstruktionen im Kindesalter einschließlich der Volkmannschen Kontraktur. Z Kinderchir [Suppl] 30:165−176

O'Brien BM, Franklin JD, Morrison WA (1980) Cross-facial nerve grafts and microneurovascular free muscle transfer of long established facial palsy. Br J Plast Surg 33:202

O'Brien BM, Morrison WA, MacLeod AL, Pribaz JJ (1985) Microsurgical treatment of long established facial palsy. In: Frey M, Freilinger G (eds) Proceedings 2nd Vienna Muscle Symposium. Facultas, Wien, p 214

Schenk RR (1977) Free muscle and composite skin transplantation by microneurovascular anastomoses. Orthop Clin North Am 8:249

Studitsky AN (1964) Free auto- and homografts of muscle tissue in experiments on animals. Ann NY Acad Sci 120:789

Tamai S, Komatsu S, Sakamoto H et al (1970) Free muscle transplants in dogs with microsurgical neurovascular anastomoses. Plast Reconstr Surg 46:219

Thompson N (1971) Autogenous free grafts of skeletal muscle. A preliminary experimental and clinical study. Plast Reconstr Surg 48:11

Thompson N, Gustavson EH (1976) The use of neuromuscular free autografts with microneural anastomosis to restore elevation to the paralysed angle of mouth in cases of unilateral paralysis, with an analysis of late results of muscle grafts in the treatment of 103 cases of facial hemiparesis. Chir Plast 3:165–174

Tolhurst DE (1981) The treatment of facial palsy with free revascularised and reinnervated muscle grafts. In: Freilinger G, Holle J, Carlson BM (eds) Muscle transplantation, Proceedings of Vienna Muscle Symposium 1980. Springer, Wien New York, pp 193–204

Diskussion: Muskelübertragung

M. Sparmann

Orthopädische Klinik und Poliklinik der Freien Universität Berlin im Oskar-Helene-Heim, Clayallee 229, D-1000 Berlin 33

Trotz außerordentlicher Fortschritte der plastisch-rekonstruktiven Chirurgie und ständig neuer Entwicklungen von Lappenplastiken, die große Weichteildefekte befriedigend decken können, spielt die freie Muskelübertragung auch mit neurovaskulärem Anschluß noch eine untergeordnete Rolle. Besteht die Möglichkeit des Muskeltransfers, z. B. Strecker für Beuger etc., sollte diese Methode der freien Muskelübertragung vorgezogen werden. In seltenen Ausnahmefällen bei komplexer Schädigung des gesamten Muskelmantels einer Extremität kann eine freie Muskelübertragung mit neurovaskulärem Anschluß indiziert sein. Bei der Operation sind zahlreiche Überlegungen anzustellen: Die Länge des Muskels auf der Donatorseite muß gemessen werden; nach Heben des Muskels kontrahiert sich dieser; wird er im Wirtslager eingenäht, muß die ursprüngliche Länge wieder aufgebaut werden, um einen ausreichenden Tonus des Muskels zu erreichen. Nur so ist eine ausreichende Muskelfunktion im weiteren Verlauf zu erwarten. Ist eine Nervenanastomose aus anatomischen Gründen nicht durchführbar wegen großer Nervendefektstrecken, sollte folgendes Vorgehen gewählt werden: Einbringen eines Nerveninterponats am Ende des nächsten funktionsfähigen Nervenstumpfes. Dieser Nerv wird nun von einem Nervenregenerat durchwachsen, was klinisch durch Distalisierung des Tinel-Zeichens nachweisbar ist. Gegebenenfalls ist der Situs erneut zu öffnen und eine Histologie des distalen Interponatendes durchzuführen. In einer weiteren Sitzung kann danach der Nervenanschluß zwischen Interponat und dem Nervenende des übertragenen Muskels durchgeführt werden. Für die Planung der durchzuführenden Operation sowie die Kontrolle des Operationsergebnisses sind EMG-Befunde wesentlich. Weitere Probleme kann die Fixierung des Muskels am Knochen bereiten, insbesondere dann, wenn enge anatomische Verhältnisse, wie bei der Rekonstruktion der Thenarmuskulatur, vorliegen.

IV. Wirbelsäule

Defektüberbrückungen an der Wirbelsäule

D. Hohmann

Orthopädische Universitätsklinik, D-8520 Erlangen

Defekte der Wirbelkörperreihe, die einen belastungsstabilen Ersatz erfordern, entstehen in erster Linie durch Tumordestruktion.

Teilweise Substanzdefekte einzelner Wirbelkörper zwingen bei primären und sekundären Aufrichtungen von Wirbelfrakturen zur Defektauffüllung. Seltener ergibt sich bei der Aufrichtung einer angeborenen Kyphose die Notwendigkeit einer Defektüberbrückung.

Aus diesen Diagnosen lassen sich auch Techniken bzw. Materialwahl für eine Defektüberbrückung ableiten. Es ist hier zu entscheiden, ob aufgrund der Erkrankung mit einem Dauerergebnis zu rechnen ist, wie z. B. bei Korrekturosteotomien der Wirbelsäule und bei benignen Tumoren. Hier muß auf alle Fälle die Defektüberbrückung z. B. mit autologem oder homologem Spanmaterial angestrebt werden, um ohne die unvermeidlichen Verankerungsprobleme eines Implantats eine lebenslange Stabilität zu erreichen. Das Einheilen eines Transplantats muß durch zusätzliche Osteosynthese und auch durch längerfristige äußere Fixation garantiert werden.

Im Gegensatz dazu ist in der Behandlung eines metastatischen Tumors die sofortige Belastungsstabilität zur Erhaltung der Mobilität des Patienten vorrangig. Vielfach wird der Patient die Lockerung eines alloplastischen Implantats nicht mehr erleben (Abb. 1). Eine Zwischenstellung nehmen kurativ entfernte Wirbelmalignome oder extrem langsam wachsende maligne Tumoren, wie z. B. das Chordom, ein. Hier ist im Einzelfall zu prüfen, ob ein befriedigendes Langzeitergebnis z. B. durch die Kombination von primär stabiler alloplastischer Defektüberbrückung und knöcherner Fusion, z. B. in Form einer dorsalen oder dorsolateralen Spondylodese, erreicht werden kann.

Lokalisation und Ausmaß des Defektes schließlich bestimmen Operationstechnik und biomechanische Anforderung an mittel- oder langfristige Stabilität. An der Halswirbelsäule sind längerfristige Verankerungen alloplastischer Implantate wegen der aus anatomischen Gründen schwierigen Fixation im kleinen Wirbelkörper und wegen der ausgiebigen Halswirbelsäulenbeweglichkeit sehr problematisch. Mit der Größe des Defektes steigt hier die Gefahr der Implantatdislokation. An der Halswirbelsäule ist bei Defektüberbrückung immer eine zusätzliche, wirksame Orthesenbehandlung angezeigt.

Durch die stabilere Thoraxsicherung der Brustwirbelsäule sind sekundäre Implantatdislokationen nicht so zu befürchten. Auch interoperative Achsenfehler machen sich hier nicht so stabilitätsmindernd bemerkbar wie an der Lendenwirbelsäule. Zudem wird im kyphotischen Brustabschnitt ein Implantat primär viel besser fixiert.

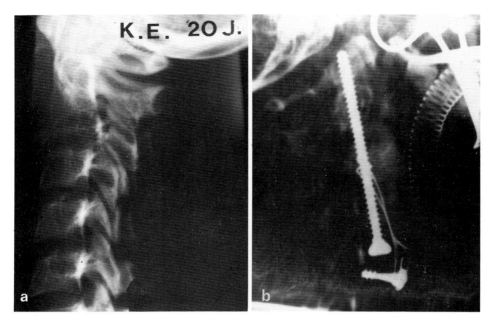

Abb. 1. a 20jährige Frau mit Fibrosarkom C2−4. b Palliativosteosynthese mit Kortikalisschraube von C5 − Dens axis und PMMA

Im Lendenabschnitt werden durch Beweglichkeit, Lordose, Hebelarme und Körpermassen sehr hohe Anforderungen an die Implantatverankerung gestellt, hier ist aber die technische Möglichkeit einer rigiden Fixation durch die bessere anatomische Voraussetzung leichter realisierbar. An der Lendenwirbelsäule sind es v. a. Probleme der seitlichen Stabilisierung, die oft nur durch längerstreckige Implantate, z. B. von Harrington-Stäben oder Platten, überwunden werden können. Exzentrisch oder schief eingebrachte Implantate drohen nach kürzerer Zeit seitlich zu luxieren, bevor sich eine kräftige narbige Einscheidung ausgebildet hat. Eine sorgfältige Überprüfung der Wirbelsäulenachse mit Röntgenaufnahmen oder Bildwandlern ist intraoperativ vor und nach einer alloplastischen Defektüberbrückung unbedingt notwendig.

Zur Defektüberbrückung an der Wirbelsäule stehen uns grundsätzlich 3 Möglichkeiten zur Verfügung:
1. autologe oder homologe Knochentransplantate,
2. alloplastische Ersatzstücke,
3. Kombination von 1 und 2.

Früheste Wirbeldefektüberbrückungen mit Knochenspänen aus Tibia und Becken wurden bei malignen und benignen Tumoren beschrieben (Verbiest 1947, 1965; Szava et al. 1959; Stener 1971). Der Vorteil der stabilen Einheilung wird auch nach Bestrahlung hervorgehoben (Friedlaender u. Southwick 1982). Die Problematik der Gewinnung genügend großer Transplantate sowie ihre solide Fixierung während der Einheilungsphase wird immer wieder deutlich (Griss 1983). Bei alleiniger Wirbelkörperresektion unter Erhaltung der dorsalen Strukturen bleibt genügend Stabilität erhalten, um ein Knochentransplantat an der Brustwirbelsäule evtl. durch alleinigen Klemmsitz, an der Hals- und Lendenwirbelsäule unbedingt durch ventrale bzw. ventrolaterale Neutralisationsplatte zu fixieren. Dorsale Kraftträger sind verzichtbar, äußere Fixation in einer Rumpforthese ist erforderlich. Die Überbrückung mehrerer Wirbelkörper ist v. a. an der Halswirbelsäule so verhältnismäßig unproblematisch. Im Falle der Vertebrektomie jedoch ist, auch in Abhängigkeit von der Zahl der resezierten Segmente, eine rigide Plattenosteosynthese notwendig. An der Halswirbelsäule gelingt die mehrsegmentige Defektauffüllung mit Darmbeinkammspänen, die durch ihren hohen Anteil am kortikalen Knochen ausreichend druckstabil sind und durch ihre leicht gebogene Form sich der Halswirbelsäulenlordose gut anpassen. Selbstverständlich kommen auch Rippe, Fibula (Conley et al. 1979) und andere Entnahmestellen in Betracht, die die Mobilität des Patienten nicht gefährden.

An Brust- und Lendenwirbelsäule ist die Defektüberbrückung wegen der Verfügbarkeit von genügend autologem Transplantatmaterial schwieriger. Hier bietet sich als homologes Material z. B. der kältekonservierte Hüftkopf an (Griss 1983).

Maligne Tumoren und Metastasen erfordern gelegentlich mehretagige Korporektomien. Hier bietet sich die alloplastische Defektüberbrückung als Palliativosteosynthese z. B. mit PMMA an, zusätzliche Knochenentnahmestellen entfallen und auch hinsichtlich der langfristigen Stabilität müssen keine so hohen Anforderungen gestellt werden (Burri u. Rüter 1977; Cross et al. 1971; Hupfauer 1981; Keggi et al. 1976; Lausberg u. Servet 1981; Morscher et al. 1977; Scalae u. Schmitt 1983). Zusätzliche ventrale bzw. ventrolaterale Fixation mit Platte oder VDS-Instrumentarium ist jedoch immer empfehlenswert (Muhr et al. 1978; Rolinger u. Harms 1983). Ist es infolge der Wirbelkörperdestruktion zu starker Kyphosierung gekommen, so kann das Instrumentarium von Slot oder ein Verlängerungsimplantat die Aufrichtung erleichern (Polster u. Brinkmann 1977; Slot 1984). Ein Verlängerungsimplantat wird dann mit PMMA eingegossen. Zur Wärmeisolierung des Rückenmarks genügt eine Schicht lyophilisierter Dura oder Kollagenvlies (Polster u. Brinkmann 1977; Immenkamp 1981; Immenkamp et al. 1983).

Vertebrektomien erfordern wegen der erheblichen Instabilität neben dem ventralen Platzhalter aus PMMA eine rigide dorsale Fixation, die z. B. mit Wirbelplatten (Louis et al. 1976; Roy Camille), besser aber mit einem Fixateur interne (Dick 1984) erreicht werden kann (Abb. 2, 3).

Bereits Hamdi (1969), Salzer et al. (1979), Senning et al. (1962), Szava (1972) u. a. haben metallische und keramische oder Kunststoffimplantate zur Defektüberbrückung angegeben und verwendet. In einer Modultechnik sind solche Implantate auch der jeweiligen Defektstrecke anpaßbar. Ihre Montage ist bei den Raumverhältnissen jedoch in der Regel schwieriger als die Palliativosteosynthese mit PMMA, so daß konfektionierte Wirbelimplantate wieder weitgehend verlassen sind.

Große Defekte nach Resektion von malignen Tumoren mit relativ günstiger Langzeitprognose können mit ventralem PMMA-Ersatz und Plattensicherung und dorsaler Plattenosteosynthese sowie zusätzlicher posterolateraler Spondylodese mit autologer Spongiosa so versorgt werden, daß primäre Belastbarkeit mit Langzeitstabilität vereinbart werden.

Wirbel- und Wirbelteilresektionen sind bei den verhältnismäßig seltenen benignen Wirbelsäulentumoren dann indiziert, wenn aufgrund der histologischen Differenzierung entweder ein Tumor mit zweifelhafter Dignität vorliegt, wie z. B. eine Riesenzellgeschwulst, oder wenn zusätzlich durch röntgenologisches Staging bei Osteoblastomen oder aneurysmatischen Knochenzysten eine aggressive, in die Umgebung penetrierende Form angenommen werden muß. In diesen Fällen ist eine Exkochleation ungenügend und führt z. B. beim aggressiven Osteoblastom in etwa 30% der Fälle zum Rezidiv (Enneking 1983). Hier

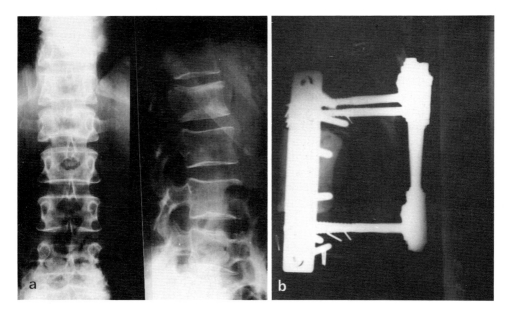

Abb. 2. a 65jährige Frau mit „solitärer" osteolytischer Metastase eines Kolonkarzinoms, L1. **b** Spondylektomie L1. Ventrale Abstützung mit PMMA-Block und Platte. Dorsale Stabilisierung mit Fixateur interne

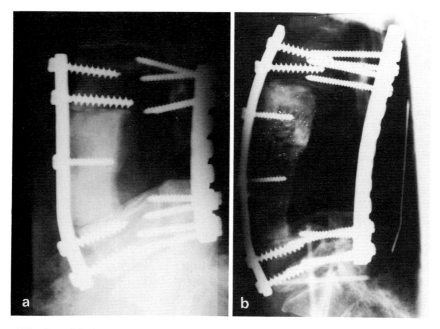

Abb. 3. a 55jähriger Mann mit Metastase eines hypernephroiden Karzinoms L4. Spondylektomie und PMMA-Plattenosteosynthese, **b** 2 Jahre später Metastase L3. Spondylektomie L3. PMMA-Block, ventrale AO-Platte, dorsal Roy-Camille-Platte L2 bis L5

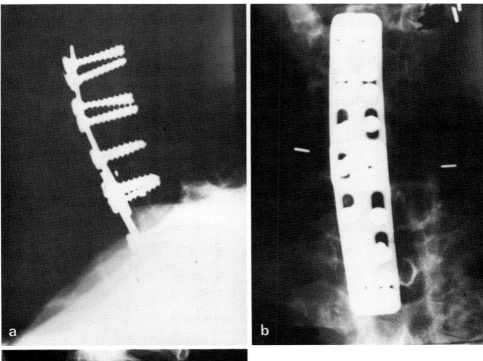
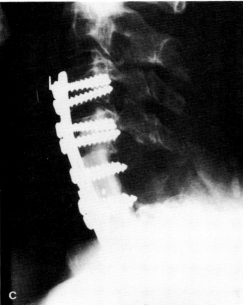

Abb. 4a–c. 50jähriger Mann mit Rezidiv eines aggressiven Osteoblastoms C5, 6, 7, **a, b** Spondylektomie C5 bis C7. Ventrale Überbrückung mit autologer Fibula und Trapezplatten. Dorsal: PMMA-Brücke, **c** Ersatz des PMMA durch autologe Beckenspäne

und bei Riesenzelltumoren ist die En-bloc-Resektion auch an der Wirbelsäule gefordert. Der entstandene Defekt wird mit einem kortikospongiösen Span überbrückt.

Eine besondere Taktik der Defektüberbrückung kann z. B. ein aggressives Osteoblastom erfordern, dessen radikale Resektion wegen der außerordentlichen Blutungsneigung nicht sicher erreicht werden kann. In solchen Fällen ist ein mehrzeitiges Vorgehen mit temporärer PMMA-Plattenüberbrückung vorzuziehen, die nach sicherer Tumorausräumung dann durch ein autologes Transplantat ersetzt werden kann (Abb. 4).

Defektüberbrückungen an der Wirbelsäule sind hauptsächlich in der Tumorchirurgie bei geeigneter Technik in der Lage, die drohende Immobilität dieser Patienten längerfristig zu verhindern.

Literatur

Burri C, Rüter A (1977) Die chirurgische Behandlung von Knochentumoren. Aktuel Probl Chir Orthop 5:91–112

Conley FK, Britt RH, Hanbery JW, Silverberg D (1979) Anterior fibular strut graft in neoplastic disease of the cervical spine. J Neurosurg 51:677

Cross GO, White HL, White LP (1971) Acylic prosthesis of the fifth cervical vertebra in multiple myeloma. J Neurosurg 35:112

Dick W (1984) Innere Fixation von Brust- und Lendenwirbelfrakturen. Huber, Bern (Aktuelle Probleme der Chirurgie und Orthopädie, Bd 28)

Enneking WF (1983) Musculoskeletal tumor surgery. Livingstone, New York

Friedlaender GE, Southwick WO (1982) Tumors of the spine. In: Rothman RH, Simeone FA (eds) The Spine. Saunders, Philadelphia

Griss P (1983) Die aneurysmatische Knochenzyste der Brust- und Lendenwirbelsäule. Z Orthop 121:675

Hamdi FA (1969) Prosthesis for an excised lumbar vertebra. Can Med Assoc J 100:576

Hupfauer W (1981) Sekundäre Knochentumoren, Metastasen. Z Orthop 119:650

Immenkamp M (1984) Primäre Knochentumoren und tumorartige Knochenerkrankungen. Z Orthop 119:646

Immenkamp M, Matthiaß HH, Heine J, Roessner A (1983) Der vordere Zugang zur Wirbelsäule bei Wirbeltumoren. In: Bauer R (Hrsg) Der vordere Zugang zur Wirbelsäule. Thieme, Stuttgart, S 95

Keggi KJ, Keller DJ, Weil WH (1976) Die Verwendung von Methylmethacrylat in der Wirbelsäulenchirurgie. Orthop Prax 12:478

Lausberg GA, Servet F (1981) Wirbelkörperersatz bei Tumoren der Halswirbelsäule. Z Orthop 119:654

Louis R, Casanova M, Baffert F (1976) Techniques chirurgicales des tumeurs du rachis. Rev Chir Orthop 62:57

Morscher E, Dick W, Schuman L, Wolff G (1977) Operationen an den Wirbelkörpern der Brustwirbelsäule. Arch Orthop Unfallchir 87:185

Muhr G, Tscherne H, Blömer J (1978) Resektion und anteriore Fusion bei Wirbelsäulen-Tumoren. Z Orthop 116:531

Polster J, Brinkmann P (1977) Ein Wirbelkörperimplantat zur Verwendung bei Palliativoperationen an der Wirbelsäule. Z Orthop 115:118

Rolinger H, Harms J (1983) Die operative Behandlung von Wirbel-Tumoren durch Spondylektomie und Defektüberbrückung vom vorderen Zugang aus. In: Bauer R (Hrsg) Der vordere Zugang zur Wirbelsäule. Thieme, Stuttgart, S 126

Salzer M, Knahr K (1978) Die operative Behandlung der malignen Knochentumoren. Z Orthop 116:517

Salzer M, Zweymüller K, Locke H, Plenk H Jr, Punzet G (1975) Biokeramische Endoprothesen. MOT 2:40

Scalae E, Schmitt E (1983) Behandlung osteolytischer Prozesse an der Halswirbelsäule. In: Bauer R (Hrsg) Der vordere Zugang zur Wirbelsäule. Thieme, Stuttgart, S 48
Schell W, Harms J, Stoltze D (1983) Indikation zur Spondylektomie im HWS-Bereich. In: Bauer R (Hrsg) Der vordere Zugang zur Wirbelsäule. Thieme, Stuttgart, S 14
Senning A, Weber G, Yasargil MG (1962) Zur operativen Behandlung von Tumoren der Wirbelsäule. Schweiz Med Wochenschr 92:1574
Slot GH (1984) Operative Behandlung posttraumatischer Spätzustände an der Lendenwirbelsäule. In: Hohmann D, Kügelgen B, Liebig K, Schirmer M (Hrsg) Neuroorthopädie 2. Springer, Berlin Heidelberg New York Tokyo
Stener B (1971) Total spondylektomy in chondrosarcoma arising from seventh thoracic vertebra. J Bone Joint Surg [Br] 53:288
Stener B, Johnsen D (1971) Complete removal of three vertebras for gigantcell tumor. J Bone Joint Surg [Br] 53:278
Száva J (1972) Implantate für den Wirbelkörperersatz. In: Junghanns H (Hrsg) Die Wirbelsäule in Forschung und Praxis, Bd 55. Hippokrates, Stuttgart, S 134
Száva J, Maras T, Csugudeau K (1959) Beiträge zur radikalen chirurgischen Behandlung der Wirbelneoplasmen und die Wiederherstellung der Wirbelsäule nach einer Vertebrektomie. Zentralbl Chir 84:247
Verbiest H (1947) Le traitement neurochirurgical des tumeurs benignes des corps vertebraux avec compression de la moelle. Rev Neurol (Paris) 79:528
Verbiest H (1965) Gigantcell tumours and aneurysmal bone cysts of the spine. J Bone Joint Surg [Br] 7:699

V. Becken

Deckung chronischer Dekubitalulzera bei Querschnittsgelähmten

J. Probst und S. Rösler

Berufsgenossenschaftliche Unfallklinik Murnau (Ärztlicher Direktor: Professor Dr. Jürgen Probst), Prof.-Küntscher-Straße 8, D-8110 Murnau

Minderperfusion und Druckbelastung des Hautmantels führen insbesondere bei kataboler Stoffwechsellage infolge der dabei entstehenden Hypoxie schon innerhalb weniger Stunden zu irreversiblen Gewebeschädigungen. Eine diesbezüglich besonders gefährdete Patientengruppe stellen die Rückenmarkverletzten. Bei ihnen wird die Entstehung von Dekubitalulzera durch die Lähmung der vasomotorischen Kontrolle begünstigt.

Durch Unterbrechung der Vasokonstriktoren im Rückenmark bedingt, führt die Lähmung der Vasomotoren im Frühstadium zur Erniedrigung des Gewebewiderstandes gegenüber Druckwirkungen. Infolge Aufhebung der Sensibilität fehlen die Warnsymptome der Ischämie wie Kribbeln, Taubheitsgefühl und Schmerz. Des weiteren fördern anatomische Gegebenheiten, z. B. verminderte Dicke des Weichteilmantels, insbesondere des Fett- und Muskelgewebes, sowie die Spastizität der gelähmten Gliedmaßen und Mangelernährung, Anämie und chronische Infektionen die Entstehung von Druckgeschwüren, v. a. bei schlechtem Pflegezustand des Verletzten.

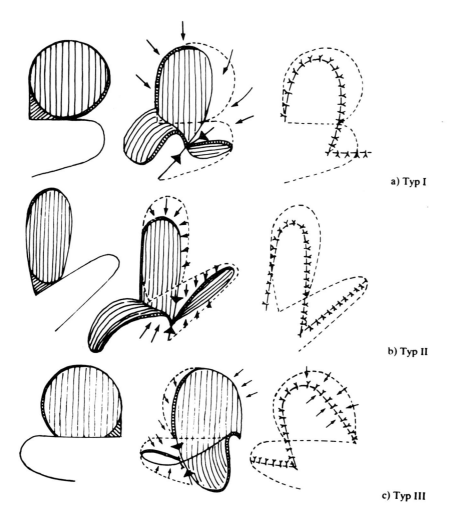

a) Typ I

b) Typ II

c) Typ III

Abb. 1a–c. Verschiebeschwenkplastik nach Schrudde. Geschwenkt wird der in den Hautdefekt einzufügende Lappen, verschoben die den Defekt umgebende Haut, wodurch eine wesentliche Verkleinerung des Gewebedefizits und damit auch des Schwenklappens im Vergleich zum zu deckenden Defekt erzielt wird. Die 3 Typen sind in der Form des jeweils primären Defekts begründet: **a** Typ I dient dem Verschluß runder Defekte. Verhinderung einer Wulstbildung an der Lappenbasis durch Exzision des *querschraffiert* dargestellten Läppchens (*mittleres Bild*). Anpassung der primären Wunde an die Lappenform und linearer Verschluß der Entnahmestelle, **b** Typ II zur Deckung ovalärer Defekte. Lappenbasis ist stets an die Schmalseite des Defekts zu legen, um so eine Verkürzung des Defekts zu erreichen, **c** Typ III: Anwendung bei runden Defekten mit einseitig geradliniger Begrenzung. Auch hier zusätzliche Exzision an der Lappenbasis notwendig (Abb. aus [4], Text in Anlehnung an [4])

Inzwischen wurde die Verschiebeschwenklappenplastik nach Schrudde zu dem von uns am häufigsten angewandten Operationsverfahren (88%). Daneben sind freie Spalt- oder Vollhautplastik (7%) und Exzision — primärer Verschluß (7%) Ausnahmen, die besonders men physikalischer oder medikamentöser Art erforderlich, des weiteren auch lokale epithelisierungsfördernde Behandlung, sei es medikamentös oder mittels freier Hauttransplantationen.

Im Stadium III werden stets operative Maßnahmen notwendig, wie Nekrektomie und/oder plastische Deckungen.

Es bietet sich hierzu an erster Stelle die Verschiebeschwenklappenplastik nach Schrudde an. Wenn diese nicht möglich sein sollte, muß der Defekt mittels Transpositionslappen, einer Rotationsplastik, eines gestielten Muskel- oder eines freien Muskel-Haut-Lappens mit mikrovaskulärem Anschluß gedeckt werden (Abb. 1).

Die Wahl der Operationsmethode muß dabei in erster Linie den anatomischen Gegebenheiten des jeweiligen Patienten angepaßt, d. h. von der Größe des Defektes, der Verschieblichkeit des Gewebes und den Narbenverhältnissen abhängig gemacht werden, um möglichst wenig aufwendig, trotzdem aber ausreichend effektiv zu sein. Man muß auch in Rechnung stellen, daß die Rezidivhäufigkeit bei diesen Patienten hoch ist und daher der Weg für weitere plastische Eingriffe offengehalten werden muß. Narben über einem druckgefährdeten Bezirk sind, wenn immer möglich, zu vermeiden.

In der Berufsgenossenschaftlichen Unfallklinik Murnau wurden innerhalb von 6 Jahren (1979–1984) bei 200 Patienten mit insgesamt 215 Druckgeschwüren 46 (22,4%) von diesen konservativ, 169 (78,6%) operativ behandelt. Betroffen waren hauptsächlich Rückenmarkverletzte, darüber hinaus einige Schädel-Hirn-Verletzte sowie Patienten mit septischen Zuständen. Oberflächliche kleine Druckgeschwüre unter Markstückgröße des Stadiums II sowie inoperable Druckgeschwüre sind dabei nicht berücksichtigt. Der Entschluß zum konservativen oder operativen Vorgehen hing jeweils von der Größe und der Tiefe sowie der Lokalisation der Dekubitalulzera ab.

Oberflächliche Druckgeschwüre des Stadiums II werden desinfiziert, gereinigt, granulations- und epithelisierungsfördernd behandelt. Bei mangelnder Epithelisierungstendenz decken wir den Defekt mit Spalthaut oder exzidieren ihn und verschließen die Weichteilwunde tief durchgreifend unter Einlage von Saugdrainagen. Dieses Verfahren führt jedoch am häufigsten zu Rezidiven. Frührezidive beobachteten wir bei mangelhaftem Sekretabfluß und Vorhandensein von Wundtaschen und/oder Fisteln. Es empfiehlt sich daher, intraoperativ mit Indigocarmin die Fisteln zu markieren; nach Möglichkeit sollten Fisteln präoperativ röntgenologisch dargestellt sein, um die Verzweigungen in Tiefe und Breite vorab erkennen und auch intraoperativ sich noch einmal vergegenwärtigen zu können.

Tiefreichende, über Knochenvorsprüngen gelegene Druckgeschwüre des Stadiums III behandeln wir in folgenden Schritten: Nekrektomie, operative Eröffnung von Taschenbildungen, proteolytische und granulationsfördernde Behandlung, z. B. mittels Fibrolan, Varidase, Debrisorb, Silastikschaum, Oxoferin, Actisorb. Polypragmasie im jeweiligen Defektbereich ist nicht zu empfehlen, um Interaktionen, die bis zur Gewebenekrose führen können, zu vermeiden: z. B. führen Taurolin mit H_2O_2 oder jodhaltigen Desinfizienzien, Oxoferin mit Zinksalbe zu derartigen Erscheinungen.

Die präoperative Behandlungsdauer unter möglichst vollständiger Entlastung der Wundbereiche erstreckt sich auf etwa 1–2 Wochen. In dieser Zeit wird auch Bauchlage geübt oder es werden, wenn dies nicht möglich ist, andere Entlastungslagerungen, z. B. im Sandbett, angewandt. Je nach Bedarf führen wir gleichzeitig roborierende Maßnahmen durch.

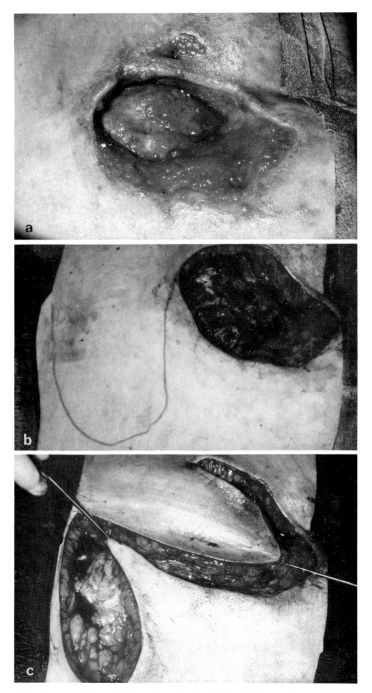

Abb. 2a–e. Verschiebeschwenkplastik bei Tetraplegie, 23jährige Frau. Modifikation mit Fibrinkleberanwendung. Behandlungsschritte s. Text

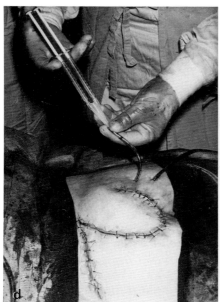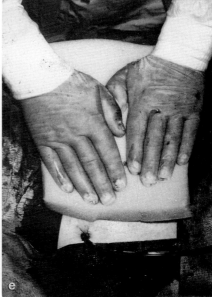

Abb. 2d, e

Die Weichteilläsionen laufen in mehreren Stadien ab: Im Stadium I genügt therapeutisch meist die vollständige Entlastung des Hautbezirkes bis zum Abklingen der Hautrötung. Im Stadium II sind zusätzlich zur Entlastung noch durchblutungsfördernde Maßnahgünstigen Haut- und Unterhautbedingungen vorbehalten bleiben. Muskelverschiebelappen machen nur wenig mehr als 1% aus. Da eine gute Gewebeverschieblichkeit für den Erfolg dieses Verfahrens Voraussetzung ist, empfiehlt sich diese Methode insbesondere am Rumpf, v. a. aber am Gesäß. Seit 1977 haben wir zusätzlich in den meisten Fällen (63%) die Fibrinklebung bei diesem Verfahren angewandt.

Die Verschiebeschwenklappenplastik mit Fibrinklebung (Abb. 2) hat sich insbesondere bei Exzision des Ulkus (Abb. 2a) und Abmeißelung einer Knochenlamelle bzw. eines Knochenvorsprungs als nützlich erwiesen. Die Operationstechnik umfaßt im übrigen die Umschneidung eines Hautunterhautlappens und die subfasziale Präparation (Abb. 2b), die so weit fortgeführt werden muß, bis ein spannungsfreies Schwenken (Abb. 2c) auf den Defekt möglich ist. Nach Einlegen einer ausreichenden Anzahl von Saugdrainagen einschließlich einer Fibrinklebereinfülldrainage wird der auf den Defekt geschwenkte Lappen mit Einzelknopfnähten an der Haut befestigt. Der Fibrinkleber wird über eine Redondrainage mittels Doppelspritze (Abb. 2d) – oder zunächst der Kleber, dann das Lösungsmittel – eingelassen und nach Entfernung der Einfülldrainage das Wundgebiet 3 min lang komprimiert (Abb. 2e). Anschließend wird ein Schaumgummidruckverband angelegt, wobei die Zugrichtung des elastischen Klebeverbandes von der Lappenbasis zur Lappenspitze verlaufen soll, um die Naht hierbei zu entlasten. Außer bei der Lagerung im Sand- oder Wasserbett muß die Entlastung auch danach fortgesetzt und täglich die Funktionstüchtigkeit der Saugdrainage überprüft werden.

Bei postoperativen Nachblutungen ist unverzügliche Ausräumung des Hämatoms und Stillung der Blutungsquelle erforderlich. Die Redondrainagen werden so lange belassen, wie sie Sekret fördern oder bis für mindestens 2 Tage lang die Sekretmenge unter 3—4 ml beträgt.

In unserem Krankengut heilten 54 von 108 (50%) aller Verschiebeschwenklappen mit Fibrinklebung primär innerhalb von 10—25 Tagen, weitere 20 (18,5%) postprimär mit kurzfristiger Einheilungsverzögerung oder Auftreten eines erneuten Epitheldefektes nach primärer Einheilung. In 15 Fällen (14%) erfolgte die Abheilung innerhalb von 8—10 Wochen, in 11 Fällen (10%) konnte die Abheilung erst nach einem oder zwei operativen Eingriffen zwischen 6 Wochen bis 7 Monaten erreicht werden.

Da Einheilungsstörungen die Voraussetzungen für einen notwendig werdenden Folgeeingriff grundsätzlich verschlechtern, erfordert die Behandlung des Schwenklappens nicht nur sorgfältige Handhabung, insbesondere einen höchstmöglich atraumatischen Umgang mit demselben, sondern auch zuverlässige Montage und Überwachung der Drainage und bereits am Ende des Eingriffs die Entscheidung über die Notwendigkeit von Entlastungsschnitten, die mit freien Hautplastiken zu decken wären, um das Prinzip der Primärheilung nach Möglichkeit zu gewährleisten.

Selbstverständlich beeinflussen reduzierter Allgemeinzustand, Anämie, Hypalbuminämie, Gerinnungsstörungen und auch die präoperative Immobilität des Patienten das Heilungsergebnis entscheidend. Die Bildung einer Rezidivfistel oder ein ungewöhnlich lang anhaltender Sekretfluß über eine Redondrainage können darüber hinaus Ausdruck einer persistierenden Osteomyelitis sein, v. a. wenn bereits eine längere Ulkusanamnese bestand.

Von insgesamt 36 Verschiebeschwenklappenplastiken ohne Fibrinklebung konnten bei 24 (66,6%) primäre Heilungen innerhalb von 2—4 Wochen, Sekundärheilungen ohne zusätzliche Eingriffe in 6 Fällen (16,6%) erzielt werden. Nur in einem Fall war erst nach mehreren Eingriffen die entgültige Abheilung innerhalb von $3\frac{1}{2}$ Monaten zu erreichen.

Die im Vergleich zum Verschiebeschwenklappen mit Fibrinkleber scheinbar besseren Ergebnisse bestehen in Wirklichkeit nicht, da es sich hierbei meist um kleinere, weniger problematische Geschwüre gehandelt hatte.

Die Belastung des Operationsgebietes erfolgt frühestens 3 Wochen postoperativ im Rollstuhl. Die Belastungszeiten dürfen nur langsam und nur unter regelmäßiger Hautkontrolle verlängert werden. Die Vollbelastung erfolgt bei Primär- und Sekundärheilung nach 5—8 Wochen. Da die Spätergebnisse von der Wirksamkeit und auch der Befolgung der prophylaktischen Maßnahmen durch den Patienten bzw. dessen Pflegeperson abhängen, sind sie unterschiedlich und statistisch nicht vergleichbar.

Kasuistik

Beispiel 1: 45jährige Frau, komplette Querschnittslähmung unterhalb C5 seit 3 Jahren (Abb. 3). Beispiel für die in früherer Zeit regelmäßig konservativ abwartend ausgerichtete Druckgeschwürbehandlung, bei der abschließend die Deckung der Defekte durch freie Hauttransplantate angestrebt wurde. Das Kriterium der späteren Belastbarkeit wurde dabei nicht ausreichend berücksichtigt. Im vorliegenden Fall zeigten sich bei der Aufnahme Druckgeschwüre über den Trochanteren, den Sitzbeinen, dem Kreuzbein, am Rücken und an beiden Unterschenkeln (Abb. 3a). Nach Nekrektomie, Durchführung roborierender Maßnahmen und spontaner Sekundärheilung bzw. Deckung aller Dekubitalulzera am

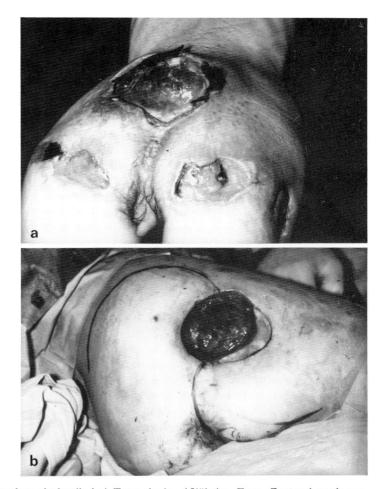

Abb. 3a–e. Verschiebeschwenkplastik bei Tetraplegie, 45jährige Frau. Zustand nach vorausgegangenen Versuchen freier Hautlappenplastiken multipler Defekte. Abtragung des Trochantermassivs. Behandlungsschritte s. Text

Gesäß, den Unterschenkeln und am Rücken wurde 3 Monate nach der Aufnahme der Deckungsversuch des Defekts über dem rechten Trochanter mit Spalthaut unternommen, mißlang jedoch. Innerhalb von mehr als 4 Monaten folgten 3 weitere erfolglose Eingriffe mit Spalthaut und Reverdin-Läppchen. Erst dann wurde großzügig exzidiert (Abb. 3b), ein Teil des Trochantermassivs abgetragen (Abb. 3c), der Defekt mittels Verschiebeschwenk- und Verschiebelappen gedeckt (Abb. 3d). 7 Tage lang Drainage. Eine Restwunde von 2 cm Länge und geringer Tiefe wurde nachfolgend exzidiert und primär durchgreifend verschlossen. 9 Wochen nach der Lappenplastik bei reizlosen Narbenverhältnissen Beginn mit der Belastung (Abb. 3e).

Beispiel 2: 31jähriger Mann, seit 3 Jahren komplette Querschnittslähmung unterhalb L1 (Abb. 4). Druckgeschwürrezidiv über dem linken Sitzbein (Abb. 4a). Nach entsprechender Vorbehandlung über $2^{1/2}$ Wochen Durchführung der Verschiebeschwenklappenplastik. $3^{1/2}$ Wochen postoperativ Belastung im Rollstuhl. 6 Monate später zuhause (!) erneutes Geschwürrezidiv. Nach erneuter Verschiebeschwenkplastik bildete sich eine kleine Nek-

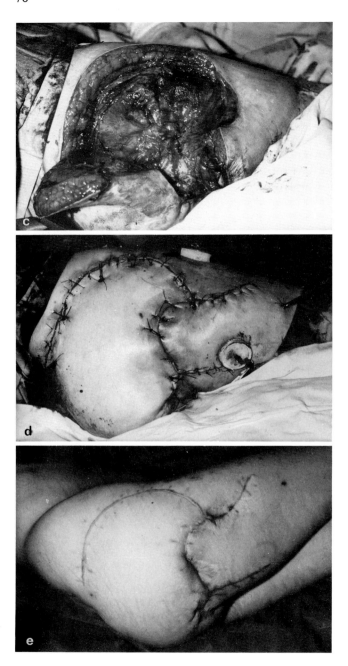

Abb. 3c—e

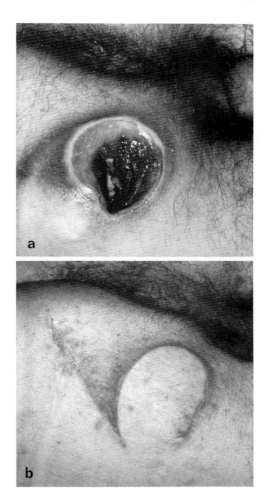

Abb. 4a–b. Verschiebeschwenkplastik entsprechend Schrudde Typ I, Paraplegie ab L1, 31 Jahre, männlich. Rezidivulkus über Os ischii

rose, die nach entsprechender Lokalbehandlung ohne weiteren Eingriff heilte (Abb. 4b). Dadurch jedoch Verzögerung der im übrigen komplikationsfrei ertragenen Belastung im Rollstuhl.

Beispiel 3: 30jähriger Mann, seit 13 Jahren komplett querschnittsgelähmt unterhalb C6 (Abb. 5). Druckgeschwüre über dem rechten Trochanter major und dem rechten Sitzbein (Abb. 5a). Präoperative Fistelfüllung am Trochanter major zeigte Kontrastmittelausbreitung halbmondförmig bis zum lateralen Schenkelhals und in Richtung des Os ileum bis zu einem Abstand zum Becken von 2 cm. Keine Verbindung zum Hüftgelenk (Abb. 5b). Vorbehandlung $2^{1/2}$ Wochen, Exzision des Druckgeschwürs einschließlich der ausgedehnten Taschenbildung, Deckung des großen Defekts mit 2 Verschiebeschwenklappen. Zur Vermeidung von Hautspannungen, insbesondere wegen der vorhandenen Beugespastik der Hüftgelenke, wurden multiple Entlastungsschnitte angelegt (Abb. 5c). Nach reizfreier Einheilung bei langdauernder Sekretion über die Redondrainage wurde 6 Wochen postoperativ eine Seromhöhle über dem Femurschaft mittels Kontrastfüllung röntgenologisch dargestellt. Revision der Seromhöhle, Ableitung derselben durch Redondrain, Einlagerung von Septopalkugelkette, danach komplikationslose Ausheilung (Abb. 5d). Belastungsbeginn 1 Monat später.

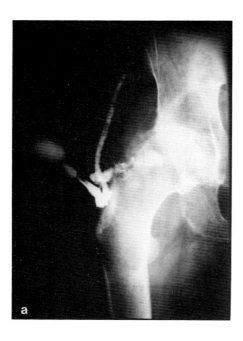

Abb. 5a–d. Doppelte Verschiebeschwenkplastik. 13 Jahre bestehende Tetraplegie, 30-jähriger Mann. Präoperative Fisteldarstellung. Behandlungsschritte s. Text

Die Verschiebeschwenklappenplastik nach Schrudde hat sich als die in den meisten Fällen geeignete Methode zur Deckung großer, auch bis zum und in den Knochen reichender Druckgeschwüre erwiesen. Durch Fibrinklebung läßt sich eine über die Mitwirkung des körpereigenen Fibrins hinausreichende bessere Haftung des Schwenklappens auf der Unterlage erzielen. Der Fibrinkleber kann unter der Voraussetzung einer ausreichend hohen Faktor-XIII-Aktivität (über 70%) zu einer rascheren, besser verzweigten und stabileren Fibrinvernetzung und Einsprossung von Fibroblasten verhelfen. Solchermaßen haftet ein Haut-Unterhaut-Lappen besser an der Unterlage, wobei vorausgesetzt wird, daß der Untergrund infekt- und sequesterfrei, gut durchblutet und nicht durch ein Hämatom gefährdet ist.

Dank inzwischen zur Verfügung stehender proteolytisch wirksamer Pharmaka können auch große Taschenbildungen präoperativ erfolgreich vorbehandelt und lokale Osteomyelitiden ohne zusätzliche lokale oder systemische Antibiotikabehandlung beherrscht werden.

Zusammenfassung

Die Behandlung des chronischen Druckgeschwürs des Querschnittsgelähmten, früher häufig als Circulus vitiosus Ursache für Immobilisierung des Patienten einerseits, chronisch konsumierende Eiweißverluste andererseits und wesentlicher Beitrag zum frühen Siechtum, konnte durch örtliche Wundbehandlungsmaßnahmen allein nicht anhaltend gebessert werden. Auch im Zusammenhang mit freien Hauttransplantationen waren befriedigende Ergebnisse auf Dauer nicht zu erzielen. Dagegen hat das Verfahren der Verschiebeschwenkplastik unter gleichzeitiger eingreifender chirurgischer Wundbehandlung das örtliche Problem lösen und damit die Gesamtsituation dieser Patienten wesentlich verbessern

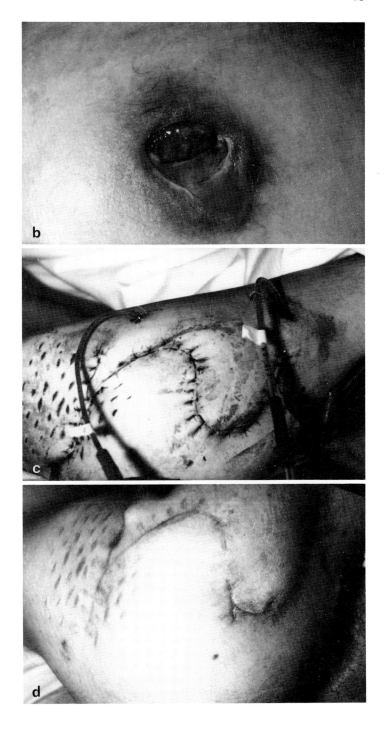

Abb. 5b–d

können. Diese Operationstechnik verspricht eine dauerhafte und zumeist endgültige Beseitigung des Druckgeschwürs. Auch in Einzelfällen auftretende Rezidive erweisen sich regelmäßig einer Wiederholungsoperation mit guten Erfolgsaussichten zugänglich.

Literatur

1. Bilow KH (1982) Die Spätkomplikationen bei Querschnittlähmungen und ihre Therapie. Unfallheilkd 85:66–71
2. Guttmann L (1955) The problem or treatment of pressure sores in spinal paraplegics. Br J Plast Surg 8:196
3. Kaminski M, Gorkisch K, Vaubel E (1981) Operative Behandlung des Dekubitalgeschwürs. Diagn Intensivther 6:130–136
4. Krause D, Schrudde J (1964) Die Verschiebe-Schwenk-Plastik und Möglichkeiten ihrer Anwendung. Zentralbl Chir 89:497–504
5. Krupp S (1972) The operative treatment of pressure sores in paraplegics. Reconstr Surg Traumatol 13:159–182
6. Krupp S, Zäch GA (1976) Operative treatment of pressure sore in paraplegics by rotation flap. Paraplegia 14:29–35
7. Meinecke FW (1980) Verletzungen der Wirbelsäule und des Rückenmarks. In: Baumgartl F, Kremer K, Schreiber HW (Hrsg) Spezielle Chirurgie für die Praxis, Bd III/2. Thieme, Stuttgart
8. Olivari N, Schrudde J, Wahle H (1972) The surgical treatment of bedsores in paraplegics. Plast Reconstr Surg 50:477–482
9. Plaue R (1976) Das Druckgeschwür des Querschnittgelähmten. In: Hollwich F, Walter C (Hrsg) Plastisch-chirurgische Maßnahmen bei Spätfolgen nach Unfällen. Thieme, Stuttgart
10. Ruidisch MH, Lang D (1980) Kombiniert plastisch-chemotherapeutische Sanierung der Decubital-Ulcera Querschnittgelähmter. In: Probst J (Hrsg) Plastische und Wiederherstellungschirurgie bei und nach Infektionen. Springer, Berlin Heidelberg New York
11. Toennissen J, Olivari N, Pless H (1979) Chirurgische Behandlung der Dekubitalulcera bei Querschnittgelähmten. Plast Chir 3:176–185
12. Wahle H, Schrudde J, Olivari N (1971) Zur konservativen und operativen Behandlung bei Druckgeschwüren bei Paraplegikern. Fortschr Neurol Psychiatr 39:653–667

Hüftpfannenaufbauplastik mit homologen Knochentransplantaten

S. Weller und D. Höntzsch

Berufsgenossenschaftliche Unfallklinik, Rosenauer Weg 95, D-7400 Tübingen

Die erfolgreiche Verwendung homologen Knochenmaterials zur Auffüllung und zum Wiederaufbau größerer Knochendefekte ist von verschiedenen Faktoren abhängig. Dabei spielt die gute Durchblutung des Transplantatlagers bekanntlich eine wichtige Rolle.

Die steigende Zahl gelockerter Hüftendoprothesen mit zum Teil riesigen Defekthöhlen im Pfannenbereich stellt den Operateur im Hinblick auf die Schaffung eines tragfähigen Beckenbodens zur Neuverankerung der Pfannenprothese nicht selten vor echte operationstechnische Probleme (Abb. 1 u. 2).

Die einfache Aus- und Auffüllung der Defekte mit Knochenzement kann sicherlich keine befriedigende und dauerhafte Lösung sein (Abb. 3). Unser Ziel muß vielmehr die Schaffung eines kräftigen, knöchernen Pfannenbodens darstellen (s. folgende Übersicht), wodurch nicht zuletzt auch die mögliche Notwendigkeit eines neuerlichen Wechsels mit Reimplantation als spätere Maßnahme bei unseren ständig jünger werdenden Prothesenträgern in die Überlegung miteinzubeziehen ist.

Pfannenaufbauplastik (BGU Tübingen)

Ziel:
1. Schaffung eines tragfähigen knöchernen Pfannenlagers
2. Solide Verankerung des Tragringes an den knöchernen Pfannenpfeilern
3. Korrekte Positionierung und gleichmäßiges Einzementieren der künstilichen Pfanne
4. Säuberliches Abtragen überstehender Knochenzementzapfen

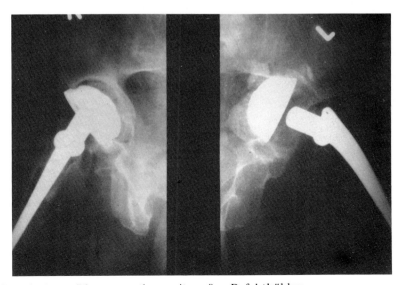

Abb. 1. Beispiele für gelockerte Pfannenprothese mit großen Defekthöhlen

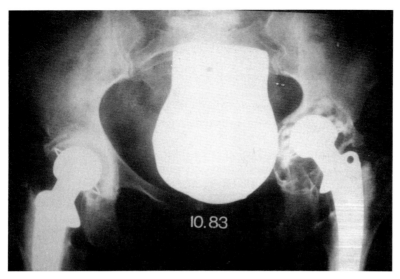

Abb. 2. Legende s. Abb. 1

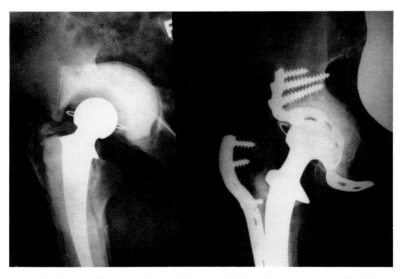

Abb. 3. Die Auffüllung der Defekte mit Knochenzement stellt keine dauerhafte Lösung dar. Ziel muß die Schaffung eines kräftigen knöchernen Pfannenbodens sein

Unter diesem Aspekt stehen in vielen Fällen die zweifellos qualitativ besten autologen Knochentransplantate in der Regel nicht in ausreichender Menge zur Verfügung.

Die Erfahrungen bei über 139 Pfannenaufbauplastiken nach gelockerten Hüftendoprothesen mit großen Knochendefekten und Höhlenbildungen, die wir mit der von uns verwendeten Technik in den vergangenen 4 Jahren operiert und einer laufenden Überwachung

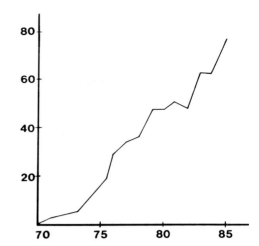

Abb. 4. Prothesenwechsel (Hüftgelenk) 1970–1985 (n = 513)

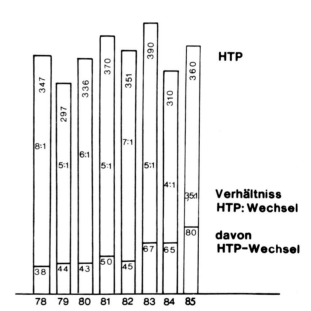

Abb. 5. Anzahl der pro Jahr durchgeführten Hüfttotalprothesen (*HTP*) und Auswechseloperationen. Verhältnis HTP:Wechsel: mittlere Zahl

und Kontrolle unterzogen haben, sollen hier mitgeteilt und insbesondere die daraus gewonnene Konsequenz für unser derzeitiges Vorgehen, v. a. in bezug auf die Verwendung großer Mengen homologen Knochenmaterials aus der Knochenbank resümiert werden (B.. 4–6).

Unser operationstechnisches Vorgehen für die Pfannenaufbauplastik am Hüftgelenk gestaltet sich wie folgt:

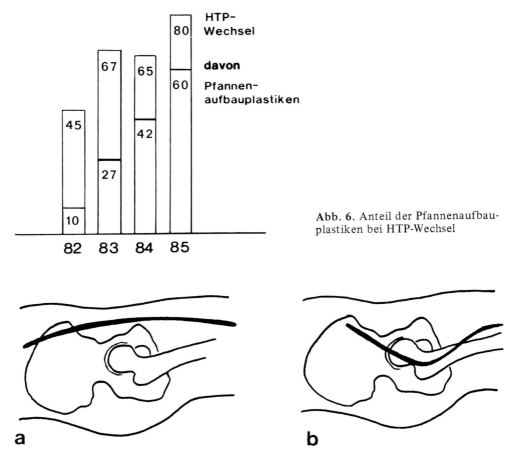

Abb. 6. Anteil der Pfannenaufbauplastiken bei HTP-Wechsel

Abb. 7. a Zugang nach Smith-Peterson, b Zugang nach Watson-Jones

Schritt 1

Zugänge (s. Abb. 7).

Ist allein der Wechsel einer gelockerten Pfanne notwendig und geplant, dann bietet sich der vordere Zugang (nach Smith-Petersen) mit partieller Ablösung des M. glutaeus medius und des M. tensor fasciae latae von der Crista iliaca an.

Sind beide Komponenten, d. h. Schaft und Pfanne, gelockert, empfiehlt sich der sog. anterolaterale Zugang nach Watson-Jones.

Es ist zu beachten, daß der vordere Zugang nur möglich ist, wenn die Durchblutung zwischen neuem und früherem Schnitt gesichert ist. Der vordere Zugang hat den Vorteil, daß der Pfannenwechsel und die Aufbauplastik ohne vorherige Entfernung der Schaftprothese durchgeführt werden kann. Muß man sich intraoperativ plötzlich zum gleichzeitigen Wechsel des Schaftes entschließen, dann kann der Schnitt jederzeit nach lateral und distal erweitert werden.

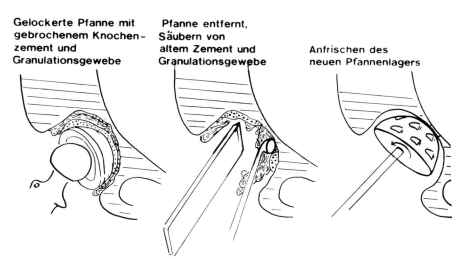

Abb. 8. Schematische Darstellung des 2. operativen Schrittes (s. Text und Abb. 7)

Schritt 2 (Abb. 8)

Pfannenausbau und Vorbereitung der Pfannenhöhle für die Aufbauplastik (BGU Tübingen)

1. Entfernen der gelockerten Pfanne samt Zementlager und Zementzapfen (evtl. Spalten der künstlichen Pfanne mit dem Meißel)
2. Entfernen der fibrösen Pfannenauskleidung (Cave am Pfannenboden bei Defekten!)
3. Anfrischen der sklerosierten Pfannenwand
4. Abtragen von Randosteophyten für eine gute Kontakt- und Auflagefläche für den Abstützring

Die gesamte Pfannenregion muß großzügig und übersichtlich dargestellt werden, um den Abstützring exakt einpassen und zuverlässig verankern zu können. Ohne die Darstellung mit gutem Ein- und Überblick sind aufwendige Aufbauplastiken nicht möglich und mit der nötigen Präzision erfolgreich durchführbar. Die säuberliche Entfernung der kapselartigen Pfannenauskleidung mit Granulationsgewebe und das Anfrischen des verbliebenen knöchernen Rahmens schaffen die Voraussetzung für einen guten Kontakt der Knochentransplantate und deren knöchernen Einbau (Anschluß).

Auf die Probleme beim Schaftwechsel soll in diesem Zusammenhang nicht näher eingegangen werden.

Ist der Kopf der Endoprothese im Weg und hat der Schaft keine negativ eingezogenen Profilteile oder ein aufgerauhtes Oberflächendesign, dann kann die Schaftprothese vorsichtig aus dem Zementlager herausgezogen und später wieder eingeschoben werden. Sie hält dann wie zuvor durch Adhäsion.

In vielen Fällen fällt die gelockerte Pfanne dem Operateur förmlich entgegen. Gelegentlich muß sie trotz Lockerung zerkleinert und ohne zusätzliche Schädigung des Pfannenbodens stückweise herausgehebelt werden. Oft ist sie tief in das kleine Becken einge-

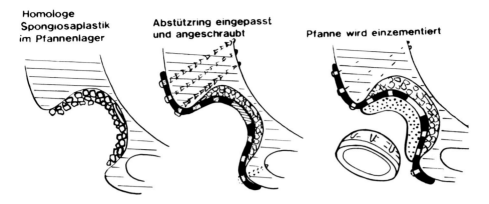

Abb. 9. Schematische Darstellung des 3. operativen Schrittes (s. Text)

brochen und protruhiert. Das wahre Ausmaß und die Ausdehnung der Pfannenhöhle wird erst erkennbar, wenn Zement und auskleidendes Granulationsgewebe entfernt sind. Scharfer Löffel, Meißel und Kugelfräse sind wichtige Hilfsinstrumente bei dieser vorbereitenden Maßnahme.

Durchbrüche und Defekte des Pfannenbodens ins Becken dürfen nicht vergrößert oder zusätzlich gesetzt werden. Trotz aller Radikalität muß äußerste Vorsicht im Hinblick auf Sekundärschäden, nicht zuletzt auch auf Blutungen, walten. Der gesäuberte knöcherne Rahmen wird mit der Kugelfräse sorgfältig oberflächlich angefrischt.

Schritt 3 (Abb. 9 u. 10)

Es existieren zahlreiche Modelle verschiedener sog. Abstützringe, welche als Pfannenlager über die Knochentransplantate eingepaßt und am knöchernen Rahmen verankert werden können. Für den von uns bevorzugten Abstützring nach Schneider-Burch muß die Außenseite des dorsokranialen Pfannenrandes in Richtung Beckenschaufel so weit präpariert werden, daß diese Fläche die angepaßte Lasche des Abstützrings aufnehmen kann. Zusammen mit einer medialen Abstützung im aufsteigenden Sitzbeinast, der Auflage am hinteren und vorderen Pfannenrand sowie an der Beckenschaufel gewährleistet dieser verwindungssteife Ring das armierende Grundgerüst für die Pfannenprothese.

Durch Auswahl der richtigen Größe, Biegen und Schränken der Laschen gelingt es, den Ring paßgerecht aufzusetzen. Er darf weder federn, noch schaukeln oder wackeln, d. h. er muß zumindest an 3 Punkten gleichzeitig fest aufsitzen. Durch ein gewisses Einkeilen in das Pfannenlager und Einklemmen des knöchernen Pfannenrandes zwischen Pfannenwölbung und Beckenschaufellasche des Ringes läßt sich die Stabilität erhöhen.

Der Raum zwischen Ring und neuzuschaffendem Pfannenboden wird mit homologer Spongiosa unterfüttert. Hierzu wird der Abstützring nach ausreichender Anpassung nochmals temporär entfernt.

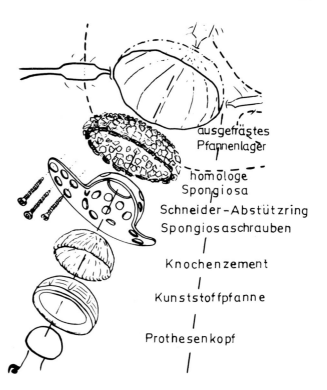

Abb. 10. Schematische Darstellung des 5. operativen Schrittes (s. Text)

Schritt 4 (Abb. 11 u. 12)

Der Pfannenboden wird mit kortikospongiösen Transplantaten aufgefüllt. Dabei kann wegen der guten Durchblutungsverhältnisse im Lager des Beckens mit gutem Erfolg homologe Bankspongiosa Anwendung finden. Größere Defekte im knöchernen Pfannenboden werden mit dünnen kortikospongiösen Scheiben abgedeckt. Der mehr oder weniger große Raum zwischen Pfannenboden und Abstützring wird mit Spongiosawürfeln und Knochenchips ausgefüllt, die mittels des Pfannensitzinstruments und der Probepfanne vorsichtig eingestampft und komprimiert werden, so daß eine Mulde verbleibt, die paßgerecht die Pfannenwölbung des vorbereiteten Ringes aufnehmen kann.

Schritt 5 (Abb. 9 u. 10)

Der eingepaßte Abstützring wird nunmehr in die vorbereitete Position gebracht, gehalten und mit Schrauben durch die entsprechenden Schraubenlöcher durch die Lasche im Becken verankert (Abb. 13).

Zwischen Ring und Spongiosaplastik sollte möglichst kein größerer Zwischenraum verbleiben. Überschüssiges Knochenmaterial wird durch vorsichtiges Einschlagen des Ringes und Anschrauben zusammengepreßt. Dabei darf der Ring nicht auf der Spongiosaplastik reiten, sondern der abstützende Kontakt mit dem Pfannenrand muß erhalten werden.

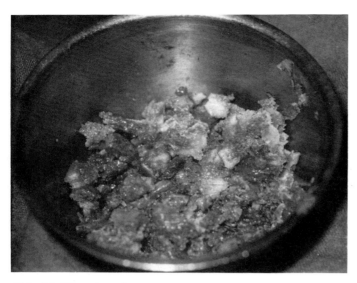

Abb. 11. Homologe Spongiosa steht unbegrenzt zur Verfügung

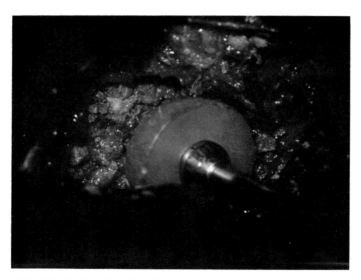

Abb. 12. Muldenförmiges Einpressen der Spongiosa

Festgeschraubt wird in der Regel die Lasche im Bereich des hinteren Pfannenrandes und Pfannendaches. Wenn technisch möglich, wird auch medial die Abstützung im Sitzbein mit einer Schraube verankert. Andernfalls gewährleistet auch das Einbolzen der abgebogenen Lasche in den Sitz-/Schambeinast eine ausreichende Abstützung.

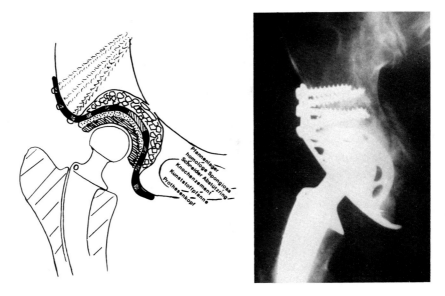

Abb. 13. Schematische Darstellung der verschiedenen Schichten im wiederaufgebauten Pfannenboden

Schritt 6 (Abb. 13)

Die korrekte Pfannenprothese wird in richtiger Winkelstellung in die Mulde des Ringes einzementiert. Der Zement darf nicht zu fest sein, damit die Schichtdicke gut gesteuert werden kann.

Bei einem isolierten Pfannenwechsel muß auf die Korrespondenz zwischen Hüftkopf und Pfannengröße, ebenso auf die Halslänge wegen festen Sitzes des Kopfes und auf die Beinlänge geachtet werden.

Nachbehandlung

Die Begleit- und Nachbehandlung sieht vor, daß ab dem ersten postoperativen Tag mit Bewegungsübungen im Bett begonnen wird. Aufstehen und Teilbelastung wird je nach intraoperativem Befund und Operationsergebnis ab dem 5. bis 11. Tag erlaubt.

Wiederum entsprechend dem Ausgangsbefund und der intraoperativen Situation lassen wir den Patienten ab der 3. bis 5. Woche im Kreuzgang gehen. Anschließend verläuft die Weiterbehandlung, sofern kein außerordentlicher Zustand vorlag, wie bei der Erstimplantation einer Hüfttotalendoprothese.

Vorläufige Ergebnisse

Von den 139 Pfannenaufbauplastiken aus den Jahren 1982 bis Oktober 1985 sind bei exakter Nachkontrolle bisher keine Komplikationen wie Luxation, Infekt oder Lockerung nachgewiesen und bekannt geworden. Alle Patienten befinden sich in unserer engmaschigen Überwachung. Mit dem funktionellen Ergebnis und im Hinblick auf die subjektiven Beschwerden sind die Patienten — und wir — in allen Fällen zufrieden. Alle Patienten können voll belasten und unter wechselnd starker Beeinträchtigung der Beweglichkeit ordentlich und ohne stärkere Behinderung gehen.

Die Mehrzahl der älteren Fälle zeigt nach Ein- und Umbau der homologen Knochenplastik ein massives und belastungsfähiges knöchernes Pfannenlager.

Zusammenfassung

Die solide und dauerhafte Neuverankerung gelockerter und z. T. durch den Pfannenboden perforierter, eingebrochener Pfannenprothesen, ebenso wie die Erstverankerung der künstlichen Hüftpfanne nach posttraumatischen Pfannendefekten und Deformierungen sowie bei angeborenen Hüftdysplasien bereitet nicht selten operationstechnische Schwierigkeiten.

Anhand eines größeren Patientengutes mit entsprechenden Nachkontrollen und vorläufigen Ergebnissen wird das eigene operationstechnische Vorgehen erläutert, schrittweise dargestellt und durch entsprechende Beispiele belegt.

Mit Hilfe einer homologen Knochentransplantation lassen sich große Knochendefekte und Deformitäten auffüllen und es kommt zu einem massiven, tragfähigen knöchernen Pfannenboden. Der Ein- und Aufbau der Knochentransplantate wird durch einen Pfannenabstützring, welcher am Pfannenrahmen verankert wird, gesichert.

Die dargestellte Operationstechnik stellt aufgrund der bisher guten Erfahrungen ein empfehlenswertes Vorgehen dar.

Literatur

Charnley J (1979) Arthroplasty of the hip — Theory and practice. Springer, Berlin Heidelberg New York
Hermichen H, Weller S (1979) Spongiosaplastik am Acetabulum beim prothetischen Hüftgelenkersatz. Aktuel Traumatol 9:85–88
Huggler H, Schreiber A (1978) Alloarthroplastik des Hüftgelenkes. Thieme, Stuttgart
Schneider R (1982) Die Totalprothese der Hüfte. (Aktuelle Probleme in Chirurgie und Orthopädie, Bd 24) Huber, Bern Stuttgart Wien
Wagner H (1979) Die Schalenprothese des Hüftgelenkes, Oberflächenersatz als Gelenkerhaltung. Orthopädie 8:276
Witt AN (1977) Möglichkeiten und Grenzen des Endoprothesenaustausches. Arch Orthop Unfallchir 88:1–5

Der Ersatz von körpereigenen Knochenkeilen durch enteiweißte Tierknochenkeile bei der Azetabuloplastik im Kindesalter

D. Tönnis

Orthopädische Klinik der Städtischen Kliniken Dortmund, D-4600 Dortmund

Einleitung

Als Azetabuloplastik bezeichnen wir eine Operation, bei der eine Osteotomie dicht oberhalb des Hüftpfannendaches erfolgt und dieser Dachanteil anschließend über dem Hüftkopf herabgebogen wird. Sie dient zur Beseitigung von Hüftdysplasien und wurde zuerst von Albee (1915) in Amerika beschrieben, 1925 von Lance auch in Europa. Witt führte sie etwa 1960 in der Orthopädischen Klinik der Freien Universität Berlin ein (Witt u. Jäger 1966), und Mittelmeier (1964, 1965) empfahl die gleichzeitige Detorsionsvarisierungsosteotomie und die Verwendung der Varisierungskeile zum Abstützen des herabgebogenen Pfannendaches.

Gründe für die Benutzung von enteiweißten Tierknochenkeilen

Diese körpereigenen Knochenkeile waren bei Kindern nach längerer Gipsfixation aber oft sehr dünn und brachen. An der Orthopädischen Klinik der Städtischen Kliniken Dortmund führten wir deshalb 1972 auch die enteiweißten Tierknochenkeile (Braun-Melsungen A. G.) für die Azetabuloplastik ein (Tönnis u. Sprafke 1977). Später verzichteten wir auch immer mehr auf die gleichzeitige Detorsionsvarisierungsosteotomie (Abb. 1), wenn nicht erhebliche Schenkelhalsfehlstellungen vorlagen, da sich der Schenkelhals bei regelrechtem Pfannendach in seinen Winkeln spontan zu normalisieren scheint (Tönnis 1984). Damit waren wir darauf angewiesen, entweder wie Salter (1961) einen Knochenkeil aus der Spina iliaca anterior superior zu benutzen oder enteiweißte Keile. Wir entschieden uns für die sog. Kieler Knochenspäne, da sie eine breitere Abstützung gewähren und Wachstumsstörungen an der Spina iliaca vermeiden lassen. Unsere Osteotomietechnik wandelte sich im Laufe der Jahre auch noch etwas (Tönnis 1984, 1985). Wir bevorzugen heute das völlige Durchtrennen des Beckenknochens oberhalb der Hüftpfanne bis auf eine schmale Leiste an der Beckeninnenseite dicht vor dem Foramen ischiadicum und dem letzten Teil der Y-Fuge. Dadurch läßt sich das Pfannendach im Knorpel der Y-Fuge im Ganzen und in jedem gewünschten Winkel herabbiegen.

Erfahrungen mit verschiedenen enteiweißten Knochenkeilen

Mit den Knochenkeilen der Firma Braun-Melsungen konnten wir in den letzten 13 Jahren größere Erfahrung gewinnen, die im Rahmen dieses Symposiums interessant sein dürften. Zunächst standen uns vorgefertigte Keile aus weicher und härterer Spongiosa mit einem geringen Rand an Kortikalis zur Verfügung. Sie waren anfangs noch mit einem stufenförmigen Rand versehen, der hier fortfallen mußte. Weiche Spongiosakeile lösten sich jedoch

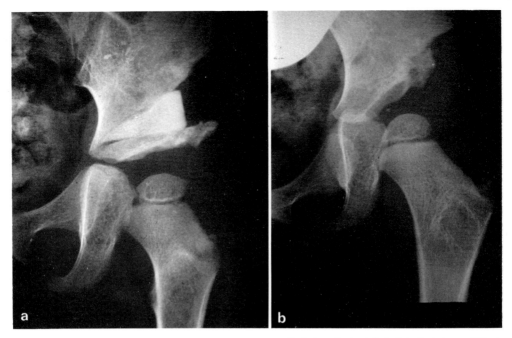

Abb. 1a, b. Azetabuloplastik wegen ausgeprägter Hüftdysplasie (a) bei 2,5jährigem Kind, Osteotomie von lateral in ganzer Breite des Pfannendaches (eigene Technik) und Implantation eines enteiweißten Tierknochenkeiles (b). Eine gleichzeitige Varisierungsosteotomie wurde nicht mehr durchgeführt

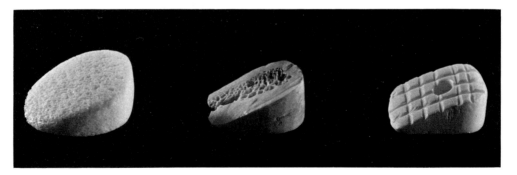

Abb. 2. Verschiedene enteiweißte Tierknochenkeile der Firma Braun-Melsungen AG

sehr rasch auf und wurden sofort verlassen, während sich die auch heute noch lieferbaren harten Spongiosakeile gut bewährten (Abb. 2, links). Nur ihre Kortikalisrandstruktur schien uns etwas dünn. Deshalb regten wir die Anfertigung von Keilen mit dickerer Kortikalisrandschicht und spongiosahaltiger Markhöhle an (Abb. 2, Mitte). Diese Keile waren aber schwer zu gewinnen, und im mittleren Abschnitt reichte die Spongiosa oft sehr weit an den Rand vor, so daß die Keile beim Einschlagen platzten. Daraufhin wurden reine

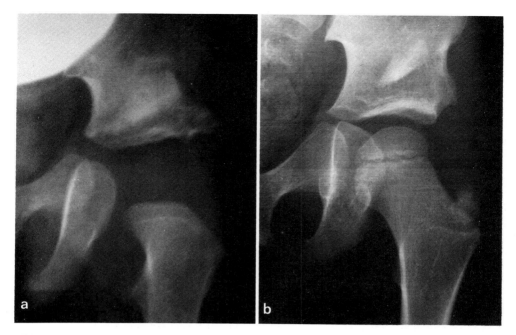

Abb. 3. a Röntgenaufnahme im Alter von 2 Jahren, 3 Monate nach Azetabuloplastik, **b** Kontrollaufnahme mit 7 Jahren. Der Tierknochenkeil ist in kleinen Resten noch in der Beckenkortikalis zu erkennen. Weitere Erläuterungen im Text

Kortikaliskeile von großer Härte entwickelt (Abb. 2, rechts). Zu unserer Überraschung kam es aber gerade bei diesen Keilen in einem gewissen Prozentsatz, etwa 10–15%, zu raschen und frühen Resorptionen des Keiles, so daß das Pfannendach wieder auf seinen steilen Ausgangswinkel zurückging. So kehrten wir im letzten Jahr wieder zu den harten Spongiosakeilen mit dünnem Kortikalisrand zurück (Abb. 2, links).

Die Abb. 3 stammt von einem Kind, bei dem im Alter von 2 Jahren eine Azetabuloplastik mit Kortikalisrandkeil vorgenommen wurde. Im Alter von 7 Jahren sieht man noch Reste des Keils, eingebaut in die Beckenschaufel. Sie verursachen keinerlei Beschwerden. Die Tatsache, daß das Kind mit 2 Jahren noch keine Hüftkopfkerne hatte, beunruhigte uns natürlich und wir fürchteten eine Hüftkopfnekrose. Es fand sich jedoch eine Hypothyreose. Nach Gaben von Schilddrüsenhormonen setzte die Kopfkernentwicklung rasch ein.

Bei den Azetabuloplastiken in Abb. 4 wurde rechts ein harter Spongiosakeil, links ein Kortikalisvollkeil verwandt. Die folgenden Bilder zeigen den Einheilungsvorgang. Die Keile wurden beide rasch von neugebildetem Knochen umgeben und lagen 1,5 Jahre später reizlos im Beckenschaufelbereich, beide in unveränderter Form ohne Sinterung.

Der in Abb. 5 dargestellte Fall zeigt jedoch, daß sich auch reine Kortikaliskeile, wie wir sie zuletzt versuchten, rasch resorbieren können. Das Pfannendach wurde durch die Operation auf einen normalen Winkel herabgebogen und durch einen Knochenkeil abgestützt (Abb. 5b). Dann kam es im Laufe eines halben Jahres zu einer völligen Resorption des Keiles und erneutem Steilstand des Pfannendaches. Daraufhin wurde nochmals eine

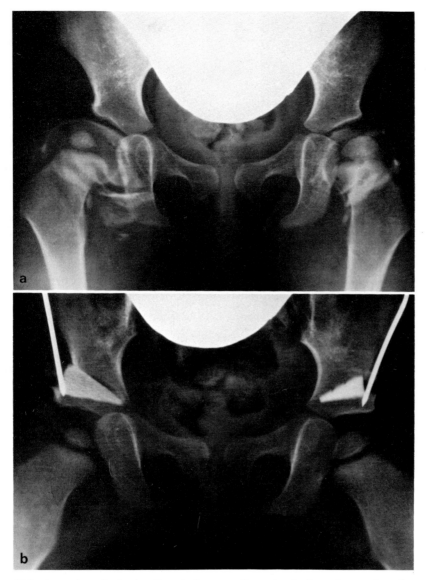

Abb. 4. a Azetabuloplastik mit hartem Spongiosakeil rechts und vollem Kortikaliskeil links (**b**). Kein Unterschied im Einbau und Ergebnis (**c**)

Azetabuloplastik durchgeführt, diesmal mit hartem Spongiosakeil. Er wurde ebenfalls etwas rascher resorbiert, das Pfannendach blieb aber jetzt in seiner gewonnenen Stellung.

Ein weiteres Bild von vorzeitiger Resorption ist in Abb. 6 erkennbar. Hier wurde ein Kortikalisrandkeil mit relativ dünner Kortikalis verwandt. Im Laufe von 3 Monaten kam es zum Umbau des Keiles, hier gab aber das Pfannendach nur begrenzt nach. Es besserte

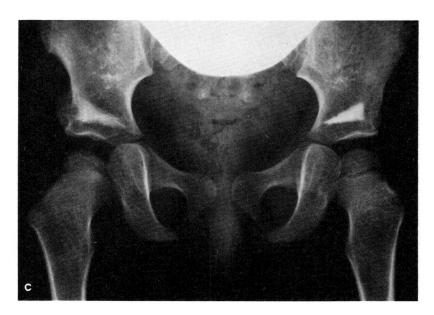

Abb. 4c

sich im folgenden Jahr spontan und wird in den nächsten Jahren sicher Normalwerte erreichen.

Die Abb. 7 läßt erkennen, welche Ausmaße von Pfannendachverbesserung mit derartigen Keilen abgestützt werden können. Hier handelte es sich um einen zusammengesetzten Kortikalisvollkeil von 2 cm Höhe. Er behielt auch im Laufe der folgenden Zeit seine Abstützung bei. Wir verwenden heute für derartig hohe Überbrückungen bei etwas älteren Kindern auch tiefgefrorene Keile aus Röhrenknochen von Verkürzungsosteotomien oder von Schenkelhälsen und haben auch damit bisher gute Ergebnisse erzielt.

Folgerungen

1. Die Verwendung von enteiweißten Tierknochenkeilen hat sich bis auf eine kleine Zahl von vorzeitigen Spanresorptionen sehr bewährt.
2. Es können beliebig hohe Keile verwendet und individuell angepaßt werden.
3. Die Keile sind gegenüber den schmalen Beckenknochenkeilen breiter und stützen sich stabiler ab.
4. Toxität ließ sich in 13 Jahren bisher nicht nachweisen.
5. Die vorzeitige Resorption scheint mehr ein individuelles Problem als eine Frage der Knochenstruktur zu sein, wie sich an der raschen Resorption von 2 verschiedenen Keiltypen bei einem Kind zeigte.
6. Wir bevorzugen jetzt harte Spongiosakeile, die zusätzlich eine dünne Kortikalisrandschicht aufweisen.
7. Auch erste Versuche mit tiefgekühlten Humanknochenkeilen haben bisher gute Ergebnisse erbracht. Sie sind von ihrer Form und Beschaffenheit aber meist nur für ältere Kinder verwendbar.

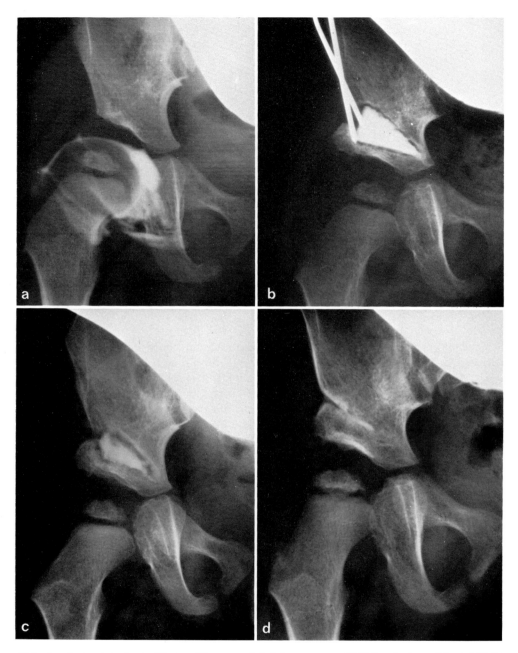

Abb. 5a–f. Azetabuloplastik im Alter von 2,3 Jahren wegen Hüftdysplasie und Instabilität des Hüftkopfes (**a**), Normalisierung des Pfannendaches, gute Reposition des Hüftkopfes, Verwendung eines vollen Kortikaliskeils (**b**), im folgenden Jahr zunehmende Resorption des Keiles und Nachgeben des Pfannendaches (**c, d**)

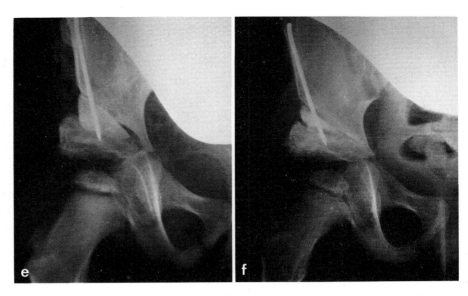

Abb. 5e, f. Dann nochmals Azetabuloplastik (e), aber auch hier wieder rasche Keilresorption, Pfannendach im Winkel aber gleichbleibend (f)

Zusammenfassung

Seit 13 Jahren werden sog. enteiweißte Tierknochenspäne für die Azetabuloplastik im Kindesalter benutzt. Dabei wurden weiche und härtere Spongiosakeile, Keile mit starker Kortikalisrandstruktur und voll aus Kortikalis bestehende Keile nacheinander verwendet. Im allgemeinen werden diese Fremdkeile rasch von neugebildetem Knochen umlagert und in das Becken eingebaut. Sie verursachen keinerlei Reizerscheinungen und eignen sich gut als Platzhalter. In einzelnen Fällen kam es jedoch zu raschen Spanresorptionen, so daß sich das Operationsergebnis verschlechterte. Dieser Vorgang kam regelmäßig bei weichen Spongiosakeilen vor, die deshalb nur sehr kurz zur Anwendung kamen. Er war aber auch bei Keilen aus reiner Kortikalisschicht zu beobachten und scheint mehr ein Problem individueller Reaktionsweisen zu sein. Es werden heute harte Spongiosakeile mit dünner Kortikalisrandstruktur bevorzugt. Knochenkeilentnahmen aus der Spina iliaca lassen sich damit vermeiden. Außerdem stützen sich diese Keile breiter ab und weisen eine hohe Festigkeit auf.

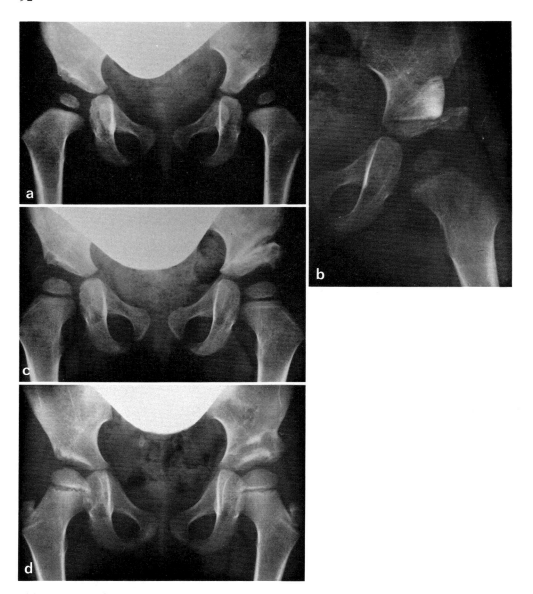

Abb. 6. a Azetabuloplastik mit 1,4 Jahren, Verwendung eines harten Spongiosakeiles (**b**), Zunehmende Resorption des Keils (**c**), im Verlauf aber Nachreifung des Pfannendachs auf weitgehend normale Werte (**d**)

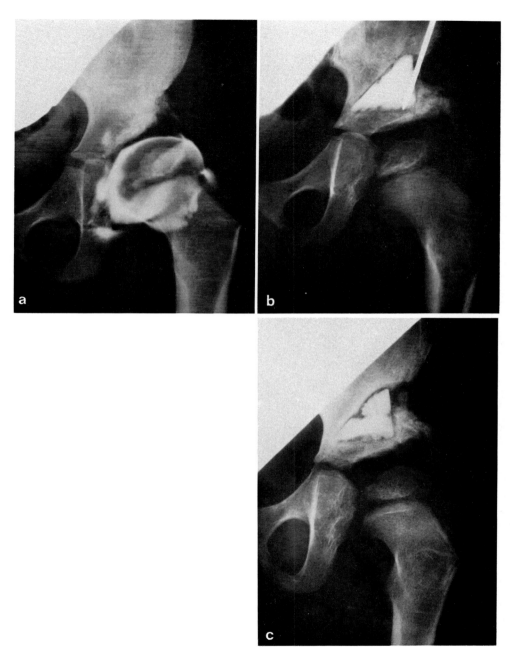

Abb. 7. a Azetabuloplastik mit zusammengesetztem 2 cm hohem reinem Kortikaliskeil (b), 3 Monate später zwar leichte Randresorption erkennbar, Pfannendach aber verfestigt und im Winkel gleichgeblieben (c), Das Bild zeigt die Möglichkeit der ausgiebigen Pfannendachsenkung und Abstützung durch Knochenkeil in der geschilderten Technik

Literatur

Albee FH (1915) The bone graft wedge. NY Med J 52:433–435
Lance M (1925) Constitution d'une butée ostéoplastique dans les luxation et subluxation congénitales de la hanche. Presse Med 33:925–948
Mittelmeier H (1984) Zur Kombination von intertrochanterer Femurosteotomie und Pfannendachplastik (unter Verwendung des Osteotomiekeiles). Beitr Orthop Traumatol 11:624–626
Mittelmeier H (1965) Simultane Kombination der intertrochanteren Femurosteotomie mit der Pfannendachplastik nach Lance unter Verwendung des Osteotomiekeiles. In: Chapchal G (Hrsg) Beckenosteotomie-Pfannendachplastik. Int. Symposium 1965. Thieme, Stuttgart, S 54–55
Salter RB (1961) Innominate osteotomy in the treatment of congenital dislocation and subluxation of the hip. J Bone Joint Surg [Br] 43:518–539
Tönnis D (1984) Die angeborene Hüftdysplasie und Hüftluxation im Kindes- und Erwachsenenalter. Springer, Berlin Heidelberg New York Tokyo
Tönnis D (1985) Die Azetabuloplastik nach Lance und ihre Modifikationen. In: Tönnis et al (Hrsg) Die operative Behandlung der Hüftdysplasie. Enke, Stuttgart (Bücherei des Orthopäden, Bd 44)
Tönnis D, Sprafke K (1977) Neue Ergebnisse der weiterentwickelten Azetabuloplastik nach Lance in Verbindung mit der Derotations-Varisierungsosteotomie. Z Orthop 115: 743–752
Witt AN, Jäger M (1966) Die Berechtigung und Indikation autoplastischer Spantransplantation in der heutigen Chirurgie. Chir Plast Reconstr 2:48

Diskussion: Wirbelsäule und Becken

M. Sparmann

Orthopädische Klinik und Poliklinik der Freien Universität Berlin im Oskar-Helene-Heim, Clayallee 229, D-1000 Berlin 33

Wirbelsäule

Defektüberbrückungen im Bereich der Wirbelsäule sind i. allg. erforderlich nach Ausräumung osteolytischer Tumoren. Bei histologisch gesicherten benignen Geschwülsten sollte die Auffüllung mit autologen Materialien vorgenommen werden. Handelt es sich jedoch um Fernmetastasen, so ist der alloplastische Ersatz vorzuziehen, um dem Patienten eine frühzeitige Belastungsstabilität zu ermöglichen.

Die Versorgung mit alloplastischen Materialien ist an der Brustwirbelsäule leicht möglich, da es selten zu Luxationen der Implantate kommen kann. Im Bereich der Lendenwirbelsäule sind aufgrund der differenteren biomechanischen Verhältnisse höhere Ansprüche an die Implantate zu stellen. Im Bereich der Halswirbelsäule sind alloplastische Materialien problematisch.

Die Stabilisierung nach Wirbelsäulenteilresektionen stellt höchste Anforderungen an das Operationsteam. Nach Wirbelkörperteilresektion unter Erhalt der dorsalen Wirbelkörperkante können Knochentransplantate ausreichen, um die Stabilität zu sichern. Werden Vertebrektomien durchgeführt, sind ventrale Plattenosteosynthesen erforderlich. Die großen Defekte können mit homologen Implantaten überbrückt werden. Eine dorsale zusätzliche Stabilisierung, z. B. mit der Louis-Platte, ist immer erforderlich. Corpoektomien bei Malignomen erzwingen eine Palliativosteosynthese, die mit PMMA durchgeführt werden kann. Diese Verbundosteosynthesen sichern ausreichende Stabilität, so daß konfektionierte Implantate zur Überbrückung größerer Wirbelsäulendefekte zunehmend zurückgedrängt werden.

Becken

Die große Erfahrung mit autologen, heterologen und allogenen Implantaten zeigte zunehmend, daß die autologe Defektüberbrückung allen anderen Überbrückungsformen überlegen ist. Im ersatzstarken Lager kann alternativ eine heterologe Defektüberbrückung mit Knochen aus der Knochenbank vorgenommen werden. So ist zur Stabilisierung des Beckenbodens bei perforierten Pfannenprothesen eine Beckenbodenplastik erforderlich, die im günstigsten Falle mit autologen Knochenspänen durchgeführt werden sollte. Liegen ausgedehnte Defekte vor, können homologe Knochentransplantationen zusätzlich durchgeführt werden. Bereits nach 6–8 Wochen kommt es zu einer tragfähigen knöchernen Pfannenbodenbildung. Die Pfannenprothese ist jedoch zusätzlich durch einen Pfannenabstützring zu sichern, welcher am Pfannenrand verankert werden muß. Unterbleibt eine Spongiosaplombe des Beckenbodens, kann der Pfannenabstützring frühzeitig brechen. Die Pfannendachplastik allein ist der Pfannenbodenrekonstruktion nicht überlegen.

Die Azetabuloplastik wird vorzugsweise mit autologen kortikospongiösen Knochenkeilen durchgeführt. Das Eigenmaterial ist bezüglich der Biokompatibilität allen anderen Ersatzstoffen überlegen, weist geringere Infektionsraten auf und hat das günstigste Elastizitätsverhalten.

Manche Autoren beschreiben Azetabuloplastiken mit enteiweißten Tierknochenkeilen. Hierfür werden Kombinationsspäne aus harter Spongiosa mit dünner Kortikalisrandschicht bevorzugt. Damit sind die biomechanischen und biologischen Anforderungen an die Späne ausreichend erfüllt. Diese Implantate sind jedoch nicht allgemein anerkannt.

Kommt es zu großen Dekubitalulzera im Bereich des Beckens, wie z. B. bei Querschnittsgelähmten, ist der plastische Hautverschluß mittels Glutaeallappen sinnvoll. Voraussetzung für diese Behandlungsmethode ist eine gründliche Nekrotomie, um aus der primär septischen Wunde einen aseptischen Operationssitus zu machen. Die Abszeßhöhle muß gründlichst ausgeschält werden. Die Muskelfaszien werden bei diesem Eingriff mitgeschwenkt. Zum Verschluß von Defekthöhlen sollte Fibrinkleber eingesetzt werden, der dünn aufgesprüht werden kann. Dann verklebt er nicht nur die Wundhöhle, sondern führt zusätzlich zu einem Revaskularisierungsimpuls. Nahtmaterial sollte in der Tiefe nicht versenkt werden. Das Einbringen von Fibrinkleber über das Wundredon zeigt klinisch ebenfalls gute Ergebnisse. Durch die glutaealen Schwenklappen lassen sich langwierige Behandlungen von Dekubitalulzerationen vermeiden.

VI. Untere Extremität

Überbrückung pathologisch bedingter Knochendefekte an der unteren Extremität

E. H. Kuner, W. Schlickewei und D. Greim

Chirurgische Universitätsklinik, Klinikum der Albert-Ludwigs-Universität, Hugstetter Straße 55, D-7800 Freiburg

Pathologisch bedingte Knochendefekte weisen eine unterschiedliche Ätiologie auf. In Frage kommen primäre maligne Knochentumoren, Karzinommetastasen, benigne zystische Läsionen, entzündliche Veränderungen, wie beispielsweise die Osteomyelitis oder posttraumatische Osteitis (Sequestrierung) und schließlich der traumatisch bedingte Verlust von Knochensubstanz z. B. bei drittgradig offener Fraktur. Die Wahl des Verfahrens zur Überbrückung von Knochendefekten hängt von einer ganzen Reihe von Faktoren ab, die in jedem Einzelfall bedacht werden müssen. Zu nennen sind:
— Art des Defektes,
— Grundleiden,
— Allgemeinzustand,
— Lebenserwartung,
— Lokalisation,
— lokale Ausdehnung/Ausbreitung,
— Osteoporose,
— chronische Knocheninfektion,
— Weichteilverhältnisse.

Gerade die lokale Ausbreitung mit Infiltration in die Weichteile (Gefäß-, Nervenbeteiligung) kann die chirurgischen Möglichkeiten begrenzen bzw. zur Amputation zwingen. So kommt der allgemeinen und lokalen Diagnostik die Schlüsselrolle bei der Suche nach dem am besten geeigneten Verfahren zu.

Die Diagnostik erstreckt sich auf:
– die Erhebung der Anamnese,
– den allgemeinen und lokalen klinischen Befund,
– Labor/Blutchemie (BKS, Leuko, Elektrophorese, Kalzium, Phosphatasen usw.),
– Röntgen (Thorax, lokal: R. Bi. Standard, evtl. Tomographie, CT, Angiographie, DSA, Kernspintomographie, Fistelfüllung etc.),
– Primärtumorsuche, Metastasensuche (Szintigraphie),
– Probebiopsie,
– Bakteriologie.

In diesem Spektrum ist die Labordiagnostik zwar richtungsweisend, der Röntgendiagnostik und v. a. der Probebiopsie kommt jedoch die zentrale Bedeutung zu.

Nach Vorliegen aller relevanten Befunde müssen folgende Fragen beantwortet werden:

- Dignität?
- Solitärer Defekt, multiple Osteolysen, entzündlich?
- Chirurgische Therapie überhaupt sinnvoll oder möglich?
- Überbrückung biologisch oder alloplastisch?
- Ist Belastungsstabilität erzielbar?
- Kann Lagerungsstabilität und Schmerzarmut erzielt werden?
- Sind Voraussetzungen für onkologische Therapie gegeben (Strahlen-, Chemotherapie, Team)?

Das Behandlungsziel bei der Überbrückung von pathologisch bedingten Defekten an der unteren Extremität ist die radikale Sanierung des Krankheitsherdes *und* die Wiederherstellung der Belastungsstabilität. In Abhängigkeit von der Ätiologie des Defektes kommt aber auch dem palliativen Eingriff, der Lagerungsstabilität garantiert, die Schmerzen lindert oder beseitigt sowie der Erleichterung der Pflege des Kranken große Bedeutung zu.

Ganz im Vordergrund stehen in diesem Zusammenhang die häufig vorkommenden Metastasen maligner Tumoren. Dominok u. Knoch (1977) geben nachfolgend die Knochenmetastasenhäufigkeit für verschiedene Karzinome an:

- Mamma   61,0%
- Prostata   49,2%
- Bronchus   33,5%
- Niere   25,0%
- Schilddrüse   20,0%
- Leber   17,3%
- Pankreas   14,4%
- Harnblase   12,0%
- Magen   11,9%
- Korpus/Zervix   11,4%

Knochenmetastasen beim Rektumkarzinom finden Spjut et al. (1971) in 13% der Fälle.

In unserem Krankengut der pathologischen Frakturen im Becken- und Femurbereich (1970–1978) aufgrund von metastasierenden Karzinomen ist das Mammakarzinom ebenfalls mit 62% führend, gefolgt vom Schilddrüsenkarzinom mit 14%, dem Bronchialkarzinom mit 6% und verschiedenen anderen mit insgesamt 18%. Das weibliche Geschlecht ist dabei mit 86% stark betroffen. Das Durchschnittsalter der Patienten zum Zeitpunkt der pathologischen Fraktur bzw. der Entdeckung eines malignen Knochendefektes beträgt 60,3 Jahre. Bezogen auf die Lokalisation am Becken und Femur verteilen sich die Defekte folgendermaßen:

- Becken   2 Fälle
- Schenkelhals   16 Fälle
- Trochanter   5 Fälle
- subtrochanter 15 Fälle
- Femurschaft   15 Fälle
- suprakondylär   4 Fälle

Als Operationsverfahren zur Überbrückung von Defekten bei Knochenmetastasen am Femur kam 38mal die Verbundosteosynthese, 12mal die Totalendoprothese (auch Tumorprothesen) und 5mal die Marknagelung zur Anwendung. In 68% der Fälle konnte die Gehfähigkeit wiederhergestellt werden, z. T. vollständig, z. T. mit Hilfe von Gehstöcken. In 32% wurde Lagerungsstabilität, die in allen Fällen mit Schmerzfreiheit oder Schmerzlinderung verbunden war, erzielt. Gerade dies ist ein wesentlicher Gesichtspunkt und ein Kriterium der Operationsindikation.

Neben den häufigen Defekten bei Metastasen maligner Tumoren wurden 16 benigne Knochentumoren bzw. Läsionen an Becken und Femur, sowie 11 primäre Knochentumoren und 3 infektionsbedingte Defekte behandelt.

Primäre Knochentumoren, v. a. wenn sie maligne sind, erfordern ein umfassendes onkologisches Konzept, in welchem die chirurgische Therapie ebenfalls ihren Platz hat. Defektüberbrückungen sind sinnvoll bei allen benignen Knochentumoren. In Frage kommen Resektion mit und ohne Verkürzung, Spongiosaplastiken, Osteosynthesen, Endoprothesen bei entsprechender Lokalisation, aber auch Verbundosteosynthesen können angezeigt sein bei entsprechendem Lebensalter oder kurzer Lebenserwartung. Defekte durch Sequestration bei der chronischen Osteomyelitis bzw. posttraumatischen Osteitis erfordern einen konkreten Behandlungsplan, der sich an den Richtlinien der septischen Chirurgie orientiert. Die Defektüberbrückung mit autologer Spongiosa bedarf des ersatzstarken Lagers, einer weitgehenden Infektfreiheit sowie der Stabilität. Diese wird heute in der Regel durch den Fixateur externe erreicht, der in verschiedenen Modifikationen angewendet werden kann. Aber auch Eingriffe wie die „Fibula-pro-Tibia"-Plastik zusammen mit autologer Spongiosa können in bestimmten Fällen angezeigt sein.

Fallbeispiele

Dr. P. A., geb. 18. 5. 1954; weiblich (Abb. 1a, b)
Patientin, 27 Jahre alt, bemerkte im 7. Schwangerschaftsmonat einen Knoten in der linken Brust. Am 28. 3. 1982 Geburt des ersten Kindes. Am 18. 11. 1982 erfolgt Ablatio mammae links wegen Mammakarzinom. Seit Sommer 1983 zunehmende Schmerzen im linken Hüftgelenk. Röntgen ergibt kleine osteolytische Herde im Hüftkopf und Schenkelhals links. In Anbetracht der drohenden pathologischen Fraktur erfolgt am 19. 7. 1983 die Hüftkopfexstirpation, Schenkelhalsresektion und der Ersatz durch Totalendoprothese (Typ Müller, Geradschaft). Danach wird die Patientin voll gehfähig und schmerzfrei bis zu ihrem Tod am 24. 11. 1984. Der Tod trat durch Tumorkachexie, Organ- und weitere Skelettmetastasen ein (Gehirn, Leber, Wirbelsäule, Rippen, Becken).

S.-K. E., geb. 26. 9. 1949, weiblich (Abb. 2a–d)
Krankheitsbeginn mit 19 Jahren. Zunehmende Schmerzen linke Hüfte. Behandlung außerhalb durch Salben, Tanderil, Fango, Kurzwellenbestrahlung, Thermalbad. Wegen Gravidität kein Röntgen. April 1969 Fehlgeburt; Mai 1969 Röntgenbeckenübersicht und linke Hüfte: große Osteolyse an Schenkelhals links; Verdacht auf Riesenzelltumor. Lungenübersicht unauffällig. Diagnose histologisch bestätigt. Mai 1969 Operation, Exkochleation, Kauterisation der Höhle. Intraoperativer vollständiger Zusammenbruch des Schenkelhalses. Große autologe Spongiosaplastik, Stabilisierung mit Winkelplatte. Ergebnis: Restitutio ad integrum. 8 Jahre später kein Anhalt für Rezidiv, vollständiger knöcherner Durchbau. Beschwerdefrei, voll leistungsfähig.

D. A., geb. 12. 10. 1961, weiblich (Abb. 3a–f)
Mit 9 Jahren im Frühjahr 1970 Schmerzen, Schwellung im proximalen Oberschenkelbereich links. Verdachtsdiagnose: hämatogene Osteomyelitis. Biopsie außerhalb. Therapie: Antibiotika, Ruhigstellung.

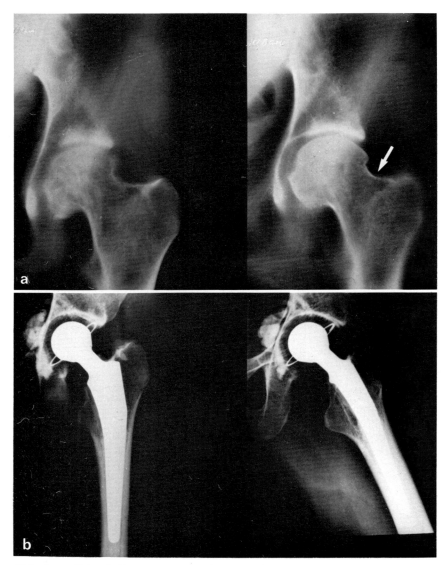

Abb. 1. a Schenkelhalsmetastase bei Mammakarzinom einer 27 Jahre alten Patientin (Tomographie). Wegen drohender pathologischer Fraktur Indikation zur Totalendoprothese, **b** Totalendoprothese des linken Hüftgelenks (Typ Müller, Geradschaft). Bis zum Tode 16 Monate später von seiten der Hüfte völlig beschwerdefrei

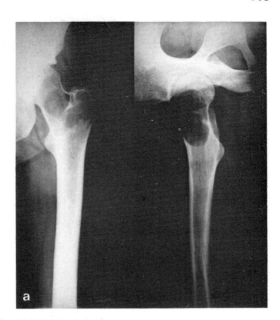

Abb. 2a–d. Patient S.-K. E., 19 Jahre alt. **a** Diagnose: Riesenzelltumor Schenkelhals und Tochanter-major-Bereich, **b** Exkochleation und Kauterisation, autologe Spongiosaplastik, Winkelplattenosteosynthese. Röntgenbild: 12 Wochen nach Operation Spongiosa in guter Einheilung begriffen. Unveränderte Implantatlage, **c** Vollständiger belastungsfähiger knöcherner Aufbau des Schenkelhalses. Kein Hinweis auf Rezidiv. Metallentfernung vorgesehen

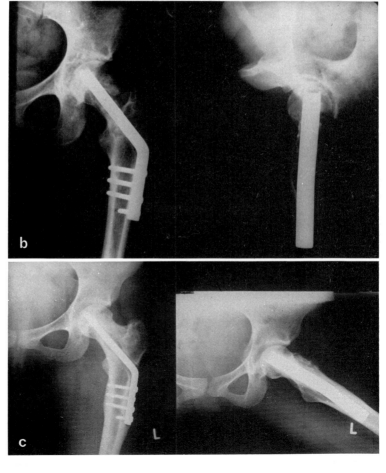

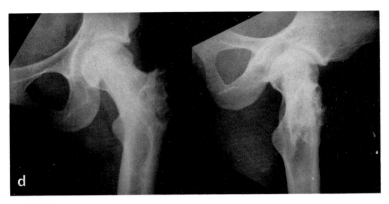

Abb. 2d. 4 Jahre nach Metallentfernung. Stabile knöcherne Verhältnisse im Schenkelhalsbereich. Patientin beschwerdefrei und voll leistungsfähig

1973 massiver Weichteiltumor proximaler Oberschenkel links. Röntgenthorax: Lungenmetastasen. Histologie: Ewing-Sarkom.

Zunächst außerhalb Strahlentherapie und Zytostatika. Bestrahlung führt zu Strahlenschaden des linken proximalen Femurs und schleichender Fraktur. Operationsindikation: Verbundosteosynthese und PE März 1975. Im Februar 1976 Fraktur des Femurs links direkt unterhalb der Platte. Erweiterte Verbundosteosynthese. PE auch jetzt negativ.

Unter Chemotherapie konnte Lungenbefund unter Kontrolle gehalten werden. 4 Monate vor dem Tod 1981 rapide Verschlechterung des Allgemeinzustandes. Verbundosteosynthese bis zum Tode stabil.

E. H., geb. 28. 11. 1953; männlich (Abb. 4a–c)
Juli 1984, Motarradunfall in Italien. Diagnose: Schädel-Hirn-Trauma (Contusio cerebri, Kontusionspsychose), offene Femurschaftstückfraktur Grad III links, offene Unterschenkelfraktur links Grad III.

Therapie und Verlauf: Sofortversorgung der Frakturen mit Fixateur externe; Verlegung 3 Wochen später in Unfallabteilung Chirurgische Universitätsklinik.

Nach 3 Monaten Fixateur externe an Femur und Tibia entfernt wegen Auslockerung und Infekt. Plattenosteosynthese des Femurs, stabil, Unterschenkel konservativ. Nach 5 Monaten Metallentfernung, Sequestrotomie (Entfernung eines 12 cm langen Femurschaftsequesters), Fixateur externe, Septopalketten. 4 Wochen später Septopalketten entfernt und große autologe Spongiosaplastik. Nach 3 weiteren Monaten Dynamisierung des Fixateur externe am Oberschenkel. Röntgenbild: großer Defekt baut weiter durch, Belastung bis 40 kg. Lokal noch 1 Drainage mit minimaler Sekretion auch unter Teilbelastung.

B. M., geb. 24. 8. 1953, männlich (Abb. 5a–c)
Als 19jähriger Mopedunfall. Diagnose: Commotio cerebri, distale Radiusfraktur rechts, offene Femurschaftfraktur Grad I, offene Unterschenkelfraktur Grad III mit freiem, 15 cm langem Tibiafragment, beide rechts.

Das isolierte Tibiafragment wurde vom Rettungssanitäter mitgebracht. Dieses und die Wunde stark mit Gras, Erde und Autolack verschmutzt.

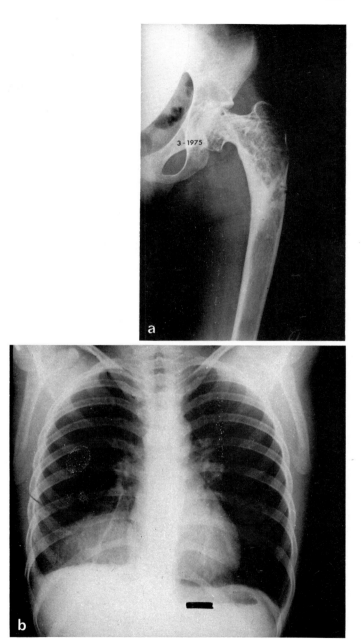

Abb. 3a–f. Patient D. A., 14 Jahre alt. **a** Metastasierendes Ewing-Sarkom proximales Femur links. Vorbehandlung: Zytostatika, Röntgenbestrahlung. Schleichende Fraktur bei Strahlenschaden, **b** Lungenmetastasen bei Ewing-Sarkom linkes proximales Femur

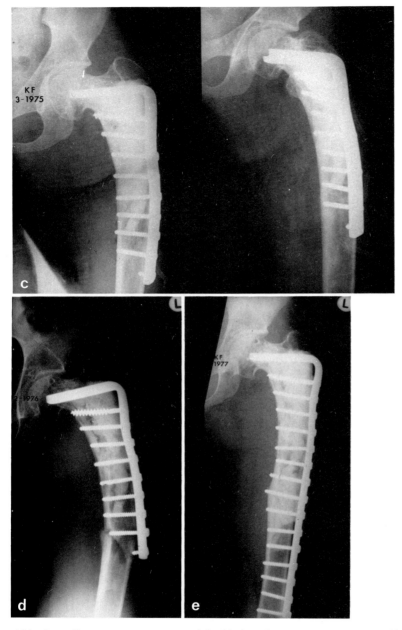

Abb. 3. c Tumorausräumung, stabile Verbundosteosynthese mit Auffüllung des Defekts durch Zement. Winkelplattenosteosynthese, **d** Ermüdungsfraktur am Übergang Plattenende zur Kompakta, **e** Erweiterte Verbundosteosynthese. Für weitere 6 Jahre, d. h. bis zum Tod, voll belastbare untere Extremität

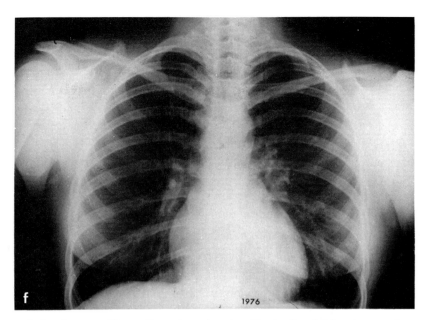

Abb. 3. f Lungenbefund unter Chemotherapie gut unter Kontrolle. 4 Monate vor dem Tode rapide Verschlechterung. Gesamtverlauf 11 Jahre

Therapie: Ausgedehntes Débridement der Unterschenkelwunde, Osteosynthese der Fibulafraktur mit kleiner Drittelrohrplatte, offene Wundbehandlung. Isoliertes Tibiafragment mechanisch gereinigt, Kältekonservierung. Reposition der distalen Radiusfraktur; Wundversorgung der Oberschenkelfraktur und Extension. Oberschenkelfraktur sekundär durch Plattenosteosynthese stabil versorgt. Wunde am Unterschenkel allmählich abgeheilt und z. T. plastisch gedeckt.

Nach 3 Monaten Replantation des 15 cm langen, kältekonservierten Tibiafragments, das längs gespalten wurde, um den Defekt zu überbrücken. In der Folge Infektion und Sequestrotomie. Später, nach vollständiger Abheilung der Weichteile „Fibula-pro-Tibia"-Plastik mit zusätzlicher großer Spongiosaplastik. Ein Jahr später Arthrodese und Stellungskorrektur des oberen Sprunggelenks. Status praesens: Rechte Extremität voll belastungsfähig.

T. G., geb. 11. 1. 1963, männlich (Abb. 6a–c)
Krankheitsbeginn mit 9 Jahren 1972. Bei längerem Gehen Schmerzen und Schwellung im Bereich des oberen Sprunggelenks rechts. 6 Monate später außerhalb Exkochleation einer aneurysmalen Knochenzyste der distalen Fibula knapp oberhalb der Wachstumsfuge. Anschließend Rezidiv und Defektvergrößerung. Juni 1973 deshalb En-bloc-Resektion von 5,5 cm Fibula unter Schonung der Wachstumsfuge, Defektüberbrückung mittels autologem Tibiaspan der gleichen Seite, Plattenosteosynthese.

Nach 7 Jahren kein Rezidiv, Restitutio ad integrum, volle Aktivität bei Sport und Spiel.

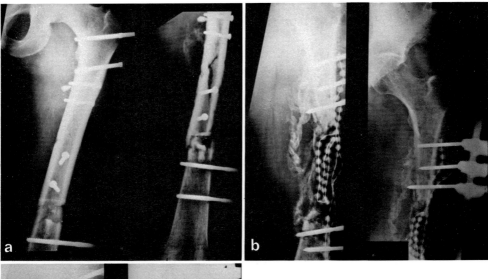

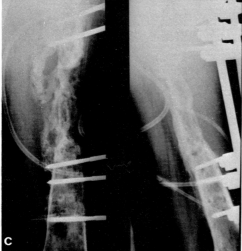

Abb. 4a—c. E. H., 31 Jahre alt. a Motorradunfall. Polytrauma mit u. a. offener Femurtrümmerfraktur Grad III links. Primärversorgung mit Fixateur externe. Sequestration von 12 cm komplettem Femurschaft, b Nach Sequestrotomie, Saug-Spül-Drainage und autologer medialer Spongiosaanlagerung. Einlage von PMMA-Ketten bei erneuter Fixateur-externe-Osteosynthese, c PMMA-Ketten entfernt. Zweite große autologe Spongiosaplastik. Noch liegende Drainage mit einer Spur Sekretion. Spongiosa heilt gut ein. Fixateur dynamisiert. Teilbelastung. Behandlung läuft noch

Abb. 5a—c. B. M., 19 Jahre alt. Motorradunfall. a Polytrauma, u. a. Unterschenkeldefektfraktur rechts mit traumatisch bedingtem Verlust von 15 cm Tibia. Fragment wird stark verschmutzt mitgebracht, b Wundversorgung und Osteosynthese der Fibulafraktur. Reinigung und Desinfektion des Tibiafragments, das kältekonserviert wird. Nach 3 Monaten Replantation des längsgespaltenen Fragments mit proximaler und distaler Einbolzung, c Das replantierte Tibiafragment sequestrierte. Daraufhin operative Entfernung. Nach Abheilung "Fibula-pro-Tibia"-Operation mit großer zentraler autologer Spongiosaplastik. Danach durch weiteren Eingriff Arthrodese des in Fehlstellung weitgehend versteiften oberen Sprunggelenks. Patient gut geh- und arbeitsfähig. Wenig Beschwerden. Bisher keine Osteitis

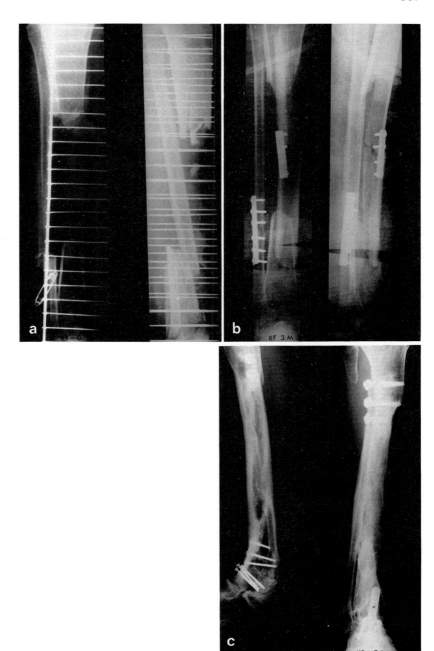

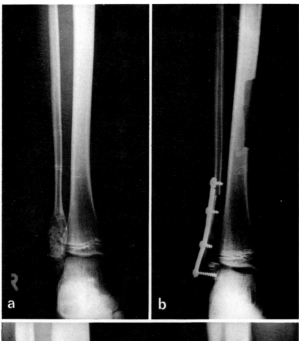
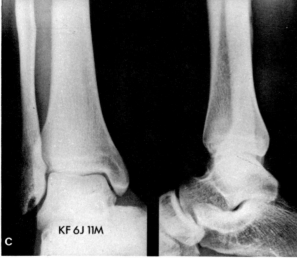

Abb. 6a–c. T. G., 9 Jahre alt. a Aneurysmale Knochenzyste rechte distale Fibula unmittelbar an Wachstumsfuge reichend. Exkochleation und Spongiosaplastik außerhalb führten nicht zum Erfolg. Vergrößerung der Zyste, b "En-bloc-Resektion" und autologe Tibiaspanplastik zur Defektüberbrückung. Drittelrohrplatte (beachte Wachstumsfuge und Spanentnahme an Tibia), c Kontrolluntersuchung fast 7 Jahre später: Anatomische Wiederherstellung der distalen gelenkbildenden Fibula. Kein Wachstumsdefizit. Volle Funktion für Sport und Spiel. Entnahmestelle anatomisch repariert

Zusammenfassung

Die Überbrückung pathologisch bedingter Knochendefekte an der unteren Extremität erfordert eine gute Planung und eine anspruchsvolle technische Durchführung. Ziel einer solchen Operation ist die Funktionserhaltung unter Wiederherstellung der Kontinuität. Je nach der Ätiologie des Defektes ist dieses Ziel nicht immer erreichbar. Das jeweilige Vorgehen im Einzelfall berücksichtigt eine ganze Reihe von Faktoren, die ausschlaggebend

sind für die Verfahrenswahl. Unter ätiologischen Gesichtspunkten lassen sich 3 Hauptgruppen unterscheiden:
1. Knochendefekte durch Karzinommetastasen,
2. Defekte bei malignen Knochentumoren (primäre Tumoren),
3. Defekte bei tumorähnlichen, gutartigen, entzündlichen oder traumatisch bedingten Prozessen.

In Abhängigkeit von Lokalisation und Ausbreitung und anderen Faktoren kommen für die häufigen metastasenbedingten Defekte v. a. die Verbundosteosynthese, Endoprothesen (Tumorprothesen) und gelegentlich die Marknagelung in Frage. Fast immer wird damit Schmerzfreiheit erzielt, die Pflege erleichtert und in einem respektablen Prozentsatz Gehfähigkeit erzielt. Bei malignen primären Knochentumoren steht die Frage der Radikalität im Vordergrund. Sie entscheidet auch über Erhaltung oder Opferung der Gliedmaße. Der Eingriff kann nur in enger Zusammenarbeit mit einem onkologischen Team geplant und durchgeführt werden.

Für alle gutartigen Tumoren oder Defekte bei chronischer Osteomyelitis bzw. posttraumatischer Osteitis, aber auch für den traumatisch bedingten Verlust von tragender Knochensubstanz kommen alle die Anatomie und Funktion wiederherstellenden Verfahren, wie Resektion mit und ohne Verkürzung, Spongiosa-/Spanplastiken zusammen mit stabiler Osteosynthese – Platten, Marknagel mit und ohne Verriegelung – zur Anwendung.

Literatur

Burri C, Betzler M (1977) Knochentumoren. Huber, Bern Stuttgart Wien (Aktuelle Probleme in Chirurgie und Orthopädie, Bd 5)
Dominok GW, Knoch HG (1977) Knochengeschwülste und geschwulstähnliche Knochenerkrankungen, 2. Aufl. Fischer, Jena
Greim D (1984) Therapiewahl und Spätergebnisse bei der Behandlung pathologischer Frakturen im Becken- und Femurbereich. Inauguraldissertation, Med. Fakultät Freiburg
Kuner EH (1972) Behandlungsmöglichkeiten hüftgelenknaher pathologischer Frakturen. Therapiewoche 22:3958
Spjut HJ, Dorfman HD, Fechner RE, Ackerman LV (1971) Tumors of bone and cartilage atlas of tumor pathology. 2. series, fasc. 5. Armed Forces Institute of Pathology, Washington
Zanoli R, G. Domenella G (1960) La transposizioni del perone nelle pseudartrosi posttraumatiche delle tibia. Chir Organi Mov 49:6

Überbrückung von Knochendefekten am koxalen Femurende durch alloplastische Spezialprothesen

H. J. Refior und H. Stürz

Orthopädische Klinik der Medizinischen Hochschule Hannover im Annastift,
Heimchenstraße 1–7, D-3000 Hannover 71

Das körpernahe Oberschenkeldrittel gilt als eine bevorzugte Lokalisation pathologischer Knochenveränderungen mit konsekutiver Defektbildung.

Ursächlich dafür sind überwiegend primäre Knochentumoren sowie metastatische Absiedlungen extraskelettärer Malignome.

Aber auch der alloplastische Hüftgelenkersatz kann im Rahmen vorzeitiger Schaftlockerungen zu Knochendefekten führen, die rekonstruktive Maßnahmen erfordern.

Nicht zuletzt sind posttraumatische Defekte zu nennen, die der Rekonstruktion bedürfen.

Wegen der meist großen Ausdehnung derartiger Substanzverluste sind der Rekonstruktion unter Verwendung autologer und homologer Knochentransplantate Grenzen gesetzt.

Speziell beim älteren Menschen ist es oft schwierig, in angemessener Zeit Stabilität und Belastbarkeit der funktionsgestörten Extremität wiederherzustellen.

Die Überbrückung eines resezierten, tumorbefallenen proximalen Femurendes wurde 1943 erstmals von Moore u. Bohlmann unter Verwendung einer Vitalliumendoprothese erfolgreich durchgeführt.

In Deutschland war es Witt, der 1958 als erster nach Tumorresektion eine stahlarmierte Plexiglasprothese implantierte.

In diesem Zusammenhang wies Witt schon damals auf die Notwendigkeit hin, tumorbefallene Knochenabschnitte, wenn möglich, durch Endoprothesen zu ersetzen, um funktionstüchtige Extremitäten zu erhalten und verstümmelnde Eingriffe zu vermeiden.

In der Folgezeit wurde von Hanslik u. Friedebold (1967) und später von anderen über entsprechende Erfahrungen, meist an Einzelfällen gewonnen, berichtet.

In den letzten Jahren wurden auch Erfahrungen anhand größerer Fallzahlen mitgeteilt (Burri u. Rüther 1974; Knahr et al. 1976; Refior u. Stürz 1977; Hepp et al. 1979; Zichner u. Heipertz 1981; Heisel u. Schmitt 1985 u. a.).

Die Entwicklung geeigneter Prothesenwerkstoffe, verbesserte Konstruktionen sowie Fortschritte in der orthopädisch-chirurgischen Technik haben inzwischen dazu geführt, daß der alloplastische Ersatz von Knochendefekten am proximalen Femurende durch Spezialprothesen zu einem wertvollen Bestandteil der Behandlung, besonders von Knochentumoren und Metastasen geworden ist.

Darüber hinaus ergeben sich aber auch Indikationen bei ausgedehnten Knochendefekten infolge von Verletzungen des proximalen Femurs und in letzter Zeit in zunehmender Zahl bei Lockerungen zementierter Hüftgelenkendoprothesen mit Femurschaftbrüchen (Sim u. Chad 1981; Zichner u. Heipertz 1981).

Unsere eigenen Erfahrungen basieren auf der Nachuntersuchung und Auswertung von 17 Patienten, die in den Jahren 1969–1977 an der Orthopädischen Klinik der Universität München operiert wurden und über die wir 1977 berichteten.

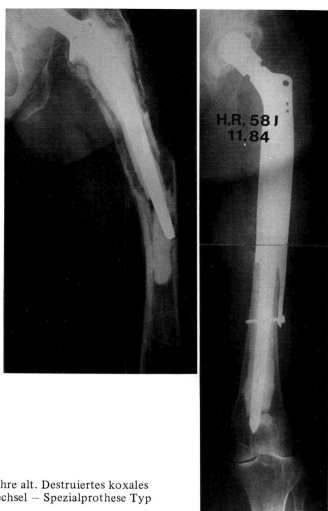

Abb. 1. Patientin H. R., 58 Jahre alt. Destruiertes koxales Femurende nach Prothesenwechsel – Spezialprothese Typ Harlaching

Weitere 9 Patienten wurden seit 1980 an der Orthopädischen Klinik der Medizinischen Hochschule Hannover operiert, kontrolliert und ausgewertet.

Bei der Gesamtzahl der Fälle handelte es sich 10mal um Primärtumoren, 13 Patienten litten an Tumormetastasen.

In 3 Fällen handelte es sich um Schaftlockerungen mit Femurfraktur nach Alloarthroplastik des Hüftgelenks, wobei es hier nicht mehr möglich war, die bestehenden Defekte mit autologen oder homologen Knochen so weit wieder aufzubauen, daß ein vitales, tragfähiges Knochenlager für einen regulären Prothesenwechsel erhalten werden konnte. Auch in diesen Fällen war die Implantation einer Spezialprothese unumgänglich (Abb. 1).

Die histologischen Tumordiagnosen sind der Tabelle 1 zu entnehmen.

Tabelle 1. Indikation zur Tumorendoprothese

Metastasen im koxalen Femur		Primärtumoren im koxalen Femur		Knochendefekt bei Endoprothesenlockerung	
Mammakarzinom	6	Chondrosarkom	2	Prothesenlockerung mit Oberschenkelfraktur	3
Hypernephroides Nierenkarzinom	3	Fibrosarkom	1		
		Osteosakrom	1		
Blasenkarzinom	1	Synoviales Sarkom	1		
Lungenkarzinom	1	Plasmozytom	1		
Bronchialkarzinom	1	Hämangioendotheliom	1		
Parotismischtumor	1	Chondromyxoidfibrom	1		
		Chondroblastom	1		
		Aneurysmatische Zyste	1		
(n = 26)	13		10		3

Das Alter der Patienten zum Zeitpunkt der Operation wies einen Zusammenhang mit der Diagnose auf. Während bei den Primärtumoren die Hälfte der Patienten jünger als 40 Jahre war, das mittlere Alter betrug hier 45 Jahre, fand sich bei den Fällen mit Metastasen kein Patient, der jünger als 40 Jahre war. Hier betrug das mittlere Lebensalter 60 Jahre.

Beide Gruppen unterschieden sich auch deutlich bezüglich der postoperativen Überlebenszeiten. Von den 10 Patienten mit Primärtumoren sind 6 innerhalb von 7 Monaten bis zu 5 Jahren nach dem Eingriff an der Tumorkrankheit verstorben. Die mittlere Überlebensdauer betrug bei diesen Fällen 3 Jahre. Die längste Überlebensdauer mit bisher 9 Jahren konnte bei einer jetzt 45jährigen Patientin mit einem Chondrosarkom registriert werden.

Demgegenüber verstarben alle Patienten mit Metastasen innerhalb von 7–15 Monaten nach dem Eingriff. Die mittlere Überlebensdauer betrug für diese Fälle lediglich 15 Monate.

Diese Unterschiede bezüglich Alter und Überlebensdauer sind unseres Erachtens bedeutsam für die Wahl des operativen Vorgehens.

Bis 1976 haben wir verschiedene Tumorprothesen implantiert, die in der Mehrzahl nach Maß spezialgefertigt werden mußten. Zeitaufwand und Kosten hierfür waren erheblich.

Seit 1976 verwenden wir ausschließlich die variable Tumorprothese Typ Harlaching, die nach Angaben von Jäger, Witt und Ungethüm konstruiert wurde.

Das Konzept einer solchen Prothesenkonstruktion muß auf den mit anderen Prothesentypen gemachten Erfahrungen basieren.

Danach ist zu fordern, daß die Prothese an der Resektionsstelle des Femurs einen bündigen Kortikalisaufsitz haben muß und daß zusätzlich zur formschlüssigen intramedulären Verankerung eine Sicherung der Rotationsstabilität gewährleistet wird.

Dies kann über eine äußere verschraubbare Lasche erfolgen, die zugleich als Zuggurtung zur Neutralisation der Biegekräfte in Varusrichtung beiträgt.

Die Schaftprothese kann nach dem Baukastenprinzip mit Köpfen unterschiedlichen Durchmessers wahlweise aus Keramik oder Metall versehen werden. Sie ist damit sowohl zum totalen Hüftgelenkersatz mit gleichzeitiger Implantation einer Polyäthylenpfanne

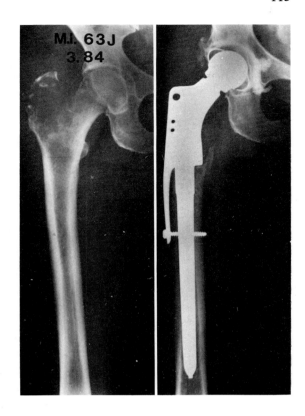

Abb. 2. Patientin M. I., 63 Jahre alt. Synoviales Sarkom proximales Femurende — TU-Spezialprothese Typ Harlaching, zementfrei

geeignet, kann aber bei intaktem Azetabulum primär auch als Hemiplastik verwendet werden.

Der Schaft kann einzementiert oder zementfrei implantiert werden. Gleiches gilt als Variationsmöglichkeit für die Pfannenimplantation, wenn hier auf eine der neuen Schraubpfannen ausgewichen wird.

Das variable Prothesensystem wird damit der überwiegenden Zahl denkbarer Situationen gerecht, ohne daß zusätzliche Spezialanfertigungen notwendig werden. Die hiermit verbundene Ökonomisierung des OP-Betriebes soll in diesem Zusammenhang nicht unerwähnt bleiben.

Das Prothesenmodell Typ Harlaching haben wir bislang 12mal implantiert; 8mal mit Azetabulum als Totalersatz am Hüftgelenk, 4mal ohne Ersatz des Azetabulums.

In 3 von 12 Fällen erfolgte die formschlüssige Schaftimplantation zementfrei (Abb. 2).

Die Anwendung der Tumorprothese am proximalen Femur ohne gleichzeitigen Ersatz des Azetabulums ist nicht unumstritten. Die Mehrzahl der Autoren führt gleichzeitig einen Pfannenersatz durch, da die Hemiplastik zu einem vorzeitigen Verbrauch des Gelenkknorpels und zu einer erneuten Beschwerdezunahme nach anfänglicher Schmerzlinderung führen kann (Dobbs et al. 1981; Zichner u. Heipertz 1981).

Obgleich dieser Einwand zutrifft, so verliert er doch an Bedeutung, wenn man die mittlere Überlebenszeit der wegen Metastasierung operativ behandelten Patienten von 15 Monaten berücksichtigt.

In dieser Zeit ist in der Regel nicht mit einem Aufbrauch des Azetabulums und mit funktionsbehindernden Schmerzen zu rechnen.

Wir haben bei 8 von 26 Patienten ausschließlich mit Metastasen des proximalen Femurendes eine Hemiplastik durchgeführt und in keinem der Fälle bis zum Lebensende eine schmerzhafte Funktionsbehinderung aufgrund einer Funktionsstörung im Azetabulum beobachtet.

Andererseits fanden wir aber bei der Implantation der Hemiplastik gerade bei diesen Patienten einen erheblichen Gewinn in der primären Belastbarkeit sowie in der primären Stabilität der Gelenkführung.

Zu den wesentlichen Komplikationen der Implantation von Tumorspezialprothesen am proximalen Femur mit Azetabulumersatz gehört die hohe Luxationsrate.

Diese wird bei allen Autoren übereinstimmend in einer Größenordnung zwischen 20 und 30% angegeben (Refior u. Stürz 1977; Hepp et al. 1979; Zichner u. Heipertz 1981; Heisel u. Schmitt 1985).

Wir sahen bei den 18 Spezialprothesen des Typ Harlaching in unserem Krankengut in 3 Fällen postoperativ eine Prothesenluxation, die ihre Ursache in einer mangelhaften muskulären Führung des Gelenks hatte.

Demgegenüber ereignete sich bei keinem der 8 Patienten mit einer Hemiplastik postoperativ eine Prothesenluxation.

Der stabile Sitz des entsprechend gewählten Kopfes der Hemiplastik in der Gelenkpfanne ist somit ein nicht zu unterschätzender Vorteil dieser Implantationsweise.

Wenn dagegen die Ausgangssituation des Patienten bei einem Primärtumor mit relativ guter Dignität auch eine günstige Überlebensprognose beinhaltet, so würden wir in jedem Falle auch in Kenntnis der höheren Luxationsrate primär das Azetabulum mit ersetzen.

Die zementfrei implantierten Schäfte bei 3 Patienten zeigten im Beobachtungszeitraum von 1,5–2,5 Jahren keine Lockerungszeichen oder Schmerzen.

Im Gegensatz zu anderen Autoren, die auf eine Fixierung der Glutaealmuskulatur und des Vastus lateralis an der Prothese großen Wert legen (Burri 1976; Heisel u. Schmitt 1985), sehen wir keine Notwendigkeit dazu, die vorhandene Glutaealmuskulatur und Oberschenkelmuskulatur unmittelbar mit der Prothese zu verbinden.

Zur Sicherung der primären Gelenkstabilität und zur guten muskulären Führung des Hüftgelenks erscheint es uns wesentlich, die Glutaealmuskulatur mit dem Vastus lateralis und dem Rectus femoris unter guter Vorspannung durch Naht zu vereinigen und der Prothese damit einen festen Muskelmantel zu geben. Zusätzlich legen wir Wert auf eine feste Fasziennaht.

Bei Beachtung dieser Grundsätze haben wir unsere Patienten postoperativ für einen Zeitraum zwischen 1 und 3 Wochen immobilisiert und lediglich isometrisches Muskeltraining und geführte Bewegungen im Bett ausführen lassen.

Mobilisierung und Teilbelastung gestatteten wir je nach muskulärer Führung des Gelenks und allgemeinem Kräftezustand des Patienten nach 1–3 Wochen.

Schaftlockerungen oder Prothesenschaftbrüche haben wir im postoperativen Beobachtungszeitraum nicht erlebt.

Das Ziel der Überbrückung von Knochendefekten verschiedener Ursache am koxalen Femurende ist die schnelle Schmerzbefreiung, dauerhafte Stabilität der Gliedmaße und Beweglichkeit des Hüftgelenks sowie die emotionale und psychische Stabilisierung des Patienten.

Enneking (1983) beschrieb den Stellenwert der Resektionsbehandlung in der Chirurgie von Knochentumoren wie folgt: „Die Resektion muß im onkologischen Sinne vollkommen sein. Die Rekonstruktion muß orthopädisch optimal sein und 3. muß jedes Vorgehen für den Patienten maßgeschneidert sein".

Dieses Postulat gilt unseres Erachtens nicht nur für die Resektionsbehandlung der Knochentumoren, sondern in gleicher Weise für die Überbrückung von Knochendefekten anderer Ätiologie.

Mit der Anwendung alloplastischer Spezialprothesen am koxalen Femurende können wir diesem hochgesteckten Ziel in vielen Fällen genügen.

Literatur

Burri C (1976) Eine modifizierte Tumorprothese zur Versorgung von Tumoren, Metastasen und pathologischen Frakturen am Schenkelhals und proximalen Femur. Aktuel Traumatol 6:203

Burri C, Rüther A (1974) Erweiterte prothetische Versorgung bei pathologischen Frakturen und Tumoren im Hüftbereich. Akt Traumatol 4:281

Dobbs HS, Scales JT, Wilson JN, Kemp HBS, Burrows HJ, Sneath RS (1981) Endoprosthetic replacement of the proximal femur and acetabulum. J Bone Joint Surg [Br] 63:219–224

Enneking WF (1983) The place of resection in bone tumor surgery. In: Chao EJ, Ivins JC (eds) Tumor prostheses for bone and joint reconstruction. Thieme-Stratton, New York, pp 329–331

Hanslik L, Friedebold G (1967) Möglichkeiten und Grenzen der chirurgischen Behandlung maligner mesenchymaler Tumoren des Bewegungsapparates. Z Orthop 104:489

Heisel J, Schmitt E (1985) Endoprothetischer Hüftgelenksersatz mit der "Krückstock"-Alloplastik bei proximaler Femurdestruktion. Orthop 21:817–826

Hepp WR, Blauth W, Skripitz W (1979) Erfahrungen mit Spezialprothesen am coxalen Femurende. Z Orthop 117:928–937

Knahr K, Locke H, Plaue R et al (1976) Hüftendoprothesen bei Tumoren des coxalen Femurendes. Orthop Prax 12:647

Moore AT, Bohlman HR (1943) Metal hip joint. A case report. J Bone Joint Surg 25:688

Refior HJ, Stürz H (1977) Erfahrungen mit der Alloarthroplastik bei Tumoren und Metastasen des coxalen Femurendes und des proximalen Humerus. Arch Orthop Unfallchir 89:139–155

Sim FH, Chao EYS (1981) Hip salvage by proximal femur replacement. J Bone Joint Surg [Am] 63:1228–1238

Witt AN (1959) Zum Problem des Knochenersatzes durch Endoprothesen. Z Orthop 91:193

Zichner L, Heipertz W (1981) Der Ersatz des proximalen Femurendes. Z Orthop 119:102–110

Diskussion: Untere Extremität — knöcherne Defekte

M. Sparmann

Orthopädische Klinik und Poliklinik der Freien Universität Berlin im Oskar-Helene-Heim, Clayallee 229, D-1000 Berlin 33

Bevorzugte Lokalisation pathologischer Knochenveränderungen ist das körpernahe Oberschenkeldrittel. Hier finden sich häufig Metastasen von Mamma, Prostata, Bronchial- und anderen Karzinomen sowie eine Reihe primärer Knochentumoren.

Die Operationstaktik ist abhängig von der Gesamtsituation des Patienten, bei Tumordefekten insbesondere von der Kenntnis, ob ein primärer Tumor, eine erste Fernmetastase oder eine multiple Metastasierung vorliegt. Primärtumoren werden nach onkologisch-chirurgischen Gesichtspunkten heute radikal reseziert, möglichst unter Erhalt der Extremität.

Studien haben selbst bei hochmalignem Osteosarkom unter Einsatz hochpotenter Zytostatika gute Langzeitergebnisse bei Resektionsbehandlungen gezeigt. Liegt eine solitäre Metastase bei radikal operiertem Primärtumor vor, wird in derselben Weise vorgegangen. Palliative Verbundosteosynthesen sollten nur bei infauster Prognose durchgeführt werden. Wird die Osteosynthese belastet, sollte immer eine Spongiosaplombe auf der Medialseite des Femurs eingebracht werden, um die Druckbelastungen aufzunehmen. Wird nach einer Knochenresektion ein Markraumnagel eingebracht, ist eine Spongiosaplastik zwingend erforderlich. Der Knochen in der Umgebung von Metastasen weist eine geringe Regenerationspotenz auf, so daß die durch das Aufbohren bereitgestellte Spongiosa im Defektbereich nicht ausreicht. Die Markraumnägel insbesondere als Verriegelungsnägel stellen eine sinnvolle Alternative zur Verbundosteosyhthese dar unter der Voraussetzung, daß der Tumor zunächst radikal exstirpiert wurde; andernfalls ist das Verschleppen von Tumorzellen im Markraum möglich.

Häufig zeigen sich osteolytische Tumorveränderungen im Schenkelhals, so daß der endoprothetische Ersatz des Hüftgelenkes sinnvoll ist. Bei großer Tumorausdehnung kommen in diesen Fällen Tumorprothesen zur Anwendung. Das Harlachinger-Modell nach Jäger, Witt und Ungethüm bietet als Baukastensystem variable Implantationsmöglichkeiten. Gegenüber konventionellen Tumorprothesen hat dieses Modell den Vorteil der erhöhten Rotationsstabilität aufgrund einer Kortikalislasche, die zur formschlüssigen intramedullären Verankerung führt. In den Nachuntersuchungsergebnissen zeigt sich, daß die Hemiplastik, also ohne Ersatz des Azetabulums, wesentlich weniger postoperative Komplikationen aufwies, d. h. wesentlich seltener Luxationen auftraten als bei Totalendoprothesen. Dies wird auf die bessere mechanische Führung der Hemialloarthroplastik zurückgeführt. Die Muskulatur ist nicht nur an der Prothese zu verankern, sondern auch über der Prothese zu schließen, um eine gute Prothesendeckung zu realisieren. Eine relative Beinverlängerung der operierten Seite kann die Krafteinleitung vermindern und damit die Last herabsetzen.

Die Verwendung von Tumorprothesen führt dazu, daß primäre Knochentumoren ebenso wie solitäre Metastasen radikal lokal operiert werden können.

Die zusätzlichen Untersuchungsmethoden, wie CT, Kernspintomographie, Sequenzszintigraphie usw., ermöglichen eine genaue Lokalisation der Tumorgröße. Im allgemeinen gilt, daß ein Lokalrezidiv als operationstaktische Fehleinschätzung angesehen werden muß. Das Design und die tribologischen Eigenschaften der Tumorprothesen reichen heute aus, um dem Patienten einen langfristigen Funktionserhalt der geschädigten Extremität zu gewährleisten.

Indikation und Technik der Spalthauttransplantation (mit und ohne Infekt)

B. Friedrich

Unfall-Chirurgische Klinik, Zentralkrankenhaus, St.-Jürgen-Straße, D-2800 Bremen 1

Angesichts der angesprochenen Themenauswahl mit der zu erwartenden Vielfalt spektakulärer Heilmethoden und Heilerfolge stellt sich die Spalthauttransplantation mit eher bescheidenen Ergebnissen als eine etwas trockene und altbackene Methode dar, die aber doch für sich in Anspruch nehmen darf, daß sie an der unteren Extremität meist vor allen anderen Verfahren Verwendung findet.

Gerade an der unteren Extremität stellt die Durchblutung ein besonderes Problem dar. Sie wird von der Hüfte bis zu den Zehen immer schlechter, und so wird dem einfachsten Verfahren nicht selten der Vorzug zu geben sein [6].

Unsere Erkenntnisse auf dem Gebiet der Wundbehandlung haben neue Wege aufgezeigt: Nach Verletzungen im Extremitätenbereich steht die Stabilisierung des Knochens als Infektionsprophylaxe an erster Stelle, sowohl für den Knochen als auch für den Weichteilmantel. Für primär offene Weichteilwunden und solche Wunden, die nach Primärversorgung des Knochens nicht völlig gefahrlos verschlossen werden können, stehen uns heute zum Wundverschluß synthetische Hautersatzmaterialien zur Verfügung, die uns problemlos in die Lage versetzen, eigentich immer, wenn wir es wollen, eine Wunde zu verschließen, so groß sie auch sein mag [2].

Nach Exzision oder primärem Defekt größerer Weichteilbezirke verzichten wir fast immer auf eine sofortige autoplastische Hautdeckung, zumal eine wenige Tage alte Wunde ein freies Hauttransplantat sicherer akzeptiert als eine frisch exzidierte Wunde. Dabei muß allerdings eine bakterielle Kontamination der Wunde weitgehend verhindert werden. Hier leistet wiederum der synthetische Hautersatz als Zwischenlösung bis zur autologen Spalthauttransplantation hervorragende Dienste.

Für die Transplantation autologer Haut unterscheiden wir zwischen dünnen, halbdicken und dicken Lappen, wobei diese Einteilung sich ausschließlich auf den geweblichen Aufbau der Haut und nicht auf absolute Maße bezieht [3]. So ist z. B. ein Vollhautlappen von der Leiste in absoluter Dicke dünner als ein Spalthautlappen vom Rücken. Unter einem Vollhautlappen versteht man ein Transplantat, das die Epidermis und die gesamte Lederhaut (Corium), also die volle Kutis – jedoch kein subkutanes Fett – enthält. Bei halbdicken Lappen wird die Lederhaut etwa in der Mitte gespalten (daher der Name Spalthautlappen). Die dünnen oder Thiersch-Lappen sind keine reinen Epidermislappen – wie oft behauptet –, denn auch sie enthalten immer noch mehr oder weniger Coriumanteile [3]. Interessant ist hier zweifellos die Analogie zur dermalen Verletzung bei Verbrennungen: Bei den zweitgradigen Verbrennungen entspricht die Nekrosetiefe etwa dem Spalthautlappen, Verbrennungen III. Grades entsprechen dann mindestens dem Vollhautlappen [3].

Dementsprechend verhält sich nach Entnahme des Hautlappens natürlich auch der Entnahmedefekt, der sich um so langsamer regeneriert und epithelisiert, je tiefer der Hautdefekt war. So empfiehlt es sich, Vollhautentnahmedefekte, die praktisch keine epithelialen Regenerationszentren mehr im Entnahmebett enthalten, durch direkte Naht zu verschließen oder sie wiederum sogar durch ein dünnes Hauttransplantat zu decken. Aber auch nach der Entnahme von schmalen Spalthautstreifen – etwa am Oberschenkel – wird es manchmal sinnvoll sein, nicht auf die sekundäre Epithelisation zu warten, sondern gleich von vornherein den Entnahmedefekt zu exzidieren und die Haut primär zu verschließen. Postoperative Schmerzfreiheit und das kosmetisch bessere Resultat rechtfertigen gelegentlich den etwas größeren Eingriff [8].

Was bei dünnen Transplantaten dem Entnahmedefekt zugute kommt, fehlt dem eingeheilten Lappen später an der Empfängerstelle. Das heißt, dünne Lappen sind funktionell nicht so widerstandsfähig wie dicke, zeigen stärkere Pigmentunterschiede zur Umgebung und neigen gelegentlich auch zu Sekundärschrumpfungen, die nicht nur kosmetisch, sondern auch funktionell von Nachteil sein können. Andererseits wieder hat die Vollhaut gegenüber der Spalthautplastik durchaus Nachteile: Denn obwohl zwischen der dicken Spalthaut kein grundsätzlicher Unterschied besteht, so erfordert die Vollhaut doch wesentlich mehr Zeit bis zur Einheilung, sie ist hinsichtlich der Ernährung anspruchsvoller und fällt daher häufiger der Nekrose zum Opfer [1, 5].

Die Einheilungsvorgänge des Transplantats gleichen weitgehend dem Entzündungsgeschehen der Wundheilung, wobei allerdings dem Hauttransplantat eine rein passive Rolle zukommt [3, 4, 5]. Der erste Kontakt zwischen Empfängerbett und Transplantat wird durch das Exsudat des Wundgrundes und sein Fibrin hergestellt. Je glatter und ebenmäßiger der Wundgrund, desto dünner das Fibrinnetz und desto eher kommt der Gefäßanschluß des Transplantats zustande. Vom 2. Tage an kommt es zur Revaskularisation des Transplantats aus dem Empfängerbett heraus. Es werden Kurzschlüsse geschaffen zwischen dem beiderseitigen Gefäßsystem, und nach etwa 6 Tagen ist die Fibrinschicht vollständig organisiert. Nach 9–10 Tagen ist die Vaskularisation des Transplantats abgeschlossen. Alle weiteren Heilungsvorgänge am Lappen, wie Schweiß- und Talgsekretion, Haarwachstum, evtl. Reinnervation usw., nehmen dann sehr viel mehr Zeit in Anspruch und können Wochen, Monate und sogar Jahre dauern [3, 4].

Die zeitlichen Abläufe der Einheilungsvorgänge lassen sich prinzipiell in 3 Phasen zusammenfassen: die Phase der Diffusion, der Vaskularisation und der Organisation. Die funktionelle Anpassung schließlich benötigt (dann erst nach der Einheilung) längere Zeit.

Diese Stadieneinteilung ist für die Klinik insofern von Interesse, als der erste Verbandwechsel durch sie bestimmt wird: Er erfolgt etwa am 4. Tage, wenn die Vaskularisation bereits in vollem Gange ist. Daß dabei mit Vorsicht und zarter Hand vorzugehen ist, lernt bereits der Anfänger, schon aus lauter Angst vor dem Abreiben und damit dem Untergang seines Transplantats!

Das Empfängerbett ist zunächst also für die Einheilung der limitierende Faktor. Als alleinig aktiver Partner hat es für die Einheilung des Spalthauttransplantats die wesentliche Bedeutung. Sowohl unter aseptischen als auch unter septischen Bedinungen wird das Einheilen des transplantierten Hautlappens von einigen Faktoren abhängig sein, deren erster, die Eigendicke des Transplantats selbst, schon angedeutet wurde.

Je dünner der Lappen, um so anspruchsvoller wird er einheilen, oder anders ausgedrückt: Je schlechter das Lager, also die Ernährung sein wird, um so dünner und kleiner muß das Transplantat gewählt werden [1, 3, 5, 6].

Die Vitalität des Lagers also ist der entscheidende Faktor, eine Tatsache, auf die schon Lexer für jegliche Transplantation mit Recht immer wieder hingewiesen hat. Die Spalthaut selbst ist eher gutmütig: Sie wächst eigentlich überall da an, wo ein vaskularisierter Untergrund vorhanden ist, selbst auf Sehnen oder Knochengewebe [5]. So kommt insbesondere bei primär schlecht durchbluteten und auch bei infizierten Wunden der Vorbereitung des Lagers zur Transplantation eine besondere Bedeutung zu. Es wird darauf ankommen müssen, die sekundär heilende Wunde möglichst bald in die Lage zu versetzen, an ihrer Oberfläche so gut durchblutet zu sein, daß sie ein Spalthauttransplantat auch annehmen kann. Diese Konditionierung der Wunde läßt sich durch die eingangs erwähnten Hautersatzmaterialien bewerkstelligen, die heute auch ihrerseits jeweils ganz bestimmte Indikationsgebiete besitzen. Insbesondere im aseptischen Bereich lassen sich hier die Granulationsphasen positiv beeinflussen, und der Vorteil ihrer Anwendung liegt im Zeitgewinn, nicht zuletzt auch im Einsparen eines Hauttransplantats, das ohne entsprechende Vorbereitung des Lagers stärker gefährdet sein könnte [2, 5].

Zur Konditionierung des Wundgrundes steht außerdem eine Reihe von Medikamenten zur Verfügung, deren Wirksamkeit meist auf enzymatischer oder antibiotischer Basis beruht. In diesem Zusammenhang soll an die hervorragende Wirksamkeit des altbewährten und noch dazu preiswerten physiologischen und hypertonischen Kochsalzes erinnert werden. Nicht ganz so billig wie Kochsalz, aber zweifellos von hoher Wirksamkeit ist ein neues Präparat, das als Sauerstoffdonator die Regeneration der Wundheilung außerordentlich positiv beeinflußt [7].

Der Kontakt der transplantierten Spalthaut auf dem Lager kann gestört werden durch ein Hämatom oder sogar Eiter unter dem Lappen, was natürlich zur Abhebung des Transplantats und damit zur Nekrose führen kann. Deshalb müssen Blutungen im Transplantatlager vermieden werden, größere zusammenhängende Transplantate können geteilt oder gestichelt werden, um möglichen Sekreten rechzeitig Abfluß zu verschaffen. Diesem Vorgehen sind natürlich auch kosmetische Grenzen gesetzt. Das Problem des gestörten Sekretabflusses allerdings wird von vornherein leicht umgangen durch die Verwendung von Netzhaut, dem bekannten Meshgraft. Hier wird das Hauttransplantat durch eine Messerwalze so eingeschnitten, daß es wie ein Netz auseinandergezogen werden kann. Diese Methode hat den Vorteil einer erheblichen Vergrößerung des Transplantats und den des besprochenen Sekretabflusses, jedoch den Nachteil der oft doch recht erheblichen kosmetischen Einbuße, die so weit gehen kann, daß man sich wieder an den Beginn der Hauttransplantation mit dem Reverdin-Läppchen bzw. seinem Negativ versetzt glaubt. Andererseits aber können auch diese netzförmig verteilten Epithelinseln so gut einheilen und sich verbinden, daß sehr brauchbare und gute kosmetische Ergebnisse resultieren.

Ein weiterer Faktor für das Angehen der Spalthaut ist wie bei jeder Wunde die mechanische Ruhigstellung des Transplantats [3]. Die Verbandanordnung und auch der Verbandwechsel müssen jeweils so gewählt werden, daß Scherbewegungen zwischen Transplantat und Lager nicht auftreten können. Jede Wunde braucht Ruhe zum Heilen, und das gilt auch für die Haut.

Keimfreiheit ist zwar nicht die Voraussetzung für ein gutes Einheilen des Hauttransplantats, Keimarmut sollte jedoch stets bestehen sowohl durch die präoperative Vorbereitung der Wunde als auch durch ein gründliches chirurgisches Débridement, das makroskopisch erkennbare Nekrosen im Transplantatlager in jedem Falle entfernen muß [5].

Indikation

Eine primäre Defektdeckung mit autologer Spalthaut führen wir heute eigentlich nur noch im Ausnahmefall bei sehr kleinen Defekten, besonders bei Kindern, durch, sonst geben wir stets dem synthetischen Hautersatz primär den Vorzug.

Die sekundäre Deckung älterer Wunden stellt ohne Zweifel das Hauptindikationsgebiet dar. Dabei kommt der Vorbereitung des Transplantatlagers — der sog. Konditionierung der Wunde — besondere Bedeutung zu. Sie macht bei größeren, insbesondere infizierten Wunden oft nicht überall die gleichen Fortschritte. In dieser Situation ist es möglich und sinnvoll, jeweils besser vorbereitete Areale gewissermaßen Schritt für Schritt mit Spalthaut zu decken und so die große Wunde mit ihrer Infektion und Sekretion relativ rasch zu verkleinern.

Die Deckung mit Epithel ist stets ein wichtiges Ziel in der Behandlung sekundär heilender Wunden. Im Rahmen des gesamten Behandlungskonzeptes kommt dem Spalthauttransplantat meist lediglich die Rolle einer adjuvanten therapeutischen Teilmaßnahme zu — zugegebenermaßen aber einer recht wichtigen.

Literatur

Buck-Gramcko D (1968) Deckung von Hautdefekten an der Haut (1). Chir Prax 12:85—94
Domres B, Veihelmann D, Seboldt H (1979) Temporärer Hautersatz mit Kunststoffolien. Hefte Unfallheilkd 138:285—289
Gelbke H (1963) Wiederherstellungsende und plastische Chirurgie, Bd 1. Thieme, Stuttgart
Hernandez-Richter HJ, Struck H (1970) Die Wundheilung. Thieme, Stuttgart
Hierholzer G (1976) Freie Hauttransplantation. Schriftenreihe Unfallmed. Tagungen der Landesverbände des gewerbl. Berufsgenossenschaften, Heft 29, S 61—67
Köhnlein E (1973) Wiederherstellende Eingriffe an der unteren Extremität. Schriftenreihe Unfallmed. Tagungen der Landesverbände der gewerbl. Berufsgenossenschaften, Heft 20, S 201—207
Kühne HH, Müller-Wiefel H (1985) Die Hypoxie als limitierender Faktor der Wundheilung. Vortrag 1. Jahrestagung der Deutschen Gesellschaft für Gefäßchirurgie München 30. 11. 1985
Widmaier W (1976) Entnahmestellen bei freien Hauttransplantaten. In: Hollwich F, Walter C (Hrsg) Plastisch-chirurgische Maßnahmen bei Spätfolgen nach Unfällen. Thieme, Stuttgart, S 97—101

Kombinierte lokale Verschiebelappen (Brückenlappen und Schwenklappen) zur Deckung von Weichteildefekten

J. Poigenfürst und A. Graff

Unfallkrankenhaus Lorenz Böhler, Donaueschingenstraße 13, A-1200 Wien

Definition

Ein örtlicher Verschiebelappen ist ein aus der unmittelbaren Umgebung des Defektes entnommener Lappen aus voller Hautdicke mit darunter liegendem Fettgewebe, der an

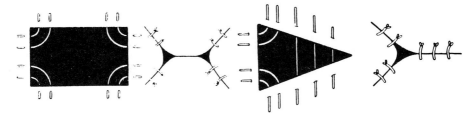

Abb. 1. Primärer Wundverschluß durch besondere Nahtanordnung [1]

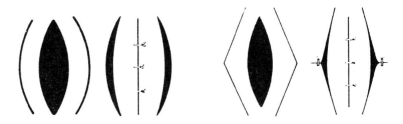

Abb. 2. Primärer Wundverschluß durch Entspannungsschnitte [1]

seiner Basis mit der ursprünglichen Umgebung und seiner Blutversorgung in Verbindung bleibt. Diese Verbindung wird auch später nicht mehr unterbrochen. Die Vorteile sind:
1. sofortiger Wundverschluß,
2. Ähnlichkeit der verwendeten Haut in Aufbau und Aussehen mit der fehlenden Haut,
3. kurzer Heilungsverlauf.

Lappenformen

Bürkle de la Camp [1] gibt verschiedene Arten der örtlichen Weichteilverschiebung an, durch die ein primärer Wundverschluß erzielt werden kann (Abb. 1–3). Dies geschieht entweder durch besondere Anordnung der Nähte, wie z. B. bei nicht zu großen viereckigen oder dreieckigen Defekten, durch Entspannungsschnitte bei längsgestellten schmalen Defekten und durch Hilfsschnitte mit Verschiebung oder Rotation der dadurch entstandenen Haut-Fettgewebe-Lappen. Eine weitere Form stellt der Brückenlappen dar, der entweder als beidseits gestielter Lappen angelegt oder aus 2 einseitig gestielten Dehnungslappen zusammengesetzt wird (Abb. 4). Verschiedene Rotationslappen für den Verschluß von Dekubitalgeschwüren zählen ebenfalls zu dieser Gruppe (Abb. 5). Die wahre Problematik des Gewebedefekts zeigt sich aber nicht so sehr am Druckgeschwür, sondern eher am posttraumatischen Hautdefekt des Unterschenkels.

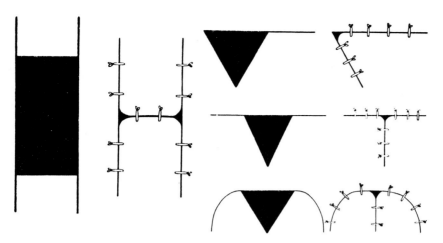

Abb. 3. Primärer Wundverschluß durch Hilfsschnitte [1]

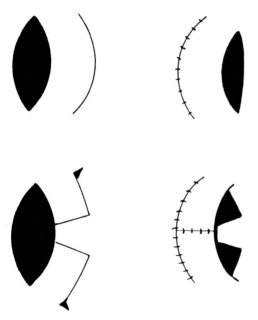

Abb. 4. Primärer Wundverschluß durch einen beidseits gestielten oder 2 einseitig gestielte Brückenlappen

Eigenes Material

Das Patientengut des Unfallkrankenhauses Lorenz Böhler enthält in den 3 Jahren vom 1. 1. 1982 bis zum 31. 12. 1984 78 Verletzte mit posttraumatischen Weichteildefekten am Unterschenkel. Bei Aufschlüsselung der zur Defektdeckung verwendeten plastischen Maßnahmen ergibt sich die überraschende Feststellung, daß kein einziger örtlicher Verschiebelappen verwendet wurde. Der Großteil der Defekte, nämlich 57, wurde durch

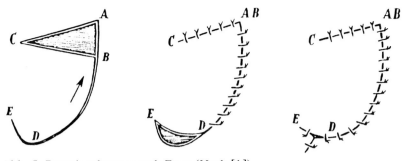

Abb. 5. Rotationslappen nach Esser (Nach [1])

Tabelle 1. Versorgung von Hautdefekten am Unterschenkel (Unfallkrankenhaus Lorenz Böhler 1. 1. 1982–31. 12. 1984) (n = 78)

Freie Transplantate	71	Gestielte Transplantate	7
Reverdinläppchen	7	Lokal myokutan	4
Spalthaut-Stamps	5	Mikrovaskulär	3
Meshcraft	13	Lokale Verschiebelappen	0
Spalthaut	44		
Vollhaut	2		

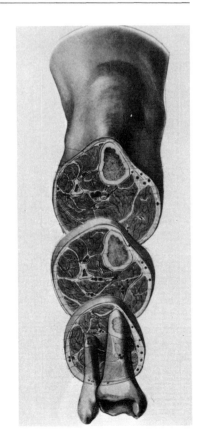

Abb. 6. Querschnitte durch den Unterschenkel zur Darstellung der Weichteildeckung der Streckmedialseite des Schienbeins

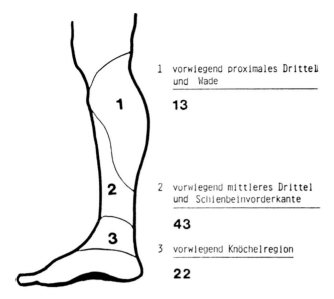

Abb. 7. Lokalisation von 78 Weichteildefekte (1. 1. 1982– 31. 12. 1984)

Tabelle 2. Größe von 78 Weichteildefekten am Unterschenkel (Unfallkrankenhaus Lorenz Böhler 1. 1. 1982–31. 12. 1984) ($\bar{x} = 4400$ mm^2)

Bis 500 mm^2	9
Bis 1 000 mm^2	15
Bis 2 000 mm^2	19
Bis 4 000 mm^2	16
Bis 16 000 mm^2	9
Bis 256 000 mm^2	3
	78

geschlossene oder genetzte Spalthautlappen gedeckt (Tabelle 1). Es wurden insgesamt nur 7 gestielte Lappen verwendet, und zwar 4 lokal gestielte myokutane Lappen und 3 mikrovaskulär gestielte Lappen. Der Grund ist in den besonderen Gegebenheiten am Unterschenkel zu sehen (Abb. 6). Ein beträchtlicher Teil des Unterschenkels, nämlich die Schienbeinvorderkante, ist für örtliche plastische Maßnahmen denkbar ungeeignet, und gerade in diesem Gebiet befindet sich ein Großteil der Defekte (Abb. 7). Die zahlreichen Muskelsepten hemmen zusätzlich die Verschieblichkeit der Haut, und es muß auch berücksichtigt werden, daß ein Hautlappen von ausreichender Breite – nämlich mindestens 4 cm – je nach Lokalisation und Stärke des Beines etwa 1/6 bis 1/10 des Unterschenkelumgangs ausmacht. Die Gefahr, den Verschiebelappen durch Gewebespannung teilweise zu verlieren, ist daher sehr groß. Die in unserem Material gemessenen Weichteildefekte waren im Durchschnitt 4500 mm^2 groß (Tabelle 2) und reichten von 500 mm^2, also etwa 5 x 1 cm, bis 250000 mm^2, also z. B. einer Wundgröße von 20 x 12 cm. Die meisten Defekte waren 1000 bis 4000 mm^2 groß.

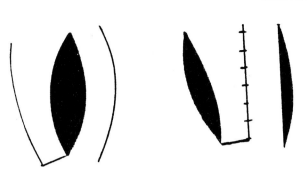

Abb. 8. Verschluß eines prätibialen Defekts durch kombinierte lokale Verschiebelappenplastik

Angesichts dieser Defektgröße und der oft verschiedenen Ausgangssituationen am Unterschenkel ergibt sich die Notwendigkeit, mit anderen Methoden zum Ziel zu kommen. Einerseits kann bei offenen Frakturen manchmal eine primäre Defektdeckung mit Spalthaut oder Vollhaut erreicht werden. Bei zu großen tiefgehenden Defekten bewährt sich die temporäre Bedeckung mit Kunsthaut sehr gut. Die sich bildenden Granulationen können sowohl den örtlichen Knochen als auch verpflanzte Spongiosa überdecken und lassen sich dann durch geschlossene oder genetzte Spalthaut sehr gut versorgen.

Wenn großflächige anhaftende Narben mit schlechter Ernährung vorliegen, würde auch ein lokaler Haut-Fettgewebe-Lappen keine wesentliche Verbesserung bringen, und bei subkutanen Nekrosen, wie etwa bei einem zu spät operierten Kompartmentsyndrom, ist einerseits eine primäre Defektdeckung ungünstig, andererseits kann doch sehr häufig nach dem Abschwellen der Extremität eine direkte Naht in einem oder in mehreren Schritten erzielt werden.

Es ergibt sich also im Hinblick auf das Motto des Symposiums die Feststellung, daß der strengen Definition entsprechende örtliche Verschiebelappen zur Defektdeckung am *Unterschenkel* zwar nicht *neu* sind, sich aber auch *nicht bewährt* haben, und daß wir heute über bessere und sicherere Methoden verfügen.

Aus einer erweiterten Definition des örtlichen Lappens entspringt die fasziokutane Plastik. Schon beim gekreuzten Beinlappen hat sich die Mitverpflanzung der Faszie als Notwendigkeit erwiesen [2], weil dadurch der venöse Abfluß und u. U. auch die sensible Versorgung des gehobenen Areals erhalten bleiben. Müller [3] hat zur prätibialen Defektdeckung im mittleren Unterschenkeldrittel eine sog. „kombinierte lokale Verschiebelappenplastik" angegeben, die auf dem Prinzip der subfaszialen Lappenmobilisierung beruht. Sie besteht aus der Kombination zweier Lappenformen. Ein lateral subfaszial abgehobener Schwenklappen und ein medialer subfaszialer Brückenlappen werden über dem Defekt vereinigt und die beiden Entnahmestellen mit Spalthaut oder genetzter Haut gedeckt (Abb. 8). Wir haben mit dieser Methode keine Erfahrungen. Müller beschreibt in seiner Mitteilung 2 erfolgreich behandelte Fälle und hat das Verfahren seitdem 8- bis 10mal zum Großteil mit gutem Erfolg angewendet [4].

Literatur

1. Bürkle de la Camp (1956) Chirurgische Operationslehre. Urban & Schwarzenberg, München Wien Baltimore
2. Kutscha-Lissberg E (1975/76) Erfahrungen mit der erweiterten Lappenplastik zur primären Deckung großer Hautdefekte bei offenen Unterschenkelbrüchen. Chir Prax 20:91–97
3. Müller HA (1981) Eine kombinierte lokale Verschiebelappenplastik zum Verschluß prätibialer Weichteildefekte. Chir Prax 28:651–656
4. Müller HA (1986) Persönliche Mitteilung

Defektdeckung am Unterschenkel mit gestielten und freien Haut- und Muskelplastiken

H. G. Haas

Berufsgenossenschaftliche Unfallklinik, Friedberger Landstraße 430, D-6000 Frankfurt/Main 60

Wenn bei tiefreichenden Defekten des Weichteilmantels am Unterschenkel der Untergrund eine Spalthautdeckung nicht erlaubt, etwa bei freiliegenden Sehnen und Knochen, wenn die den Defekt umgebende Haut in größerer Ausdehnung trophisch gestört oder narbig verändert ist, so daß lokale Verschiebelappen nicht möglich sind, dann müssen andere Verfahren zur Defektdeckung herangezogen werden.

Fernstiellappen

Fernstiellappenplastiken setzen voraus, daß Untergrund und Rand des Defektes genügend vaskularisiert sind, so daß der Lappen einheilen kann, bis sein ernährender Stiel durchtrennt wird. Das Zufallsmuster der Gefäßversorgung erlaubt nur ein Längen-Breiten-Verhältnis von höchstens 2:1. Je nach Zuschnitt des Lappens empfiehlt es sich, ihn vorzuschneiden und erst in zweiter Sitzung zu verpflanzen. Die zuverlässige Ruhigstellung gibt Probleme auf, da der Lappen während des Anheilens keiner Zugspannung unterliegen darf und andererseits Druckschäden an den Extremitäten vermieden werden müssen. Meist wird die Fernstielplastik als gekreuzter Beinlappen angewendet, wobei die Beine für 2–3 Wochen aneinander fixiert werden müssen, eine für die Patientin unangenehme, manchmal auch qualvolle Situation. Man hat versucht, den meistens verwendeten Gipsverband durch einen Fixateur externe zu ersetzen. Hier aber besteht die Gefahr des Metallbruchs oder der Bohrlochosteomyelitis. Ein weiterer Nachteil ist, daß ein größerer Hebedefekt am anderen Bein mit Spalthaut verschlossen werden muß.

Seit in den letzten Jahren die gestielten Muskelplastiken und insbesondere die freien Lappen in unserer Klinik größere Verbreitung gefunden haben, ist die Zahl der Fern-

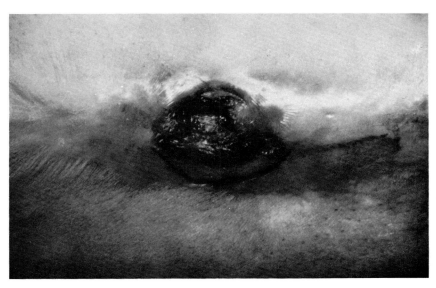

Abb. 1. Narben und Ulkus vor der Schienbeinkante

stiellappen erheblich zurückgegangen. Trotzdem hat dieses relativ sichere Verfahren weiterhin seine Indikation, zumal nicht überall mikrochirurgische Techniken zur Verfügung stehen. Bei kleineren Defekten mit gutvaskularisierten Rändern, bei jüngeren Patienten mit gut beweglichen Gelenken ist die Fernstiellappenplastik nach wie vor ein gutes Verfahren, das eine belastbare Hautdecke über dem Defekt liefert.

Die Nachteile des Fernstiellappens können vermieden werden, wenn Gewebe auf den Defekt verbracht wird, das seine eigene Ernährung für die Dauer mitbringt. Entweder kann Muskulatur aus der Nachbarschaft den Defekt schließen, die dann mit Spalthaut gedeckt wird, oder es kann Muskulatur mit Haut oder Muskulatur allein aus anderen Körperregionen auf den Defekt genäht und mit mikrovaskulären Anastomosen an die Empfängerregion angeschlossen werden. Die eingehende Beschäftigung mit der Gefäßversorgung der Muskulatur hat eine ganze Reihe von verfügbaren Muskeln des Unterschenkels aufgedeckt und zahlreiche frei zu verpflanzenden Muskeln mit geeignetem Gefäßstiel finden lassen.

Gestielte Muskellappen

Muskelplastiken setzen voraus, daß in der Nachbarschaft des Defektes ein entbehrlicher Muskel zur Verfügung steht, dessen Größe zur Deckung ausreicht. Für die Region des Schienbeinkopfes und der proximalen Tibia kommt der Muskellappen aus der Hälfte des M. gastrocnemius in Betracht, dessen Durchblutung durch ein großes dominantes Gefäß gesichert wird. Der Muskel wird durch eine Längsinzision an der Medial- oder Lateralseite des Unterschenkels freigelegt, wobei lateral auf den N. peroneus geachtet werden muß.

Weiter distal kann der M. soleus Defekte beträchtlicher Ausdehnung decken. Der verhältnismäßig breite Muskel kann aber nur bis zum proximalen Drittel freipräpariert werden, um seine Ernährung nicht zu gefährden. Bei der Hebung müssen die A. tibialis posterior

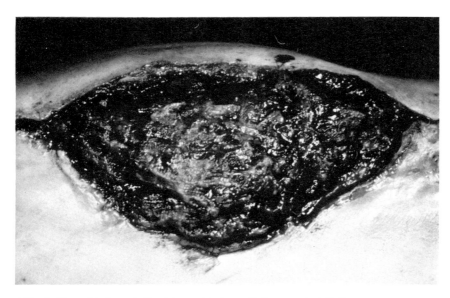

Abb. 2. Verschluß nach Exzision mit einem Soleusmuskelstiellappen

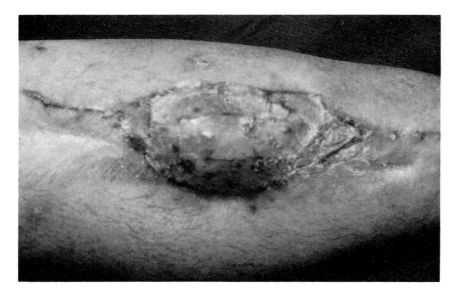

Abb. 3. Ausgeheilter Defekt

und der N. tibialis geschont werden. Der Zugang zum Muskel ist von einer Längsinzision an der Medialseite des Unterschenkels möglich. Der Ausfall einer Gastroknemiushälfte oder des M. soleus hinterläßt keine wesentliche Störung der Beinmotorik (Abb. 1–3).

Kleinere Defekte des mittleren Drittels bis zur distalen Drittelgrenze können mit den Extensoren oder Flexoren der Zehen oder der Großzehe verschlossen werden. Auch hier darf die Muskulatur nicht zu weit nach proximal abgehoben werden, damit die proximalen Gefäßstiele erhalten bleiben. Bei kleinen, günstig gelegenen Defekten ist es auch möglich, die Muskulatur ohne die Sehnen zu verlagern, so daß die Funktion erhalten bleibt. Es ist jedoch sicherer, die Sehnen distal abzutrennen und mit dem Muskel zu verlagern, um die Blutversorgung nicht in Frage zu stellen. Freigelegt wird mit Längsinzisionen auf der Lateralseite oder Medialseite des Unterschenkels in der distalen Hälfte. Die Extensoren oder Flexoren der 2. bis 5. Zehe sind eher entbehrlich als Strecker und Beuger der Großzehe. Den M. tibialis anterior sollte man zur Muskelplastik nur verwenden, wenn das obere Sprunggelenk versteift ist, da ein Ausfall der Fußhebung eine empfindliche Funktionseinbuße bedeutet.

Die Muskulatur wird entweder unter einer genügend weiten Hautbrücke oder in einer Hautinzision auf den Defekt verschoben und primär mit Spalthaut gedeckt. Mißerfolge sind entweder einer zu ausgiebigen Präparation, einem zu starken Zug oder dem Druck unter einer Hautbrücke anzulasten.

Freie Lappen mit mikrovaskulärem Anschluß

Die freien Lappen haben Möglichkeiten eröffnet, auch bei desolat erscheinenden Verhältnissen am Unterschenkel noch eine Defektdeckung zu erzielen. Zur Auswahl stehen fasiokutane Lappen, Faszienlappen, Muskellappen oder Muskel-Haut-Lappen. Wir bevorzugen am Unterschenkel den Latissimus-dorsi-Lappen aus folgenden Gründen:
1. Er ist in genügender Größe zu heben, um auch ausgedehnte Defekte zu decken.
2. Er hat einen langen Gefäßstiel mit einer Arterie und Vene größeren Kalibers, was den Gefäßanschluß erleichtert.
3. Seine Hebung hinterläßt keine merkbare Funktionseinbuße.
4. Der Lappen kann je nach Muskelstärke und Defekttiefe mit oder ohne Haut gehoben werden.
5. Der Hebedefekt hinterläßt keine ausgedehnten Narben oder Spalthautfelder, da er zumeist primär geschlossen werden kann.

Ein v. a. kosmetisch relevanter Nachteil ist, daß der Latissimus-dorsi-Lappen durch die Dicke der verpflanzten Muskulatur anfangs recht unförmig ist. Im Laufe der Monate aber atrophiert der Muskel beträchtlich, so daß das Ergebnis fast dem des verpflanzten Unterarmlappens oder des Fernstiellappens vergleichbar wird.

Freie Lappen mit Gefäßanschlüssen haben den beträchtlichen Vorteil, daß in der gleichen oder einer späteren Sitzung ohne besondere technische Schwierigkeit Eingriffe am darunterliegenden Knochen möglich sind, z. B. Spongiosaplastiken. Der Lappen kann dazu einfach wieder angehoben werden, wobei der Gefäßstiel natürlich geschont werden muß.

Die präoperative Angiographie des Beines gibt Aufschluß über die Gefäßverhältnisse im Anschlußgebiet. Meistens werden die A. thoracodorsalis und ihre Begleitvene an die A. tibialis anterior und eine begleitende Vene angeschlossen. Der Gefäßstiel wird unter einer Hautbrücke zu den Unterschenkelgefäßen geleitet. Die Arterienanastomose wird End-zu-Seit ausgeführt mit querer Inzision der Gefäßwand. Durch die elastische Zugspannung des Gefäßes bleibt die Öffnung immer weit. Eine Voraussetzung für das Gelingen ist ein guter Blutdurchfluß durch die Spenderarterie. Zwei Mißerfolge waren darauf zurückzuführen, daß die Lappenarterie End-zu-End an eine zwar angiographisch dargestellte, aber doch im Frakturgebiet verebbende Arterie angeschlossen wurde. Die Venenanastomose wird in der

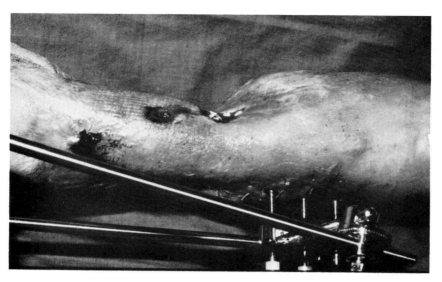

Abb. 4. Infizierte Defektpseudarthrose des linken Unterschenkels

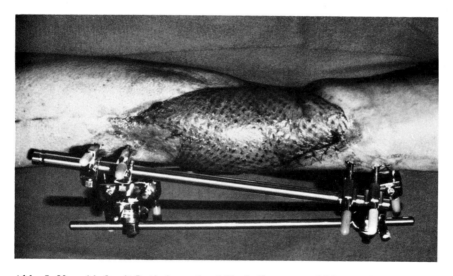

Abb. 5. Verschluß mit Latissimus-dorsi-Muskellappen und Meshgrafttransplantat

Regel End-zu-End ausgeführt. Einmal kam es zu einer venösen Thrombose infolge einer Abflußbehinderung in der tiefen Unterschenkelvene, die zur Anastomose benützt wurde (Abb. 4–6).

Je kräftiger der M. latissimus dorsi entwickelt ist, desto eher wird man sich dazu entschließen, den Muskel ohne die darüberliegende Haut zu verpflanzen. Die Muskeloberfläche wird primär mit Spalthaut gedeckt, meistens in der Meshgrafttechnik. Postoperativ

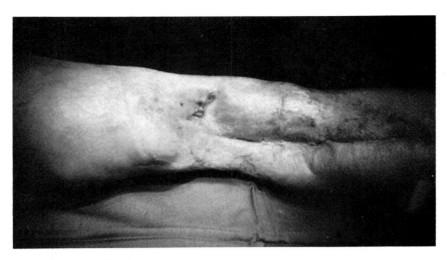

Abb. 6. Eingeheilter Lappen

wird während der Dauer der Bettruhe eine Thromboseprophylaxe mit Calciparin durchgeführt.

Für die angegebenen Methoden des Defektverschlusses können folgende Indikationen genannt werden:

1. Hautfernstiellappen als gekreuzter Beinlappen bei kleinen oder oberflächlichen Defekten, wo weder Muskelstiellappen noch freier Lappen in Frage kommen, und nur bei jüngeren Patienten mit freier Gelenkbeweglichkeit.
2. Muskelstiellappen bei kleineren Defekten, die günstig zum Spendermuskel gelegen sind, insbesondere dann, wenn keine Sekundäreingriffe am Knochen geplant sind.
3. Freie Lappen bei großflächigen und tiefen Defekten, zumal dann, wenn Sekundäreingriffe am Knochen vorgesehen sind.

Defektdeckung am Unterschenkel durch mikrovaskuläre freie Lappen oder ortsständige Muskellappen

R. Neugebauer, C. Burri, R. Stober und C. Ulrich

Klinik für Unfallchirurgie, Hand-, Plastische und Wiederherstellungschirurgie der Universität, Steinhövelstraße 9, D-7900 Ulm

Ausgedehnte Verletzungen mit partiellen Verlusten des Weichteilmantels bei offenen Frakturen der Extremitäten stellen den Chirurgen vor das Problem, den Knochen mit vitalem Gewebe zu bedecken [1–4]. Insbesondere trifft dies für den Unterschenkel zu, wo über der Tibia nur eine dünne Haut-Subkutan-Faszien-Gewebeschicht schützend liegt.

Um den Schaden für die betroffene Extremität nach einer solchen schweren Verletzung gering zu halten, muß eine gezielte chirurgische Therapie frühestmöglich beginnen [11]. Im Vordergrund steht die stabile Osteosynthese mit Fixateur externe, die sowohl eine weitgehende Schonung der noch vitalen Weichgewebe erlaubt, als auch eine Wiederherstellung der Haut- und Muskelbedeckung mit geeigneten plastischen Maßnahmen zuläßt [1].

Eine ähnliche Situation liegt bei der posttraumatischen Osteitis vor, wo nicht nur erhebliche Defekte des Knochens, sondern auch der Weichteile entstehen. Um eine belastungsfähige Extremität zu erreichen, muß bei der Behandlung solcher Patienten nicht nur der Wiederherstellung der Knochenkontinuität Aufmerksamkeit gewidmet werden, sondern der Rekonstruktion der Weichteile und der Haut.

Zur Wiederherstellung des Weichteilmantels sind verschiedene Verfahren angegeben worden, die 3 Gruppen zugeordnet werden können:

1. Ortsständige Lappen: Als fasziokutane oder myokutane Verschiebelappen sowie als Muskellappen mit Spalthautdeckung [5].
2. Gestielte Fernlappenplastiken: Als cross-leg-flap, Türflügelplastik, als Rundstielwanderlappen oder als Bauchhaut- oder Leistenlappen für die obere Extremität [3].
3. Freie Fernlappenplastiken: Als mikrovaskulär angeschlossene freie Gewebeübertragungen [12].

Neben der letzten Gruppe erfahren in jüngster Zeit die gestielten muskulären Lappen, wie sie von Schulten 1897 bereits zum Auffüllen von osteitischen Defekthöhlen benutzt und von Stark 1946 wieder aufgegriffen wurden, eine Renaissance [7, 10].

Ziel aller genannten Methoden ist es, vitales Gewebe in den Bereich der Fraktur bzw. des Infektherdes zu bringen. Damit können denudierte Fragmentenden revaskularisiert bzw. für die Knochen-/Spongiosaübertragungen ein gut durchblutetes Transplantatlager angeboten werden [2–6, 12].

Indikationsbereich der verschiedenen Lappentechniken

– Fasziokutane oder myokutane Verschiebelappen sind an den Extremitäten nur begrenzt anzuwenden, da sie nur bei kleineren Defekten mit intaktem Gewebe in der Umgebung ohne Risiko einer Gewebenekrose eingesetzt werden können.
– Autochthone Muskellappen mit Spalthautdeckung eignen sich besonders zur Überbrückung von nicht zu ausgedehnten Weichteilverlusten im proximalen und mittleren Unterschenkeldrittel. Dabei findet kniegelenksnah der M. gastrocnemius Verwendung, während Defekte im mittleren Unterschenkelbereich v. a. durch den M. soleus erreicht werden können. Kombinationsplastiken mit beiden Muskeln sind je nach Größe und Lokalisation des Defektes möglich. Für die Deckung kleinerer Weichteilverluste stehen auch die Mm. tibialisanterior und flexordigitorumcommunis zur Verfügung.
– Gestielte Fernlappenplastiken werden wegen des Zeitaufwandes und der oft erforderlichen Zwangshaltung der Patienten über mehrere Wochen nur noch selten Anwendung finden.
– Freie Fernlappenplastiken kommen zum Einsatz, wenn ausgedehnte Vernarbungen in der Umgebung des Defektes lokale Maßnahmen verbieten, oder wenn die erforderliche Größe die Möglichkeiten der lokalen Muskellappen übersteigt. Auch für die Behandlung ausgedehnter instabiler Narben bietet sich die Methode der freien Gewebeübertragung an.

Operative Technik

Knochenbehandlung

Stabilisierung der Fraktur
Die Stabilisierung der Fraktur mit geeigneten Mitteln — meist mit Fixateur externe — steht am Anfang der Primärversorgung ausgedehnter Knochen und Weichteildefektverletzungen. Die kompromißlos radikale Entfernung aller zerstörten und nicht revitalisierbaren Gewebe schafft die Ausgangssituation für den nächsten Schritt: die plastische Weichteildeckung.

Ausräumung des Infektherdes
Im Falle der Osteitis beginnt die Therapie mit der vollständigen Ausräumung des Infektherdes. Die entstandene Knochenmulde wird anschließend mit autologer oder homologer Spongiosa aufgefüllt, komplette Defekte mit fest verankerten kortikospongiösen Spänen überbrückt; die diaphysäre Stabilität stellt ein Fixateur externe her — in idealer Weise fernab des Infektes installiert.

Weichteildefektdeckung

Ortsständige Muskellappenplastik
Die ortsständigen Muskellappenplastiken sind technisch relativ einfach durchzuführen. Der zur Deckung ausgewählte Muskel wird unter sorgfältiger Schonung der Eintrittstelle seiner Gefäß- und Nervenversorgung isoliert. Die Sehnen distal werden nur so weit durchtrennt, wie sie dem zu verlagernden Muskelanteil zugehören, damit der Rest zusammen mit synergistischen Muskelgruppen weiterhin die Funktion gewährleistet. Die Schwenkung erfolgt mit Drehachse Gefäßnervenstiel und ist hierdurch ggf. begrenzt. Bei Durchführung des verlagerten Muskels unter Hautbrücken ist darauf zu achten, daß seine Gefäß-Nerven-Verbindung nicht torquiert oder eingeschnürt wird, um insbesondere eine venöse Zirkulationsstörung zu vermeiden [5]. Die Deckung des transplantierten Muskels mit Spalthaut vom gleichseitigen Oberschenkel beendet den Eingriff (Abb. 1 u. 2).

Freie Fernlappen

Vorbereitung
Die Anwendung mikrovaskulärer Fernlappen erfordert eine angiographische Abklärung des Empfängergebietes, um die Anschlußmöglichkeit und damit die benötigte Länge des Gefäßstiels festzulegen. Bei den bevorzugt benutzten Spendergebieten Rücken (M.-latissimus-dorsi-Lappen, Abb. 3) und Unterarm (Radialislappen) erübrigt sich wegen der Konstanz der Gefäßversorgung diese Untersuchung. Vor der Hebung anderer Lappen (Leistenlappen, Skapulalappen, Deltoideuslappen usw.) läßt sich das versorgende Gefäß mit der Ultraschall-Doppler-Sonde perkutan orten [9].

Organisation
Während der Stabilisierung des Knochens entnimmt ein zweites Operationsteam den mikrovaskulären Lappen. Der Hebedefektverschluß und der Anschluß des Lappens erfolgen dann

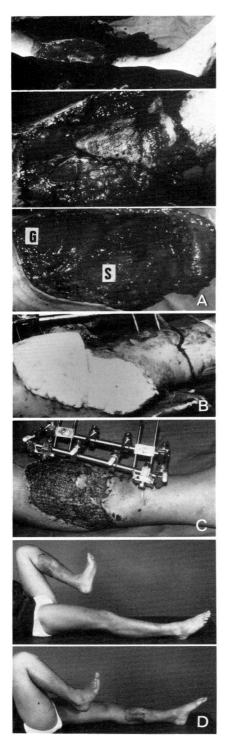

Abb. 1A–E. Patient P. J., 16 Jahre. Drittgradig offene Unterschenkelfraktur mit schwerem Weichteilschaden. A Primäre Transposition des medialen Kopfes des M. gastrocnemius (*G*) über den freiliegenden Knochen und Verschluß mit temporärem Hautersatz B, C Meshgraft-Hautdeckung der sauberen Granulationen, D Funktion und Weichteilverhältnisse nach 14 Monaten

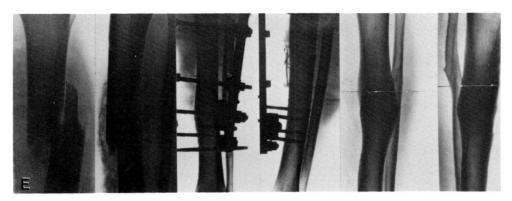

Abb. 1. E Röntgenologischer Verlauf: Unfallbild, postoperative Kontrolle, Knochenkonsolidierung nach 14 Monaten

Tabelle 1. Aufgliederung von 80 Lappenplastiken zur Rekonstruktion posttraumatischer und postinfektiöser Weichteilschäden

Trauma n = 26 primär n = 10, sekundär n = 16			Infekt n = 54		
Fern 6	Radialislappen	3	Fern 12	Radialislappen	6
	Latissimuslappen	3		Radialislappen	6
Nah 20	M. gastrocnemius	10	Nah 42	M. gastrocnemius	22
	M. soleus	8		M. soleus	12
	Sonstige			M. tibialis anterior	3
	(davon kombiniert			Sonstige	
	1)	2		(davon kombiniert	
				3)	5

ebenfalls simultan, so daß die Dauer dieser ohnehin sehr zeitaufwendigen Operationen auch bei gleichzeitiger Versorgung von Knochen und Weichteilen auf 4–6 h begrenzt werden kann.

Nachbehandlung
Eine postoperative Schutzbehandlung zur Prophylaxe der Thrombosebildung an den Anastomosen mit Heparin und Reomacrodex wird regelmäßig durchgeführt. Zur weiteren Förderung des venösen Rückstroms wird die Extremität über 14 Tage hochgelagert. Eine antibiotische Abdeckung des Patienten gehört für die ersten 5 postoperativen Tage zu unserem Standardvorgehen.

Ergebnisse

Insgesamt wurden an unserer Klinik bisher bei 66 Patienten 80 Lappenplastiken zur Weichteildefektdeckung am Unterschenkel durchgeführt (Tabelle 1).

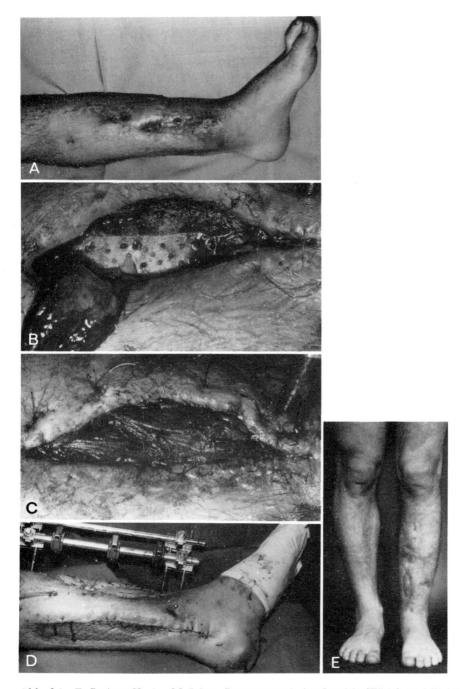

Abb. 2A–F. Patient H. A., 35 Jahre. Posttraumatische Osteitis (Tibia) und Weichteilschaden 6 Monate nach Plattenosteosynthese. **A** Ausgangsbefund, **B** Zustand nach Sequestrotomie und Knochenaufbau durch Span (angebohrt) und Spongiosa. M. soleus zur Transposition vorbereitet (*S*), **C** Abdeckung des Defektes durch M. soleus, **D** Zustand nach Muskeltransposition und Spalthautdeckung, **E** Ergebnis nach 6 Monaten

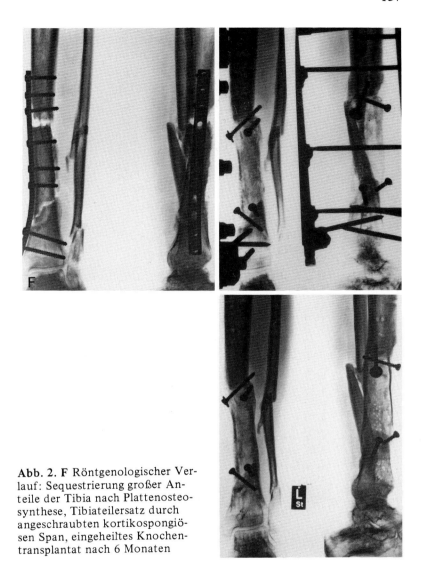

Abb. 2. F Röntgenologischer Verlauf: Sequestrierung großer Anteile der Tibia nach Plattenosteosynthese, Tibiateilersatz durch angeschraubten kortikospongiösen Span, eingeheiltes Knochentransplantat nach 6 Monaten

Hierunter fallen 62 ortsständige Muskellappen, wobei v. a. der M. gastrocnemius und der M. soleus zur Anwendung gelangten.

Für die 18 Fernlappen mit mikrovaskulärem Anschluß wurden zu gleichen Teilen als Spenderregion der Unterarm und der Rücken herangezogen. Die Indikation zur Lappenplastik wurde 54mal zur Sanierung eines Infektes und 26mal zur Beherrschung eines posttraumatischen Weichteilschadens gestellt.

In 10 Fällen wurden die Lappen primär, d. h. bei der Unfallversorgung, vorgenommen (nur ortsständige Lappen), 16mal 8–14 Tage nach dem Unfallgeschehen und der Primär-

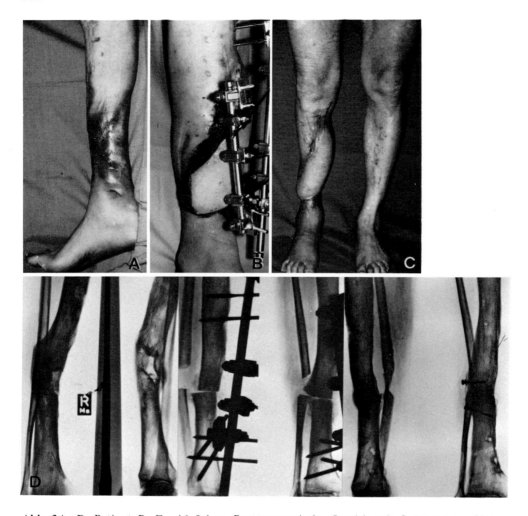

Abb. 3A–D. Patient B. F., 46 Jahre: Posttraumatische Osteitis seit 8 Jahren am Unterschenkel. **A** Aufnahmebefund, **B** Externe Stabilisierung nach Verkürzungsosteotomie und Latissimuslappentransfer, **C** Ergebnis nach 12 Monaten (volle Belastbarkeit), **D** Röntgenologischer Verlauf: Ausgangssituation, Verkürzungsosteotomie und Fixateur externe, Konsolidierung nach 12 Monaten

versorgung. Eine Spongiosaplastik war dabei in 40 Fällen erforderlich, 25 wurden simultan mit der plastischen Weichteildeckung kombiniert durchgeführt.

Komplikationen (Tabelle 2)

Als die wesentlichste Komplikation hat die Mangeldurchblutung des verpflanzten Gewebes mit partieller oder vollständiger Nekrotisierung zu gelten. Beide Methoden sind hiervon bedroht.

Tabelle 2. Komplikationen nach Weichteilwiederherstellung durch Nah- und Fernlappenplastiken

| Gliedmaßenverlust (bei septischer Blutung) | | 1 | |
Lappennekrosen (insgesamt)		14	
		Totalnekrose	Teilnekrose
Nahlappen	(n = 62)	6	4
Fernlappen	(n = 18)	3	1
Summe	(n = 80) (100%)	9 (11%)	5 (6%)

Insgesamt 5 Teilnekrosen (3mal beim myokutanen Lappen, 2mal bei freien Lappen) ließen jedoch so gutes Granulationsgewebe entstehen, daß eine Spalthautübertragung letztlich zur Ausheilung führte.

In 9 Fällen kam es zur Totalnekrose des transplantierten Gewebes, davon 3mal bei freien Lappen. Zur Beherrschung dieser Komplikation wurde einmal auf die Cross-leg-Methode zurückgegriffen (bei einem Fersendefekt), 2mal konnte mit Spalthaut auf dem inzwischen entstandenen Granulationsgrund eine Ausheilung erzielt werden.

4mal gelang es, einen nekrotischen ortsständigen Muskellappen durch einen mikrovaskulären Fernlappen zu ersetzen.

Eine trotz mehrfacher Revision nicht beherrschbare septische Blutung an der Anschlußstelle eines Latissimuslappens führte nicht nur zum Lappen-, sondern zum Extremitätenverlust und war damit unsere schwerwiegendste Komplikation.

Probleme an der Entnahmestelle traten nicht auf. Nach Hebung eines Radialislappens erfolgte immer die Rekonstruktion der A. radialis mit V.-cephalica-Interponat und Spalthautdeckung.

Der Hautanteil beim Latissimus-dorsi-Lappen wurde jeweils so bemessen, daß ein primärer Verschluß der Entnahmestelle in allen Fällen möglich war. Eine Funktionsbeeinträchtigung mußte bei beiden Entnahmestellen in keinem Fall in Kauf genommen werden.

Diskussion

Unabdingbare Voraussetzung für die erfolgreiche Behandlung offener Frakturen und chronischer Osteitiden ist die Wiederherstellung eines gesunden und stabilen Weichteilmantels [1, 7–11]. Hierfür steht eine Reihe von verschiedenen Maßnahmen zur Verfügung, von denen die ortsständigen Muskellappen und der freie mikrovaskulär angeschlossene Gewebetransfer in jüngster Zeit erheblich an Bedeutung gewonnen haben. Diese Methoden bewirken neben der Defektdeckung eine Verbesserung der Durchblutung im Transplantatlager [12], während bei gestielten Fernlappen die Blutversorgung des Knochens zugunsten des Transplantats eher noch verschlechtert wird [5]. Neben der höheren Sauerstoffspannung im Gewebe erreicht man ein besseres Antibiotikaangebot (höhere Gewebespiegel) und günstigere Voraussetzungen für die Wirkung körpereigener Abwehrkräfte [3, 11]. Auch die Einheilung frei übertragener Spongiosa wird durch die gute Vaskularisierung der Umgebung beschleunigt. Der Radialislappen, welcher sich besonders zur Deckung auch kleinerer distal gelegener Defekte eignet, bietet zusätzlich die Möglichkeit, unmittelbar durch Nervennaht (N. suralis an R. superficialis nervi radialis im Lappen) die Sensibilität wiederherzustellen (besonders günstig für Ferse und Fußsohle). Frei übertragene Lappen ohne sensiblen Nervenanschluß gewinnen erfahrungsgemäß nach 2 Jahren eine gute Schutzsensibilität zurück.

Unter teilweise oder vollständig nekrotisch gewordenen Lappen beobachteten wir regelmäßig gute Granulationsgewebebildung. Durch Spalthautdeckung war in diesen Fällen trotz primären Mißerfolgs schließlich eine Heilung zu erreichen. Somit scheint das untergehende Gewebe die Bildung von gut vaskularisierten Granulationen zu induzieren.

Im Gegensatz zu den gestielten Fernlappen mit Zwangshaltung während der Einheilungsphase über 3–4 Wochen, wird der Komfort der Patienten bei den ortsständigen oder freien Lappen nicht oder nur wenig beeinträchtigt.

Vaskularisierte Lappen sind prinzipiell nach chirurgischem Débridement auch auf infizierten Wundflächen anwendbar. Der Gefäßanschluß sollte aber unbedingt weit ab vom Infekt gewählt werden. Septische Blutungen mit nicht rekonstruierbar zerstörten Gefäßen zwingen sonst zur Amputation.

Aufgrund der Autarkie der Lappenplastik bieten sich Spongiosaplastik oder Spananlagerung als simultane Maßnahme an. Bei guter Organisation und 2 Operationsteams hält sich die Dauer der Operation mit 4–5 h in vertretbaren Grenzen.

Eine suffiziente Bedeckung des Knochens alleine kann keine Heilung der Osteitis bewirken, sondern lediglich die Durchblutung des infizierten Knochens verbessern. Eventuell erforderliche Rezidiveingriffe am Knochen sind nach der Wiederherstellung eines stabilen Weichteilmantels aber unproblematisch. Bei allen Lappenplastiken läßt sich stets ein Zugang ohne Gefährdung der Gefäßversorgung wählen.

Dem Chirurgen sind mit diesen Methoden Techniken in die Hand gegeben, die ihm erlauben, auch schwere Defekttrümmerfrakturen mit ausgedehnten Weichteilschäden mit gutem funktionellem Ergebnis zu therapieren.

Chronische Osteitiden und Indurationen der umgebenden Gewebe sind über die Verbesserung der Durchblutungsverhältnisse zu sanieren; instabile Narben können großzügig mit belastbarer Haut ersetzt werden.

Literatur

1. Burri C (1979) Posttraumatische Osteitis, 2. Aufl. Huber, Bern Stuttgart Wien
2. Ger R (1970) New operative approach in the treatment of chronic osteomyelitis of the tibial diaphysis: A preliminary report. Clin Orthop 70:165
3. Habermeyer P, Schweiberer L (1983) Die Weichteilplastik zur Sanierung infizierter Defekte der unteren Extremität. Orthopäde 12:205
4. Kaplan EN, Buncke HI, Murray DE (1973) Distant transfer of cutaneous island flaps in humans by microvascular anastomosis. Plast Reconstr Surg 52:301
5. Mathes SJ, Nahai F (1982) Clinical applications for muscle and musculocutaneous flaps. Mosby, St. Louis Toronto London
6. Niinikoski J, Hunt TK (1972) Oxygen tensions in healing bone. Surg Gynecol Obstet 134:746
7. Schulten MW (1897) Eine Methode, um Knochenhöhlen im Femur und im Humerus durch plastische Operation auszufüllen. Arch Klin Chir 54:328

8. Schweiberer L (1977) Verhütung und Behandlung von Infektionen nach Osteosynthesen. Chirurg 48:1
9. Spier W, Heyden B, Schulte J (1979) Ermittlung des Verlaufs oberflächlicher Arterien durch Doppler-Ultraschalluntersuchung. Plast Chir 3:55–58
10. Stark WJ (1946) The use of pedicled muscle flaps in the surgical treatment of chronic osteomyelitis resulting from compound fractures. J Bone Joint Surg 28:343
11. Tscherne H (1983) Management offener Frakturen. Fraktur und Weichteilschaden. Hefte Unfallheilkd 161:10
12. Wilker D, Betz A, Hertel P, Schweiberer L (1983) Die freie myocutane Lappenplastik. Orthopädie 12:218

Patellarsehnenrekonstruktion mit dem muskulotendinösen Gastroknemiuslappen

N. J. Lüscher, L. G. Küng, A. Gächter und H. Jenni

Abteilung für Allgemeine Plastische Chirurgie und Klinik für Orthopädie, Departement für Chirurgie, Kantonsspital Basel, CH-4031 Basel

Einleitung

Freie Sehnentransplantate, Faszienstreifen oder Kunststoff ermöglichen die Rekonstruktion einer fehlenden Patellarsehne nur unter der Voraussetzung einer gesunden Weichteildeckung. Bei ausgedehnten Ablederungen oder bei Nekrose der Patellarsehne nach Kniegelenkersatz ist die Sehnenläsion immer mit einem zusätzlichen Weichteildefekt verbunden. Bei älteren Patienten mit Knietotalprothesen und gestörter Wundheilung ist zusätzliche Verschlußkrankheit oder Diabetes mellitus häufig. Freiliegende Kniegelenkprothesen können in einzelnen Fällen erfolgreich mit Muskellappen und zusätzlicher Spalthaut gedeckt und damit gerettet werden. Die am häufigsten verwendeten Muskeln sind eine Hälfte des M. gastrocnemius, der M. vastus medialis oder der M. sartorius (Sanders u. O'Neill 1981; Asko-Seljavaara u. Haajanen 1982; Salibian u. Sanford 1983; Petty u. Hoque 1978; Tobin 1985). Fehlen sowohl Patellarsehne wie umgebende Haut, so ist die Wundheilung auch nach einer Arthrodese nicht immer möglich (Broderson et al. 1979).

Die Verwendung des vaskulär gestielten, muskulotendinösen Sehnentransplantates aus einem Gastroknemiusmuskel und einem Teil der Achillessehne ist eine neue, einzeitige Operationstechnik, die nicht nur die Funktion wiederherstellt, sondern auch den Weichteildefekt zu decken vermag.

Anatomische Grundlagen

Der M. gastrocnemius ist ein kräftiger zweiköpfiger Muskel, der medial und lateral an den Femurkondylen entspringt und etwas distal der Unterschenkelmitte gemeinsam mit dem deutlich längeren M. soleus die Achillessehne bildet. Die primäre Gefäßversorgung erfolgt durch die 3—4 cm oberhalb des Gelenks aus der A. poplitea entspringende, paarige A. suralis. Die A. suralis ist ein kräftiges und konstantes Gefäß (Mathes u. Nahai 1979). Bei Verschluß einer Unterschenkelarterie kann sich über die A. suralis ein wichtiger Umgehungskreislauf bilden.

Als distal desinserierter Muskel mit zusätzlicher Spalthauttransplantation eignet sich der Gastroknemius vorzüglich für die plastische Deckung von Defekten im Bereich des ganzen Kniegelenks und der proximalen Tibia (Barford u. Pers 1970; Ger 1971; Arnold u. Mixter 1983). Daß ein Muskellappen durch die Defektfüllung und die hervorragende Durchblutung bestehende Infekte zur Ausheilung bringen kann, wurde auch experimentell bewiesen (Chang u. Mathes 1982). Arnold u. Mixter (1983) haben in einer sehr ausführlichen Übersichtsarbeit u. a. auch gezeigt, daß der einzelne Muskelkopf noch zusätzlich längs geteilt werden kann. Bei unserer Modifikation wird der Muskel bei erhaltener Durchblutung in der Horizontalebene geteilt.

Wegen des vorstehenden Fibulaköpfchens, aber v. a. wegen der unmittelbaren Nähe des N. peronaeus ist der laterale Gastroknemius für die Transposition weniger geeignet als die mediale Muskelhälfte.

Die aus dem Muskel in die darüberliegende Haut einstrahlenden Gefäße erlauben es, die den Muskel bedeckende Haut im Sinne eines muskulokutanen Lappens, gelegentlich sogar als Hautinsel, mit zu verwenden (McCraw et al. 1977, 1978). Wird die Unterschenkelfaszie zusätzlich mit angehoben, kann ein wesentlich längerer und damit den Muskel überragender sog. muskulofasziokutaner Lappen präpariert werden (Magee et al. 1980; Barclay u. Cardoso 1982; Cheng et al. 1984; Carriquiry et al. 1985).

Nicht nur die oberflächliche Unterschenkelfaszie, sondern auch das Peritendium des sehnigen Anteils des Gastroknemius werden vom gleichen Gefäß versorgt (Bashir 1982). Diese Tatsache ermöglicht die angegebene Operationstechnik.

Operationstechnik

Es ist sinnvoll, den Eingriff in Zusammenarbeit von Orthopäden und plastischen Chirurgen durchzuführen. Auf diese Weise kann die Komplexität der peroperativen Beurteilung und der folgenden chirurgischen Maßnahmen optimal übersehen werden.

Bei der Operation wird als erstes die Wunde débridiert und entsprechend des Befundes das Kniegelenk synovektomiert (s. Abb. 2a). Die Stabilität einer Knieprothese muß überprüft werden. Lockere Komponenten werden nach ausgiebiger Knochenkürretage erneut mit antibiotikahaltigem Zement eingebaut. Die Patella muß meist entfernt werden. Je nach Lage des Weichteildefektes wird der laterale oder meist der mediale Gastroknemius für die Rekonstruktion verwendet.

Der Hautschnitt führt vom Defekt aus schräg nach dorsal oben, um den proximalen Muskel darzustellen. Die distale Inzision erfolgt 2 cm seitlich der hinteren Mittellinie und wird schräg nach vorne proximal erweitert, soweit es die Darstellung des Muskels erfordert. Man kann oft eine Weichteilbrücke zwischen den beiden Hautschnitten erhalten.

Im mittleren Anteil des Unterschenkels können die beiden Muskelbäuche am besten getrennt werden. Die V. saphena parva und der N. suralis dienen als Leitlinie und müssen geschont werden. Auf dieser Höhe läßt sich auch der Soleus gut von der Unterseite des zu mobilisierenden Gastroknemiusanteils ablösen. Die oberflächliche Unterschenkelfaszie

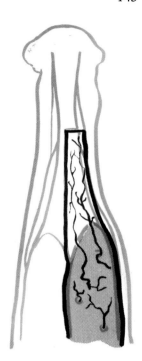

Abb. 1. Schematische Darstellung des muskulotendinösen Gastroknemiuslappens medial. Perforierende muskulokutane Gefäße und peritendinöse Gefäße. Die distale Abtragungsstelle der Gastroknemiussehne liegt ca. 4 cm proximal des medialen Malleolus

bleibt auf der Haut, das Perimysium und weiter distal das Peritendium werden sorgfältigst geschont und auf dem Muskel bzw. der Sehne belassen (Abb. 1). Ist der Muskel identifiziert und in Unterschenkelmitte mobilisiert, so wird er nach distal vom Soleus abgelöst. Im unteren Anteil geschieht dies scharf unter Mitnahme der Soleusfaszie. Der Soleus ist eine Handbreit länger als der Gastroknemius. Der dem mobilisierten Gastroknemiusmuskelkopf zugehörige Sehnenanteil wird nun ca. 4 cm oberhalb des Knöchels quer durchtrennt. Das Peritendium wird überbreit auf dem zugehörigen Sehnenstreifen belassen. Die Muskel-Sehnen-Einheit wird nach proximal hochgehoben und kann durch den oberen Hautschnitt in den Defekt eingelegt werden (Abb. 2b). Der lange sehnige Lappenanteil wird um 180° gedreht und im Quadrizeps oder über der Patella fixiert und über der Tuberositas mit transossären Nähten oder Schrauben mit Unterlagsscheiben angeheftet (Abb. 2c). Der oberflächliche Muskelanteil wird nun in halber Muskeldicke in horizontaler Richtung losgelöst und seinerseits um 90° über die bereits rekonstruierte Sehne gelegt. Der Muskel wird allseits unter der Haut fixiert und anschließend mit einem großen Spalthauttransplantat gedeckt (Meshgraft) (Abb. 2d). Druck auf den Muskel muß unbedingt vermieden werden. Bei einer Patientin mußten wir einen zusätzlichen fasziokutanen Verschiebelappen zur vollständigen Defektdeckung verwenden.

Verlauf und Resultate

Wir haben 5 Patienten nach der beschriebenen Methode operiert. Bei einer 21jährigen Patientin handelte es sich um einen ausgedehnten Weichteildefekt mit Tibiakopffraktur und

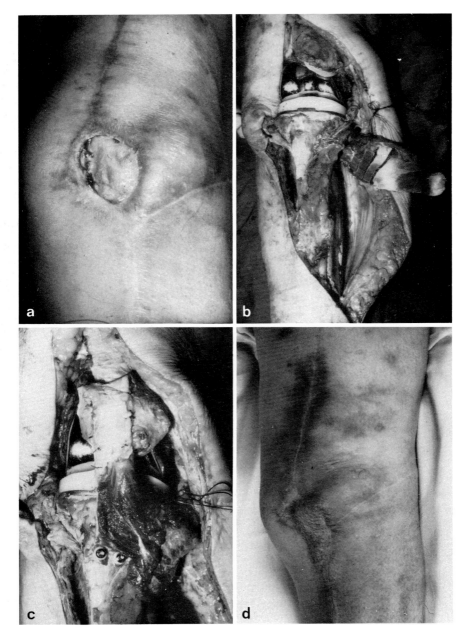

Abb. 2. a 76jährige Diabetikerin mit Haut- und Patellarsehnennekrose nach totalem Kniegelenkersatz. Keinerlei Tendenz zur Spontanheilung, **b** Die im *oberen* Bildteil noch sichtbare Patella wird noch reseziert werden. Die Kniegelenkprothese hat einen guten Sitz im Knochen und wird belassen. *Rechts* im Bild der mobilisierte mediale Gastroknemiuslappen von unten, **c** Der sehnige Anteil des Lappens ist im Bereich des Quadrizeps mit Einzelknopfnähten inseriert worden. Zusätzlich erfolgt eine Fasziendoppelung mit Quadrizepsmuskelfaszie. Der distale Stumpf ist mit 2 Schrauben mit Unterlagsscheibe auf der Tuberositas tibiae inseriert. Der Muskelbauch, *rechts* im Bild mit Faden fixiert, ist in horizontaler Ebene abgelöst und wird anschließend quer über das Gelenk gelegt, **d** Zustand 1½ Jahre postoperativ

Knieinnenläsion nach Motorradunfall; bei einem 24jährigen Patienten um das 4. Rezidiv einer Patellarsehnenruptur mit Synovialisfistel. Die 3 weiteren Patientinnen waren 71, 76 und 77 Jahre alt. Bei allen 3 Patientinnen wurde der Gelenkersatz mit einer nicht verbundenen Knietotalprothese vom PCA-Typ durchgeführt. 2 dieser Patientinnen hatten einen Diabetes mellitus. Die Sehnennekrose erfolgte 2mal im Patellarsehnenbereich, einmal rupturierte die Quadrizepssehne.

Bei 4 Patienten sind die Wunden primär geheilt. Bei der ältesten Patientin mußte das Gelenk, bei oberflächlich geheilter Wunde, sekundär gespült werden. Der tiefe Gelenkinfekt heilte erst nach Entfernung der Prothese aus. Die Patientin ist schmerzfrei und mit einer Kniehülse und Stock gefähig. Die Funktion bei den beiden anderen Patientinnen mit belassener Knieprothese ist befriedigend. Der Streckausfall beträgt aktiv 15 bzw. 20°. Bei den jüngeren Patienten ist das funktionelle Resultat mit 5 bzw. 15° Streckausfall wesentlich besser.

Zusammenfassung

Der Verlust der Patellarsehne mit den umgebenden Weichteilen nach Unfall oder infolge gestörter Wundheilung nach Kniearthroplastik stellt ein schwieriges rekonstruktives Problem dar, das auch durch eine Arthrodese nicht immer gelöst werden kann.

Eine neue einzeitige Operationstechnik zur Rekonstruktion der Patellarsehne und plastischer Deckung des Weichteildefektes wird vorgestellt. Zur Anwendung kommt ein breiter Sehnenstreifen aus der Achillessehne, der mit dem medialen oder lateralen Gastroknemiusmuskel als muskulotendinöse Einheit frei präpariert wird. Das in den Gastroknemius mündende, axiale Gefäß, die A. suralis, versorgt über das Peritendium auch das Sehnentransplantat. Durch Einfalten des Lappens kann das fixierte Sehnentransplantat mit dem Muskelbauch des Gastroknemius gedeckt werden. Der Muskel läßt sich anschließend mit Spalthaut decken.

Bei allen 5 Patienten, 3 davon mit Knieprothesen, heilten die Wunden ab. 4 Patienten hatten postoperativ eine akzeptable Kniefunktion. Bei einer 77jährigen Diabetikerin heilte der tiefe Infekt erst nach Entfernung der Knieprothese ab.

Literatur

Arnold PG, Mixter RC (1983) Making the most of the gastrocnemius muscles. Plast Reconstr Surg 72:38–48

Asko-Seljavaara S, Haajanen J (1982) The exposed knee joint: Five case reports. J Trauma 22:1021–1025

Barclay TL, Cardose E (1982) Repair of lower injuries with fascio-cutaneous flaps. Br J Plast Surg 35:127–132

Barford B, Pers M (1970) Gastrocnemius-plasty for primary closure of compound injuries of the knee. J Bone Joint Surg [Br] 52:124–127

Bashir AH (1982) A gastrocnemius tendocutaneous island flap. Br J Plast Surg 35:436–437

Broderson MP, Fitzgerald RH, Peterson LFA, Coventry MB, Bryan RS (1979) Arthrodesis of the knee following failed total knee arthroplasty. J Bone Joint Surg [Am] 61:181–185

Carriquiry C, Aparecida C, Vasconez L (1985) An anatomic study of septocutaneous vessels of the leg. Plast Reconstr Surg 76:354–361
Chang N, Mathes SJ (1982) Comparison of the effect of bacterial inoculation in musculocutaneous and random-pattern flaps. Plast Reconstr Surg 70:1–9
Cheng H, Rong G, Yin T, Wang H, Jiao Y (1984) Coverage of wounds in the distal lower leg by advancement of an enlarged medial gastrocnemius skin flap. Plast Reconstr Surg 73:671–675
Ger R (1971) The technique of muscle transposition in the operative treatment of traumatic and ulcerative lesions of the leg. J Trauma 11:502–510
Magee WP, Gilbert DA, McInnis DW (1980) Extended muscle and musculocutaneous flaps. Clin Plast Surg 7:57–70
Mathes SJ, Nahai F (1979) Clinical atlas of muscle and musculocutaneous flaps. Mosby, St. Louis Toronto London
McGraw JB, Dibbel DG, Carraway JH (1977) Clinical définition of independent myocutaneous vascular territories. Plast Reconstr Surg 60:341–352
McCraw JB, Fishman JH, Sharzer LA (1978) The versatile gastrocnemius myocutaneous flap. Plast Reconstr Surg 62:15–23
Petty CT, Hogue RJ Jr (1978) Closure of an exponed knee joint by use of a sartorius muscle flap: Case report. Plast Reconstr Surg 62:458–461
Salibian AH, Sanford AH (1983) Salvage of an infected total knee prosthesis with medial and lateral gastrocnemius muscle flaps. J Bone Joint Surg [Am] 65:681–684
Sanders R, O'Neill T (1981) The gastrocnemius myocutaneous flap used as a cover for the exposed knee prosthesis. J Bone Joint Surg [Br] 63:383–386
Swartz WM, Mears DC (1985) The role of free-tissue transfers in lower extremity reconstruction. Plast Reconstr Surg 76:364–373
Tobin G (1985) Vastus medialis myocutaneous and myocutaneous tendinous composite flap. Plast Reconstr Surg 75:677–684

Erfahrungen über den Einsatz des Hautexpanders bei Defekten an der unteren Extremität

P. Ramatschi, W. Mühlbauer und E. Herndl

Abteilung für Plastische, Wiederherstellende und Handchirurgie – Zentrum für Schwerbrandverletzte – (Chefarzt Prof. Dr. med. W. Mühlbauer), Städtisches Krankenhaus München-Bogenhausen – Akademisches Lehrkrankenhaus – Englschalkinger Straße 77, D-8000 München 81

Immer wieder begegnen wir als Folge von mehr oder weniger ausgedehnten Weichteilverletzungen an der untern Extremität Gewebedefekten und dehiszenten Narben, die nicht nur aus ästhetischer, sondern v. a. aus funktioneller Sicht die Indikation zur plastisch-chirurgischen Behandlung ergeben.

Während bislang für diese rekonstruktiven Eingriffe nur aufwendige gestielte oder freie Lappenplastiken angewandt wurden, haben sich mit dem Einsatz der Hautexpander neue gute Behandlungsmöglichkeiten ergeben, die für die Patienten gegenüber den Lappenplastiken weniger belastend und risikoärmer und im ästhetischen wie funktionellen Ergebnis vorteilhafter sind.

Ein Hautexpander ist ein über ein Ventil mit Flüssigkeit auffüllbarer Silasticbeutel, den uns die Industrie in verschiedenen Formen und unterschiedlichen Größen anbietet. Nach seiner Implantation unter intaktes Gewebe wird er in regelmäßigen Zeitabständen mit physiologischer Kochsalz- oder Ringer-Lösung aufgefüllt. Man erreicht so durch langsame Überdehnung eine Flächenzunahme des intakten Gewebes von mindestens 2,5:1, die nach Entnahme des Hautexpanders in einer zweiten operativen Sitzung den spannungsfreien lokalen Ersatz des bestehenden Gewebedefekts gewährleistet.

Operative Technik

Im Rahmen der präoperativen Planung muß die richtige Größe und Form des Hautexpanders ausgewählt werden, in den meisten Fällen wird jedoch ein runder oder rechteckiger Expander benutzt (Abb. 1). Seine Implantation sollte möglichst immer vom Rand eines Defekts ausgehend unter intaktes Gewebe geschehen, um zusätzliche Narben zu vermeiden. Das Implantatlager sollte so groß wie möglich und insbesondere an den Extremitäten epifaszial präpariert werden. Der Hautexpander wird dann entweder mit vorgewärmter physiologischer Kochsalz- oder Ringer-Lösung bis zu 1/4 seines Volumens vorgefüllt und zusammen mit einer Saugdrainage in sein Implantatlager eingelegt, ohne daß man dabei eine zu große Spannung beim Wundverschluß zu befürchten hätte.

Sein separates Auffüllventil muß in einem sicheren und von außen her gut tastbaren Abstand vom Hautexpander in einem schmalen subkutanen Kanal implantiert werden, damit es bei den späteren Nachfüllungen gut punktierbar ist und eine Dislokalisation des Ventils in das Implantatlager oder gar unter den Expander von vornherein ausgeschlossen ist.

Nach ungestörter primärer Einheilung kann ab dem 6. postoperativen Tag mit der regelmäßigen Auffüllung des Expanders über sein Ventil begonnen werden. Man benutzt dazu eine sehr feine Punktionskanüle, um den Rückfluß der eingebrachten Lösung aus einer sonst zu großen Punktionsstelle im Ventil zu vermeiden. Durchschnittlich werden bei jeder Nachfüllung ca. 40–50 ml Lösung eingebracht; man sollte jedoch ein Spannungsgefühl oder Überdehnungsschmerzen, wie sie dann vom Patienten angegeben werden, als limitierenden Faktor ansehen. Die Nachfüllungen wiederholen sich etwa alle 5 Tage, bis das Gesamtvolumen des Expanders erreicht ist. Es ergeben sich dadurch notwendigerweise genaue Aufzeichnungen über die jeweiligen Auffüllungen, um den Expander nicht wesentlich über sein Gesamtvolumen hinaus aufzufüllen. Er könnte sonst undicht werden, und das angestrebte Rekonstruktionsergebnis wäre in Frage gestellt, müßte man den Expander vorzeitig wieder entfernen.

Nach etwa 8–12 Wochen ist erfahrungsgemäß die primär gewünschte Oberflächenvergrößerung erreicht, dabei ist auch das überdehnte Gewebe ausreichend gelockert, so daß nun in einer erneuten Operation der Hautexpander einschließlich seines Ventils wieder entfernt und der geplante rekonstruktive Eingriff durchgeführt werden kann.

Ergebnisse

Aus allen Fällen, die wir bisher an der unteren Extremität zur Weichteilrekonstruktion mit Hautexpandern behandelt haben, werden hier 2 typische Beispiele demonstriert.

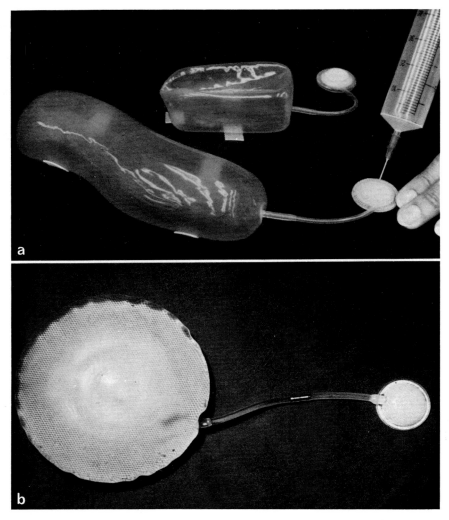

Abb. 1a, b. Hautexpander in verschiedenen Formen und unterschiedlichen Größen mit separatem Ventil

Beispiel 1: Bei einem 10jährigen Jungen wurde unter einen handtellergroßen Naevus pigmentosus und pilosus über dem rechten Trochanter major epifaszial ein 400 ml fassender runder Hautexpander implantiert und sukzessive gefüllt (Abb. 2). Nach ausreichender Überdehnung der gesamten Hautregion und Explantation des Hautexpanders konnte der Nävus in toto exzidiert werden, der dabei entstandene Weichteildefekt konnte nahezu spannungsfrei primär schichtweise verschlossen werden, abgesehen von der davon verbliebenen sichtbaren Narbe blieb die Körperkontur intakt (Abb. 3).

Beispiel 2: Bei einer 23jährigen jungen Frau verblieb von einer schweren Weichteilverletzung am rechten distalen Unterschenkel eine kerbenartige adhärente instabile Narbe, die nicht nur als ästhetisch sehr entstellend, sondern auch als funktionell störend empfunden

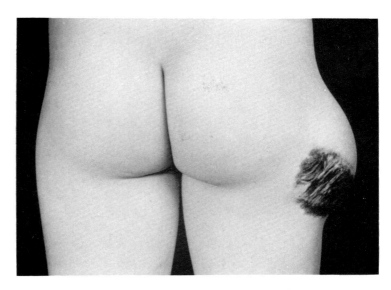

Abb. 2. Gut handtellergroßer Naevus pilosus und pigmentosus an der rechten unteren Hüftregion eines 10jährigen Knaben. Der epifaszial implantierte Hautexpander ist bereits zur Hälfte seines Volumens gefüllt

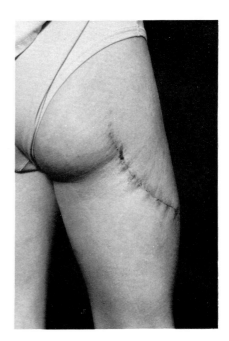

Abb. 3. Zustand nach Explantation des Hautexpanders, totaler Nävusexzision und niveaugleichem schichtweisem Wundverschluß

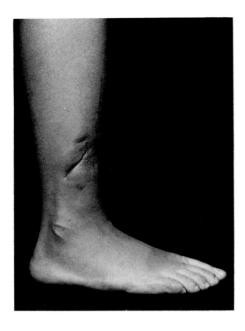

Abb. 4. Posttraumatische kerbenartige, instabile ästhetisch und funktionell störende Narbe am rechten distalen Unterschenkel einer 23-jährigen Frau

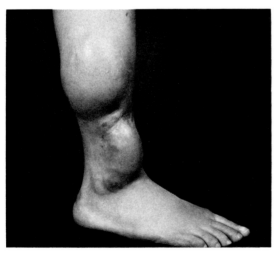

Abb. 5. Zur plastischen Korrektur der Narbe wurden 2 unterschiedlich große rechteckige Hautexpander epifaszial implantiert und nach und nach gefüllt

wurde (Abb. 4). Hier wurde ausgehend vom kranialen Narbenrand etwa handbreit oberhalb des Außenknöchels nach kranial epifaszial ein 250 ml fassender rechteckiger Hautexpander und nach kaudal ein 100 ml fassender rechteckiger Hautexpander implantiert (Abb. 5). Obwohl in dieser peripheren Extremitätenregion der Hautmantel gewöhnlich relativ straff ist, ließ sich durch den Hautexpander nach und nach eine ausreichende Überdehnung erzielen, die schließlich eine totale Narbenexzision und eine plastische Korrektur zu einer niveaugleichen und funktionell nicht mehr störenden Narbe ermöglichte (Abb. 6).

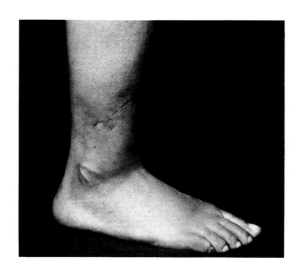

Abb. 6. Nach Explantation der Hautexpander und Ausschneidung der gesamten Narbe zeigt sich eine frische niveaugleiche, ästhetisch sowie auch funktionell zufriedenstellende Narbe

Diskussion

Unsere bisherigen Erfahrungen haben gezeigt, daß der Einsatz von Hautexpandern an der unteren Extremität um so problematischer wird, je peripherer sie implantiert werden sollen. So ist es aufgrund der besonderen anatomischen Struktur der Fußsohle nicht möglich, hier mit Hautexpandern zu arbeiten. Auch am Fußrücken, über dem Sprunggelenk und der Achillessehnenregion bieten sich hierfür nur wenige begrenzte Möglichkeiten. Weiter zentralwärts verbessert sich die Situation an der Wade, so daß hier in geeigneten Fällen auch eine partiell subfasziale Expanderimplantation mit gleichzeitiger entlastender Scherengitterinzision in der Faszie geplant werden kann.

Die Gefahr einer druckbedingten Muskelnekrose muß dabei jedoch unbedingt bedacht werden, zumal sich in dieser Region abhängig vom jeweiligen Fall alternativ auch fasziokutane, muskeltranspositions- oder freie mikrovaskuläre Lappenplastiken anbieten.

Während wir bislang expanderbedingte Nervenläsionen noch nie beobachtet haben, fanden wir bei der Explantation eines Expanders, der über der Medialseite der Wade implantiert und aufgefüllt worden war, eine Thrombosierung der V. saphena magna. Unmittelbar in der Kniekehle haben wir deswegen bisher die Implantation eines Hautexpanders vermieden.

Für die Primärversorgung frischer Weichteilverletzungen an der unteren Extremität haben wir noch keine Indikation zur Hautexpanderimplantation gesehen, da das gesamte Ausmaß einer Weichteilschädigung im frisch verletzten Zustand nie exakt abgegrenzt werden kann. Mit der Einbringung eines Hautexpanders würde man daher den Weichteilschaden noch vergrößern, den Wundschluß erschweren und nicht zuletzt eine Keimverschleppung aus der Wunde in das Implantatlager riskieren.

Der Einsatz von Hautexpandern an der unteren Extremität wird also der plastischen Sekundärkorrektur von Weichteildefekten vorbehalten bleiben. Dabei ist es für den Patienten von großer Bedeutung zu wissen, daß sich die geplante operative Korektur über einen Zeitraum von durchschnittlich 3 Monaten erstrecken wird, die er zwar nicht ununterbrochen stationär im Krankenhaus verbringen muß, die für ihn jedoch mindestens 2 Operationen beinhalten und ihm vorübergehend – während der Auffüllphase der Expander – ein abnormes äußeres Aussehen verursachen, welches nur wieder durch entsprechende Kleidung verdeckt werden kann.

Nach unserer bisherigen Erfahrung ist der Einsatz des Hautexpanders bei Defekten an der unteren Extremität im Rahmen der funktionellen Rekonstruktion eine Bereicherung und Ergänzung aller uns bisher zur Verfügung stehenden Möglichkeiten; er wird keine der klassischen Methoden verdrängen, sondern vielmehr in Kombination mit ihnen viele gute Rekonstruktionsergebnisse gestatten.

Zusammenfassung

Posttraumatische instabile Narbenbildungen und Weichteildefektzonen an der unteren Extremität, wie auch hypertrophe und kontrakte Narben nach schweren Verbrennungen und Neoplasmata der Haut müssen der funktionellen Rekonstruktion zugeführt werden. Sie geschieht entweder durch autologe freie Hauttransplantate oder eine der bekannten Lappenplastiken und wird neuerdings durch den Einsatz von Hautexpandern ergänzt.

Die Handhabung von Hautexpandern wird an 2 typischen Beispielen erläutert; die Rekonstruktionsergebnisse zeigen, daß sich der Einsatz der Hautexpander durchaus lohnt.

Literatur

Cherry GW, Austad E, Pasyk K et al (1983) Increased survival and vascularity of random-pattern skin flaps elevated in controlled, expanded skin. Plast Reconstr Surg 72:680

Radovan C (1976) Adjacent falp development using expandable Silastic implant. Am Soc Plast and Reconstr Surg Boston, Mass

Sasaki GH, Krizek TJ (1983) Functional blood flow and skin viability in random skin flaps constructed on expanded skin: Delay phenomenon in action. Presented at Plastic Surgery Research Council, Durham, North Carolina, May 19, 1983

Defektdeckung an Ferse und Fußsohle

B.-D. Partecke

Abteilung für Handchirurgie und Plastische Chirurgie (Leitender Arzt: Prof. Dr. D. Buck-Gramcko), Berufsgenossenschaftliches Unfallkrankenhaus Hamburg, Bergedorfer Straße 10, D-2000 Hamburg 80

Weichteildefekte und instabile Narbenfelder im Fersen- und Fußsohlenbereich, den Belastungszonen der unteren Extremität, müssen mit einer Lappendeckung mit Sensibilität versorgt werden. Lappen ohne Sensibilität oder gar Spalthaut- und Vollhauttransplantate können zwar einen Defekt vorübergehend schließen, stellen auf lange Sicht jedoch keine belastbaren Gebiete dar. Es kann immer,wieder zu Verletzungen und Ulzerationen kommen, weil der Patient im Lappen oder Transplantat keine oder nur wenig Sensibilität besitzt [4].

Die bisher angewendeten Operationsverfahren bei Weichteildefekten im Fersen- und Fußsohlenbereich wie Cross-leg-Lappen oder Rundstiellappen sind durch die Möglichkeit der freien Lappenübertragung mit mikrovaskulären Anastomosen nicht mehr notwendig. Neurovaskuläre Insellappen und freie Lappen werden jetzt zur Defektdeckung genommen. Die mehrwöchigen Zwangsfixationen der Patienten bei Übertragung der Rundstiellappen und Cross-leg-Lappen entfallen und die Hospitalisierung kann dadurch erheblich verkürzt werden.

Dorsalis-pedis-Lappen

Der Dorsalis-pedis-Lappen stellt einen neurovaskulären Insellappen vom Fußrücken dar. Er bietet eine Möglichkeit, Weichteildefekte im Fersen- und Fußsohlenbereich zu verschließen [1]. Voraussetzung ist jedoch, daß neben der A. tibialis anterior und der A. dorsalis pedis, die A. tibialis posterior vorhanden ist, was durch eine präoperative Angiographie festgestellt werden muß. Durch Mitnahme des N. peronaeus superficialis ist eine baldige sensible Versorgung des übertragenen Lappens vorhanden. Die Präparation und Hebung des Lappens muß sorgfältig vorgenommen werden, so daß noch genügend peritendinöses Gleitgewebe auf den Strecksehnen verbleibt, weil der Hebungsdefekt mit einem Spalthauttransplantat verschlossen werden muß. Die Lappengröße ist begrenzt. Maximal kann der gesamte Fußrückenbereich genommen werden. Zur Bedeckung der Ferse muß häufig noch der Bereich der 1. Zwischenzehenfalte mitgehoben werden. Nicht selten kommt es durch die kosmetisch nicht schöne Narbenplatte am Fußrücken zu einer Einschränkung der Zehenbeweglichkeit. Auch kann eine Minderdurchblutung des Fußes durch Verlust der A. dorsalis pedis und der A. tibialis anterior auftreten.

Unterarmlappen

Ist die A. dorsalis pedis nicht mehr vorhanden, besitzt sie einen atypischen Verlauf oder umfaßt der Defektbereich die gesamt Ferse sowie den Fußsohlenabschnitt, muß zur Defektdeckung ein freier neurovaskulärer Lappen genommen werden. Hier bietet sich der von der A. radialis versorgte Unterarmlappen an. Er ist einfach zu heben, hat konstante Gefäßverhältnisse, eine gute Hautdicke und -qualität und kann über den N. cutaneus antebrachii lateralis oder medialis sensibel übertragen werden [2, 3].

Bei der Präparation werden die A. radialis und ihre Begleitnerven mit der Unterarmfaszie gehoben. Dabei müssen die feinen, von der Faszie zur Haut hin ziehenden Gefäße sorgfältig geschont werden, um die Durchblutung des Lappens nicht zu gefährden. Für die Versorgung des Lappens reicht die Anastomose der A. radialis und ihrer Begleitvenen vollkommen aus. Eine zusätzliche Naht einer großen Hautvene ist nicht unbedingt notwendig, erscheint aber günstig, zumal der Unterarmlappen im Fußsohlen- und Fersenbereich von einem Durchströmungsgebiet in ein Endstromgebiet umgewandelt wird, da der distale Gefäßanschluß am Lappen nicht mehr möglich ist. Das jetzt vermehrte Blutangebot im Lappen muß durch mehrere venöse Anastomosen abfließen können, sonst kommt es zu einem aufgetriebenen, gestauten und prall gefüllten Lappen.

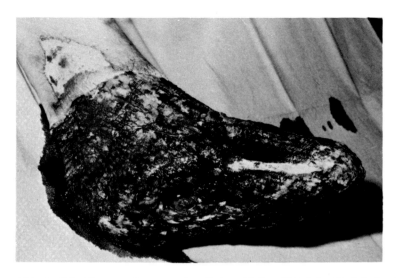

Abb. 1. Décollement des gesamten linken Fußes distal der Knöchelregion mit Amputation sämtlicher Zehen

Probleme stellt der Lappenrand im Fersen- und Fußsohlenbereich dar, der sich infolge größerer Mobilität des Lappens immer einrollt und eine schlechte Narbenrandbildung aufweist. Die Fixierung des freiübertragenen Lappens an den Wundgrund verbietet sich, da es durch die fixierenden Nähte zu Durchblutungsstörungen infolge Gefäßunterbindungen kommen kann. Diese Lappenrandeinrollung kann aber vermieden werden, wenn nicht ein gerader Wundrandverlauf vorliegt, sondern ein durch Z-Plastiken unterbrochener, gezackter Narbenrand entsteht, so daß sich der Lappenrand bei Scherwirkungen nicht mehr einrollen kann.

Der Hebungsdefekt des Unterarmlappens wird mit einem Spalthauttransplantat als Meshgraft der Größe 1 zu $1^{1}/_{2}$ verschlossen. Das Meshgrafttransplantat wird genommen, damit das Wunsekret abfließen kann und das Transplantat nicht vom Wundrand abgehoben wird. Die A. radialis wird durch ein Veneninterpontat, welches vom Unterarm entnommen wird, wiederhergestellt und unter die Muskulatur verlagert. Dafür wird der M. pollicis longus vom Radius abpräpariert und nach Verlagerung des Veneninterponats wieder angeheftet.

Bis zur Erlangung einer Schutzsensibilität im frei übertragenen neurovaskulären Lappen muß der Patient mit orthopädischen Schuhen versorgt werden, sonst kann es durch Druck und ständige Belastung leicht zu Verletzungen kommen, die der Patient infolge der noch vorhandenen Asensibilität im Lappenbereich nicht bemerkt. Nach etwa 6 Monaten können die Patienten wieder normale Schuhe, evtl. mit Einlagen, tragen.

Ist der gesamte Fußsohlen- und Fersenbereich mit einem Weichteilmantel zu bedecken, wie bei einem Patienten (Abb. 1), bei dem ein Décollement des gesamten Fußes distal der Knöchelregion mit Amputation sämtlicher Zehen vorlag, dann müssen 2 Unterarmlappen zur Defektdeckung genommen werden. Ein Unterarmlappen allein reichte in der Größe nicht aus, so daß von beiden Unterarmen je ein Lappen in einer Operation genommen werden mußte. Den einen Lappen schlossen wir an die A. tibialis posterior und ihre Begleitvenen in einer End-zu-End-Anastomosentechnik an. Die in den Lappen einstrahlenden Ner-

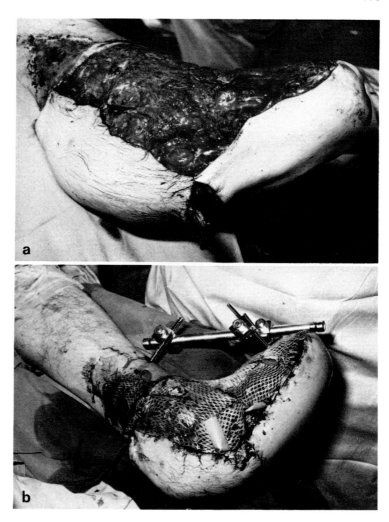

Abb. 2a, b. Deckung der Fußsohle mit 2 freien neurovaskulären Unterarmlappen. Deckung des Fußrückens mit Meshgrafttransplantaten. Temporäre Ruhigstellung mit Fixateur externe

ven wurden an Hautnerven des Fußes genäht. Der zweite Lappen wurde an die am distalen Rand des ersten Lappens liegenden Gefäße und Nerven mikrochirurgisch angeschlossen. Die übrigen Hautdefekte am Fußrücken sowie am Innen- und Außenknöchel konnten mit Spalthauttransplantaten gedeckt werden. Zur Ruhigstellung wurde bis zur Einheilung der Lappen und der Spalthauttransplantate ein Fixateur externe am Fuß angelegt (Abb. 2a, b). Bis zur Erlangung einer Schutzsensibilität in beiden Lappen wurde der Patient mit einem entlastenden Gehapparat versorgt.

Die Frage, ob eine 10stündige Operation mit Übertragung von 2 freien neurovaskulären Unterarmlappen sinnvoll war und ob es nicht besser gewesen wäre, eine Unterschenkelam-

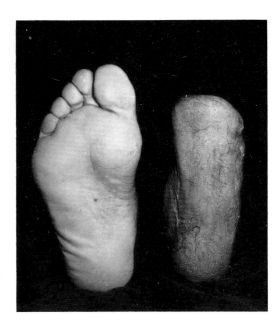

Abb. 3. Eingeheilte Unterarmlappen an der linken Fußsohle mit bestehender Schutzsensibilität

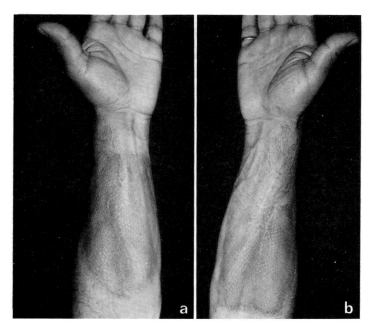

Abb. 4a, b. Kosmetisches Aussehen der mit Meshgrafttransplantaten gedeckten Hebungsdefekte

putation und prothetische Versorgung vorzunehmen, erübrigt sich unserer Meinung nach, wenn man sieht, wie der Patient läuft und seinen Fuß voll belasten kann. Nach insgesamt 1 Jahr hat sich eine volle Schutzsensibilität in beiden Lappen entwickelt und das obere Sprunggelenk ist frei beweglich (Abb. 3). Der Patient trägt orthopädische Schuhe und kann ohne Hilfe frei gehen. Die mit Meshgraft transplantierten Hebungsdefekte an beiden Unterarmen sind kosmetisch zufriedenstellend (Abb. 4). Eine funktionelle Beeinträchtigung der Arme besteht nicht. Die thermographische Untersuchung zeigte, daß die Hände weder minderdurchblutet noch kältempfindlich sind.

Zehenpulpalappen

Kleine Defekte im Vorfußballenbereich können mit einem neurovaskulären Insellappen von den Zehen verschlossen werden. Von der fibularen Seite der Großzehe kann ein maximal 2 x 3 cm großer Insellappen gehoben werden, der von dem plantaren fibularen Gefäß-Nerven-Bündel versorgt wird. Der Gefäßnervenstiel kann so weit präpariert werden, daß ohne Schwierigkeiten Defekte auf der tibialen Seite des Vorfußballens verschlossen werden können. Auch hier sollte auf einen durch Z-Plastik unterbrochenen gezackten Wundrandverlauf geachtet werden, um den störenden Einrolleffekt am Lappenrand zu vermeiden. Der Hebungsdefekt des Lappens wird mit einem Spalthauttransplantat verschlossen, welches für etwa 5 Tage über einem über Salbentüllüberknüpfverband sanft auf dem Wundgrund gehalten wird.

Auch können für kleine Defekte neurovaskuläre Insellappen von der Beugeseite der 2.–5. Zehen genommen werden. Sicherlich kann ein solch kleiner Defekt auch mit einem lokalen Verschiebelappen verschlossen werden. Dafür muß es zum einen genügend unvernarbtes Gewebe in der Defektumgebung geben, zum anderen werden aber durch die lokalen Hautverschiebungen weitaus größere Narbenfelder geschaffen als beim Zehenpulpainsellappen, was sich besonders im Vorfußballenbereich als störend auswirken kann. Die Narbengebiete an Zehen sind nicht so gravierend und funktionell wenig störend.

Weichteildefekte an den Belastungszonen der unteren Extremität müssen mit sensibel versorgten Lappen bedeckt werden. Es bieten sich Insellappen und freie neurovaskuläre Lappen, insbesondere der freie Unterarmlappen, an.

Literatur

McGraw JB, Furlow LT (1975) The dorsalis pedis arterialized flap. Plast Reconstr Surg 55: 177–185

Mühlbauer W, Herndl W, Stock W (1982) The forearm flap. Plast Reconstr Surg 70:336–342

Partecke B-D, Buck-Gramcko D (1983) Der Unterarmlappen als Insellappen oder freier neurovaskulärer Lappen. Handchirurgie 15:52–56

Partecke B-D, Buck-Gramcko D (1984) Deckung von Gewebsdefekten an den unteren Extremitäten durch frei übertragene Haut- bzw. Hautmuskellappen und Insellappen. Handchirurgie 16:11–14

Diskussion: Weichteildeckung am Unterschenkel

R. Wolff

Orthopädische Klinik und Poliklinik der Freien Universität Berlin im Oskar-Helene-Heim, Clayallee 229, D-1000 Berlin 33

Für die Deckung von Weichteildefekten am Unterschenkel stehen zur Verfügung:
1. Spalthaut, Vollhaut, synthetischer Hautersatz,
2. gestielte Haut- und Muskellappen,
3. mikrovaskuläre freie Lappen.

Bei der Indikationsstellung sind die Wund- und Durchblutungsverhältnisse im Defektbereich, die Ausbildung der Operateure und nicht zuletzt die operativen Möglichkeiten (Mikrochirurgie) zu berücksichtigen. Gerade für den Unterschenkel mit seinen oft problematischen Durchblutungsverhältnissen lassen sich nur Richtlinien formulieren, die den speziellen Gegebenheiten anzupassen sind.

Bei frischen Verletzungen hat die Stabilisierung des Knochens Vorrang. Die primäre Weichteildeckung freiliegender Knochen und Sehnen mit Spalthaut bzw. Muskellappen ist nur bei Operateuren mit entsprechender Erfahrung gerechtfertigt, die primäre Versorgung mit synthetischem Hautersatz ist meist vorzuziehen (Weller). Zwar ist die Infektionsgefahr etwas höher anzusetzen (Tscherne), der operative Zeitaufwand ist jedoch gering, was bei polytraumatisierten Patienten wesentlich ist (Rehn). Mikrovaskuläre Lappen sollten nicht zu früh – d. h. erst nach 12–14 Tagen – und entsprechender Vorbereitung des Lagers durch ein erfahrenes Team eingesetzt werden (Schweiberer).

Spalthaut, Vollhaut, synthetischer Hautersatz

Spalthaut – bei der Entnahme wird die Lederhaut gespalten – findet am Unterschenkel breite Anwendung. Für die primäre Defektüberbrückung ist meist synthetischer Hautersatz vorzuziehen, die sekundäre Deckung mit Spalthaut erfolgt nach Vorbereitung des Lagers. Für die Einheilung sind entscheidend:
– Dicke der Spalthaut,
– Vitalität des Lagers,
– Kontakt zum Lager,
– Bakterienzahl im Lager,
– mechanische Ruhigstellung.

Die Verarbeitung zu Meshgraft verhindert Sekretstau, kann kosmetisch aber nicht immer befriedigen. Während der Gefäßanschluß der Spalthaut nach etwa 10 Tagen abgeschlossen ist, dauert die funktionelle Anpassung Monate. Eine Einheilung ist auch auf Knochen und Sehnen möglich, d. h. die Spalthaut kann auch vom Knochen her vaskularisiert werden. Die Haut verwächst mit dem Knochen, was funktionell störend sein kann. Spalthaut ist leicht und reichlich erhältlich, sie läßt sich gut anmodellieren und wächst leicht an, so daß sie auch als temporärer Ersatz geeignet ist, wenn die Erfahrung in plastischer Chirurgie nicht ausreichend ist. Nachteile sind mögliche Kontrakturen und verminderte Widerstandsfähigkeit.

Vollhaut (gesamte Kutis ohne Subkutangewebe) wird am Unterschenkel selten übertragen. Sie ist seitens der Ernährung erheblich anspruchsvoller, sie erfordert einen sauberen Wundgrund und längere Zeit zur Einheilung. Sie ist i. allg. zur Deckung von Knochen und Sehnen nicht geeignet.

Verschiebelappen (Hautlappen mit Subkutangewebe aus unmittelbarer Nachbarschaft des Defektes) haben die gleichen Eigenschaften wie ihre Umgebung. Sie sind am Unterschenkel selten indiziert.

Fernsstiellappen

Fernsstiellappen − z. B. Hautübertragung vom rechten auf den linken Unterschenkel − bewähren sich auch heute noch bei jüngeren Patienten mit freibeweglichen Gelenken, wenn die mikrovaskuläre Technik nicht beherrscht wird. Voraussetzung ist die Ruhigstellung der Extremitäten (Gips, Fixateur externe). Rand und Untergrund des Lagers müssen gefäßversorgt sein, am Lappen dürfen keine Zugspannungen auftreten. Das Verhältnis von Länge zu Breite darf 2:1 nicht überschreiten.

Gestielte Muskellappen sind für die Versorgung kleinerer Defekte am Unterschenkel geeignet, wenn ein *entbehrlicher* Muskel in der Nähe des Defektes verfügbar ist. Folgende Muskeln werden verwendet:
− M. gastrocnemius (Cave N. peronaeus),
− M. soleus (kann nur bis zum proximalen Drittel freipräpariert werden),
− M. tibialis anterius (bei steifem Sprunggelenk),
− evtl. Beuger und Strecker der Zehen.

Wichtig ist eine klare Vorstellung von der Gefäßversorgung des Muskels. Eine zu weitgehende Präparation führt zum Mißerfolg (Nekrose). Muskellappen sind insbesondere indiziert bei Osteitis mit Weichteilschaden nach chirurgischer Sanierung. Ein ersatzschwaches Lager läßt sich in ein ersatzstarkes umwandeln, Toträume werden ausgefüllt.

Mikrovaskuläre freie (Haut-)Muskellappen sind bei großen und tiefen Defekten indiziert, insbesondere wenn weitere Eingriffe erforderlich sind. Für Defekte am Unterschenkel wird der M. latissimus dorsi bevorzugt verwendet. Er besitzt einen langen Gefäßstiel, der sich gut freipräparieren läßt. Seine Hebung hinterläßt keine ausgedehnten Narben, es bleibt keine Funktionseinbuße zurück. Das kosmetisch unförmige Bild am Unterschenkel bessert sich nach entsprechender Atrophie des Muskels. Folgeeingriffe am darunterliegenden Knochen sind leicht möglich. Wichtig ist die präoperative Angiographie des Unterschenkels.

Spezielle Weichteildefekte an der unteren Extremität

Defekte im Bereich des Trochanter major lassen sich mit einem myokutanen Insellappen (M. vastus lateralis) decken. Der Muskel wird mit der von ihm versorgten Hautinsel geschwenkt, der neuentstehende Hautdefekt mit Meshgraft gedeckt.

Defekte im Bereich von Ferse und Fußsohle sollten möglichst mit einem sensibel versorgten und belastbaren Lappen gedeckt werden. Verwendet werden:
− Dorsalis-pedis-Lappen (die Ränder können hier einrollen, die Lappengröße ist auf den Fußrückenbereich begrenzt),
− M.-latissimus-dorsi-Lappen (er kann nicht sensibel versorgt werden und trägt stark auf),

– freier neurovaskulärer Unterarmlappen (mit A. radialis und N. cutaneus antebrachii lateralis oder medialis) (indiziert bei fehlender A. dorsalis pedis und größeren Defekten).

Spätergebnisse bei Anwendung des Unterarmlappens liegen noch nicht vor. Wesentlich ist die postoperative Versorgung mit einem Schuh mit guter Fußbettung.

Über sog. Skinexpander liegen bei plastischer Deckung am Unterschenkel nur wenige Erfahrungen vor.

Zur Weichteildeckung am Unterschenkel – insbesondere bei zusätzlichen Knocheninfekten – hat also neben dem gestielten Muskellappen der myokutane M.-latissimus-Lappen sein Hauptindikationsgebiet. Der fasziokutane Radialislappen und der Dorsalis-pedis-Lappen sind bei oberflächlichen Weichteildefekten und im Gebiet der Fußsohle indiziert.

Durch die Fortschritte auf dem Gebiet von Chirurgie und Orthopädie, insbesondere im Bereich der Mikrochirurgie, bestehen heute zahlreiche Rekonstruktionsmöglichkeiten. Erforderlich sind jedoch oft zahlreiche operative Eingriffe (z. B. bei Osteitis), die eine erhebliche Belastung für den Patienten darstellen. Die zu erwartenden funktionellen Langzeitergebnisse sind bei der Indikationsstellung kritisch abzuwägen. Gerade im Bereich des Unterschenkels lassen sich auch durch Amputation und prothetische Versorgung ausgezeichnete Ergebnisse erzielen.

Literatur

Chirurg (1986) 57:113ff.

Pathophysiologie der Knochentransplantation: Grundlagen und klinische Anwendung

L. Schweiberer, K. Hallfeldt und J. Mandelkow

Chirurg. Klinik Innenstadt und Chirurg. Poliklinik der Ludwig-Maximilians-Universität, Nußbaumstraße 20, D-8000 München 2

Seit Ollier [41] eine wissenschaftliche Grundlage zur freien Knochenüberpflanzung schuf, unterlag die Bewertung der verschiedenen knöchernen Transplantate, ob autogenen oder allogenen Ursprungs, ob frisch, durch Kälte oder chemisch konserviert, mazeriert oder lediglich als Apatitgerüst überpflanzt, immer wieder grundsätzlichen Schwankungen.

Die Anschauung von Barth [5–7], das Knochentransplantat sterbe insgesamt ab und bilde nur eine Leitschiene, die schließlich schleichend ersetzt wird, beeinflußte lange Zeit die klinische Knochentransplantation. Seit dem vorigen Jahrhundert war bereits bekannt, daß Knochengewebe, das gekocht oder ausgeglüht worden war, nach Implantation in eine passende Knochenlücke von neugebildetem Knochen ersetzt werden kann [41]. Inwieweit diese veränderte Knochengrundsubstanz jedoch aktiv in das Geschehen der Osteogenese einzugreifen vermag, blieb dabei ungeklärt, da sich die Leistung des knöchernen Lagers und die des Implantats überdeckten.

Diese historische Reminiszenz sei erlaubt, da eine gewisse Leitschienenfunktion eines Transplantats wohl zu einem gewissen Grade und in gewissen Regionen (Alveolarfortsatz) bestehen mag, für die Chirurgie im ersatzschwachen Lager aber sicher nur eine ganz untergeordnete Funktion erfüllt. Darüber hinaus werden viele Aussagen über den Wert eines Transplantats gemacht, ohne zu differenzieren, ob die Knochenneubildung dem zugerichteten Lager oder dem Transplantat zuzuschreiben ist.

Seit den Untersuchungen von G. Axhausen [2], Lexer [30], Levander [28], Annersten [1], Obertalhoff [40] und W. Axhausen [3] ist unbestritten, daß ein autogenes Transplantat mit seinen osteoblastischen Zellen und mit einem osteogenetischen Faktor der Knochensubstanz neuen Knochen zu bilden vermag, sofern das Transplantat genügend ernährt wird. Unsere eigenen Untersuchungen [50, 51, 52] und die von Urist [63, 64, 66, 67, 68, 70] haben gezeigt, daß der osteogenetische Faktor in den Interzellarsubstanzen zu suchen ist, nicht im Kollagen und nicht in den Apatitkristallen.

Osteoinduktion

Auf dem Hintergrund dieser Erkenntnisse muß die Frage gestellt werden, ob tatsächlich ein Transplantat seine Aufgabe, Osteogenese zu induzieren, erfüllen kann, wenn es ausschließlich Hartsubstanzen enthält.

Nach unseren eigenen Untersuchungen aus den Jahren 1965–1970 [50–52] wissen wir, daß autogene Implantate, welche mazeriert, d. h. so vorbehandelt werden, daß zwar Apatite und Kollagene mengenmäßig unverändert bleiben, daß sie jedoch zellfrei und frei von Interzellularsubstanzen sind, keine Osteogenese in Gang setzen können. Autogene Transplantate, die so präpariert sind, daß nur das Gerüst der Apatitkristalle oder das Kollagengerüst allein übrig bleibt, ergaben ebenfalls keine vom Transplantat ausgehende Osteogenese oder eine Anregung des Lagers zur Osteogenese. Die Schlußfolgerung daraus war die Konsequenz, daß osteoblastische Zellproliferation nur dann zustande kommt, wenn die Knochensubstanz unverändert, d. h. auch mit den ungeformten Interzellularsubstanzen überpflanzt wird.

Diese Feststellung ist auch auf das allogene Transplantat übertragbar [50]. Allerdings kommt es im allogenen Transplantat vorwiegend infolge seiner zellulären Elemente zur Antigen-Antikörper-Reaktion, wobei die allogenen Zellelemente zugrunde gehen. Nach Überwindung dieses Abstoßungsvorgangs kann das allogene Transplantat jedoch wieder induktiv spezifische Zellen formen, da die Grundsubstanz und damit die Interzellularsubstanzen erhalten bleiben und somit osteoinduktiv wirken können [18, 19]. Nicht anders ist die Osteogenese in einem autogenen zellhaltigen, chemisch unveränderten Transplantat oder in einer Fraktur zu verstehen. Auch die bereits vorhandenen Präosteoblasten oder Osteoblasten bedürfen dieser humoralen Anregung. Einen Beweis lieferte dafür bereits G. Axhausen 1908 [2], als er Periost mit der Kambiumschicht, die viele Osteoblasten enthält, verpflanzte, aber nur Osteogenese sah, wenn anhängendes Knochenhartgewebe mitüberpflanzt wurde. Er zog daraus den — wie wir heute wissen — falschen Schluß zur sog. Osteoblastenlehre, wonach nur die überpflanzten Osteoblasten in der Lage wären, Knochen zu bilden. Sein Sohn W. Axhausen [3, 4] fügte dann die Lehre von G. Axhausen und die Osteoinduktionslehre von Levander [29], Annersten [1] und Obertalhoff [40] zusammen, indem er durch seine Untersuchungen bewies, daß beide Wege der Osteogenese möglich sind. Zu derselben Ansicht kamen später, ohne die Arbeit von Axhausen zu kennen, Burwell [9] und

Chalmers [15]. Die Frage nach der Art der Substanzen, die zur Zelldifferenzierung führen, ist derzeit Gegenstand sehr umfangreicher Forschung, gilt es doch hier unter Umständen Substanzen zu isolieren oder gentechnisch zu produzieren, welche ganz entscheidend unsere therapeutische Bandbreite beeinflussen könnten.

Bone Morphogenetic Protein (BMP)

Das Bone Morphogenetic Protein (BMP) konnte aus der Knochenmatrix einer Anzahl von Säugetieren und des Menschen sowie aus menschlichem Osteosarkomgewebe isoliert werden. BMP besitzt die gleichen osteoinduktiven Eigenschaften wie die vollständige Knochenmatrix. Die Menge neugebildeten Knochens ist dosisabhängig [69, 70].

BMP ist ein hydrophobes Glykoprotein mit einem Anteil von 20,8% sauren Aminosäuren. Das Molekulargewicht beträgt ca. 17500 Dalton. Durch die Behandlung mit reduzierenden Agenzien geht seine osteoinduktive Eigenschaft verloren. Dagegen bleibt es gegenüber Kollagenasen stabil. Für die Gewinnung von BMP aus kortikalem Knochen wurden eine enzymatische und 3 nichtenzymatische Methoden entwickelt.

BMP ist nur schlecht löslich in neutralen Salzlösungen, in HCl bei pH2 und in serumfreien Kulturmedien. Es wird schon durch leicht alkalische Bedingungen völlig inaktiviert, ist in der Gegenwart anderer durch Kollagenaseeinwirkung entstandener Proteine relativ löslich in neutralen Pufferlösungen und zeigt, vorausgesetzt, daß Sulfhydrilgruppenenzyminhibitoren im System vorhanden sind, ein großes Maß an biologischer Aktivität. Enzyminhibitoren sind für alle chemischen Systeme zur Extraktion von BMP notwendig, da das Knochengewebe endogene Enzyme enthält, die es sonst zerstören würden (BMPhasen).

7 Tage nach Implantation in die Muskulatur kommt es zur Absorption des BMP, an dessen Stelle Makrophagen, mesenchymale Zellen und hypertrophe Bindegewebezellen erscheinen. Zwischen Tag 14 und 21 entsteht ein fibröser Mantel um das Implantationsgebiet. Innerhalb dieses Mantels erfolgt die Differenzierung mesenchymaler Zellen zu Chondro- und Osteoblasten. Dabei bildet sich das Knorpelgewebe immer in der nicht vaskularisierten inneren Zone, während in den äußeren vaskularisierten Arealen Geflechtknochen entsteht. Zwischen Tag 21 und 28 kommt es zu einer Umwandlung des Geflechtknochens in lamellären Knochen sowie zur Bildung von Knochenmark [69, 70].

Extracellular Matrix Derived Factor

Reddi u. Huggins zeigten, daß zellfreie, demineralisierte kollagene Knochenmatrix die Bildung von Knorpelgewebe, Knochen und Knochenmark induziert [43–45]. Dabei stellte sich heraus, daß die kollagene Matrix als lokales Mitogen für Bindegewebezellen wirkt. Sie aktiviert die Ornithindekarboxylase, ein Enzym, das an der Polyaminbiosynthese beteiligt ist und als früher Marker der Zellproliferation gilt.

Um den aktiven Faktor weiter einzugrenzen, wurden In-vitro-Experimente durchgeführt, in denen der mitogene Einfluß verschiedener durch Gelfiltrationschromatographie getrennter Proteinfraktionen auf Fibroblastenkulturen untersucht wurde. Es zeigte sich, daß die proliferative Wirkung v. a. auf ein Protein mit einem Molekulargewicht von 22000 Dalton zurückzuführen ist. Es ist empfindlich gegenüber Kollagenasen und Trypsin, jedoch resistent gegenüber Chondroitinase. Inwieweit dieses Protein Ähnlichkeit mit dem BMP besitzt, ist nicht bekannt [42, 44, 48].

Intramembraneous Osteogenetic Factor

Thielemann entdeckte Anhaltspunkte für einen Faktor, der intramembranöse osteogene Aktivität induziert [59].

Zur Extraktion des Faktors ist es notwendig, den Knochen mit Chloroform und Methanol zu entfetten und mit 7%iger HCl zu demineralisieren. Anschließend kann er mit 0,5 M TCA oder bakteriellen Kollagenasen in Lösung gebracht werden. Der Intramembraneous Osteogenetic Factor besitzt ein Molekulargewicht von weniger als 10000 Dalton und ist nicht spezies-spezifisch.

Bone Chemotactic Factors

Sonderman et al. isolierten aus Guanidinextrakten von demineralisierten Knochen einen Faktor mit einer starken chemotaktischen Wirkung auf Osteoblasten. Es handelt sich um ein hitze- und trypsinempfindliches Protein mit einem Molekulargewicht von ca. 60000–70000 Dalton [54].

Mundy u. Poser demonstrierten in In-vitro-Versuchen einen chemotaktischen Effekt für eine Osteokalzin genannte Substanz. Dabei handelt es sich um ein nichtkollagenes Protein der Knochenmatrix, welches γ-Karboxyglutaminsäure enthält. Ein synthetisches Peptid, das dem Abbauprodukt von Osteokalzin entspricht, zeigte ebenfalls chemotaktische Eigenschaften [36].

Es ist nicht bekannt, ob der von Sonderman et al. isolierte Faktor aus demineralisierter Knochenmatirx ein osteokalzinähnliches Protein darstellt. Beide Studien liefern jedoch wichtige Anhaltspunkte dafür, daß durch Resorption freiwerdende Proteine für die Anziehung von Osteoblasten verantwortlich sein können [36].

Lokale Wachstumsfaktoren

Neben den osteoinduktiven Substanzen, die aus demineralisierter Knochenmatrix isoliert werden können, produziert Knochen eine vermutlich große Zahl anderer Faktoren, die das Wachstum von Knochenzellen auf lokaler Ebene regulieren. Diese scheinen v. a. für die ständig ablaufenden Reparatur- und Umbauvorgänge von wesentlicher Bedeutung zu sein.

Skeletal Growth Factor (SGF)

Das Hinzufügen von PTH in das serumfreie Medium von Kulturen embryonalen Knochens bewirkte nach 2 Tagen einen signifikanten und anhaltenden Anstieg der Knochenbildung, obwohl das Hormon bereits nach 24 h wieder aus dem Medium entfernt wurde. Diese zeitliche Diskrepanz und das Wissen, daß PTH primär eine Knochenresorption bewirkt, führte zu der Annahme, daß resorptive und formative Prozesse auf lokaler Ebene miteinander gekoppelt sind. Die Entdeckung eines makromolekularen Proteins im Medium des durch PTH konditionierten Knochens, das das Knochenwachstum anderer Zell- und Organkulturen stimuliert, unterstützte diese Annahme. Weiterhin gelang es Baylink et al., einen ähnlichen Faktor aus Knochenextrakten des Menschen (hSGF) und verschiedener Säugetiere zu extrahieren [8, 22, 36].

Der Human Skeletal Growth Factor (hSGF) ist ein hochmolekulares Protein, das aus dem Knochen des erwachsenen Menschen extrahiert werden kann. Nach Reinigung durch eine nicht denaturierte Polyacrylamidelektrophorese läßt sich ein Molekulargewicht von 83 000 Dalton bestimmen.

Das Protein ist empfindlich gegenüber Trypsin und resistent gegenüber der Inaktivierung durch Hitze, extreme pH-Werte, Kollagenase und reduzierende Agenzien [20, 21].

hSGF stimuliert einige Stunden nach Hinzugabe die DNS-Synthese mesodermaler Zellen, erkennbar an einer erhöhten ^{3}H-Thymidinaufnahme. Weiterhin erfolgt eine gesteigerte ^{3}H-Prolinaufnahme in das Kollagen embryonalen Knochens [20, 21].

Bone Derived Growth Factor (BDGF)

Canalis et al. berichten, daß das Kulturmedium fetaler Schädelknochens in anderen Organ- oder Zellkulturen die Aufnahme von ^{3}H-Thymidin in die DNS sowie von ^{3}H-Prolin in Kollagene des Knochens stimuliert [11, 12]. Sie führten diesen Effekt auf das Vorhandensein eines hitzestabilen und nicht dialysierbaren Wachstumsfaktor in dem ursprünglichen Medium zurück. Aus diesem Medium konnten nach teilweiser Reinigung 2 Faktoren gewonnen werden, die aktiv in das Knochenwachstum eingreifen. Die eine Funktion (BDGF1) mit einem Molekulargewicht von ca. 10 000 Dalton besitzt einen stimulierenden Effekt auf die ^{3}H-Prolin-Inkorporation in Kollagen, während die andere Fraktion (BDGF2) mit einem ungefähren Molekulargewicht von 25 000 bis 30 000 Dalton einen vermehrten Einbau von ^{3}H-Thymidin in die DNS bewirkt.

Welche regulative Funktion BDGF im Knochenstoffwechsel in vivo einnimmt, ist nicht geklärt [11, 12].

Osteonectin

Termine et al. [57] isolierten auf Guanidin-EDTA-Extrakten fetalen Kälberknochens ein knochenspezifisches Protein mit einem Molekulargewicht von 32 000 Dalton, das sich selektiv an Kollagen und Hydroxyapatit bindet.

Antikörper gegen Osteonectin kreuzreagieren mit Knochen und in geringem Maße mit Dentin, jedoch nicht mit anderen Geweben. Das Protein befindet sich in den mineralisierten Knochentrabekeln und ist in der Matrix in höherer Konzentration nachweisbar als in den Zellen. Der Komplex aus Typ-I-Kollagen und Osteonectin bindet Hydroxyapatitkristalle und freie Kalziumionen.

Es wird angenommen, daß Osteonectin eine Mediatorfunktion ausübt und die Bindung mineraler Stoffe an Kollagene bewirkt [57, 58].

Diskussion

Der Wert des knöchernen Transplantates wird gemessen:
1. am Ablauf des unmittelbaren Einheilungsprozesses,
2. an seiner osteogenetischen Potenz,
3. an der Art des knöchernen Umbaus.

Daß ein Transplantat vom Empfänger toleriert wird und reizlos einheilt, ist erste Voraussetzung.

Im allgemeinen soll der überpflanzte Knochen aus eigener Kraft die Osteogenese in Gang setzen oder das Wirtslager zur Osteogenese anregen.

Schließlich soll das Transplantat in den Wirtsorganismus integriert werden. Dies geschieht über den Umbau des Transplantats. Die Grundsubstanz einschließlich Hartsubstanz eines Transplantats kann vom Empfänger nicht ohne körpereigenen Umbau übernommen werden, es sei denn, sie wird als Fremdkörper eingekapselt. Transplantat- und ortsständig entstandener Knochen werden über Knorpelgewebe oder Faserknochen, ungeordneten Lamellenknochen, Lamellenknochen bis hin zu trajektoriell ausgerichtetem Osteonknochen so lange umgebaut, bis jedes einzelne Osteon in die Feinarchitektur des schwingungs-, biegungs- und belastungsfähigen Knochens eingefügt ist. Dieser Umbau geschieht so kunstvoll, daß das kristalline Kalziumphosphat, das sog. Hydroxyapatit, in ganz bestimmter Ordnung in Tafelform von ca. 400/200/500 Angström an die spiralig angeordneten kollagenen Fibrillen angelagert wird [42]. Würden diese Kristalltafeln ausgebreitet werden, ergäbe sich eine Gesamtoberfläche von über 200 m^2/g Salz. Die Kristalline stehen mit der interzellulären Flüssigkeit in Kontakt, wodurch ein ständig reger Ionenaustausch mit der interzellulären Flüssigkeit und mit dem Blut stattfindet.

Daß fiktive Osteogenese auch von allogenen (homologen) Transplantaten ausgeht, ist ebenfalls erwiesen. Allerdings durchläuft das allogene Transplantat durch eine obligatorische Antigen-Antikörper-Reaktion vorwiegend auf überpflanzte zelluläre Elemente eine „Durststrecke", die nach eigenen Untersuchungen [50] in gut vaskularisiertem, nicht infiziertem Lager überwindbar ist. Die osteoinduktiven Substanzen des Interzellularraums sind artspezifisch und daher auch nach der zellulären Abstoßungsreaktion in der Lage, zelluläre Differenzierung unreifer Mesenchymzellen zu Osteoblasten zu bewirken.

Da das allogene Transplantat für den Kliniker oft die einzige Möglichkeit bietet, größere Knochendefekte zu überbrücken, wurden Verfahren entwickelt, den allogenen Knochen mit physikalischen oder chemischen Methoden die Antigeneigenschaften zu nehmen, ohne seine osteoinduktive Potenz zu zerstören. Durch Einfrieren oder Lyophilisieren wird die Antigenität von Knochen wesentlich reduziert. Nach Melves [34] kann ein bei $-70°$ eingefrorenes allogenes Transplantat den Empfänger zwar sensibilisieren, ohne daß dies jedoch eine Antikörperproduktion zur Folge hätte, da die Antigeneigenschaften der Zellmembran durch den Gefriervorgang zerstört wurden. Die immunologische Sensibilisierung fehlt bei lyophilisiertem Knochen weitgehend [34, 62].

An unserer Klinik wird aseptisch entnommener Knochen bei $-70°$ eingefroren und bis zu 12 Monate unter kontrolliert sterilen Kautelen gelagert.

Urist [69] beschreibt eine chemische Verfahrenstechnik zur Herstellung antigenextrahierten, oberflächendemineralisierten, allogenen Knochens (AAA-Bone). Bei Verwendung dieses Materials zur Arthrodese erreicht er mit der autogenen Spongiosaplastik vergleichbare klinische Ergebnisse. Beachtenswert ist, daß humaner AAA-Knochen nach Implantation in die Muskulatur athymischer Mäuse zur Freisetzung von Bone Morphogenetic Protein führt.

Mulliken et al. [38] verwenden demineralisierten zerkleinerten und pulverisierten allogenen Knochen, um größere kongenitale kraniofaziale Defekte zu überbrücken. Das Pulver wird durch Hydratation zur Knochenpaste; demineralisierte Knochenspäne erhalten eine gummiartige Konsistenz. Die Paste wird in Osteotomiespalten oder zystische Defekte eingebracht. Wird dieses Material in Weichteilgewebe eingebracht, so entsteht neuer Knochen, der sich nach 3—6 Monaten radiologisch nachweisen läßt. 7 Tage nach Transplantation demineralisierten Knochenpuders in einen Kalottendefekt der Ratte wandern Fibroblasten ein. Chondrozyten umlagern dann die Partikel und produzieren Knorpelsubstanz. Nach 10 Tagen demineralisiert der Knorpel, zuletzt wird der Knorpel resorbiert und durch Knochen ersetzt. Der eingebrachte Puder verändert sich histologisch nicht.

Mittelmeier u. Katthagen [25, 26, 35] berichten in jünster Zeit über die Entwicklung einer Hydroxyapatitdispersion in denaturiertem Kollagen (Collapat). Im Tierexperiment beobachten die Autoren wenige Tage nach der Implantation eine massive Knochenausbildung. Durch Pyrolisierung und Sinterung mazeriertes Knochengewebes entwickelte Mittelmeier ein formstabiles Gerüst, in dem die Struktur des Hydroxyapatits erhalten blieb (Pyrost).

Die Knochenneubildung dieser biologisch inerten Präparate schreiben die Autoren einer induktiven Wirkung des Apatits zu. Nach den heutigen biologischen Kenntnissen bedürfen jedoch diese Untersuchungen noch der gründlichen Überprüfung.

Die Transplantation autogenen und allogenen Knochenmaterials zur Untersuchung osteoinduktiver Vorgänge ist Gegenstand intensiver Forschung. Vor allem die Verwendung dekalzifizierter Knochenmatrix als experimentelles Modell ermöglicht durch die gute Reproduzierbarkeit ein genaues Studium der Biologie der Osteoinduktion. Sie stellt einen Mechanismus dar, bei dem es zu einem kaskadenartigen Ablauf biochemischer und zellulärer Reaktionen kommt. Durch die Wirkung matrixeigener Makromoleküle erfolgt eine Differenzierung mesenchymaler Zellen zu Knorpel- und Knochengewebe. Gleichzeitig entsteht auch Knochenmark mit proliferierenden hämopoetischen Zellen. Osteoinduktion stellt somit ein System der Organogenese dar [43, 45, 66, 69].

Aus der extrazellulären Matrix konnte eine Reihe spezifischer Proteine unterschiedlicher Größe isoliert werden, die einen osteoinduktiven Effekt besitzen. Am besten erforscht ist derzeit das BMP, das aus dem Knochen des Menschen und einiger Säugetiere extrahiert wurde. Es induziert nicht nur eine heterotype Knochenbildung, sondern bewirkt auch eine Differenzierung unspezifischer Mesenchymzellen in vitro. An anderen Proteinen wurden der Extracellular Matrix Derived Factor, der Intramembraneous Osteogenetic Factor sowie Osteokalzin erwähnt.

Neben den osteoinduktiven Matrixanteilen gibt es eine große Zahl anderer knochenspezifischer Stoffe, die das Knochenwachstum auf lokaler Ebene beeinflussen. Mitogene und chemotaktische Eigenschaften konnten demonstriert werden. In Wechselwirkung mit den kalziumregulierenden Hormonen und anderen humoralen Wachstumsfaktoren haben sie nicht nur Einfluß auf die Knochenneubildung, sondern beteiligen sich auch an ständig ablaufenden Umbau- und Reparaturvorgängen [5, 8, 9, 17—19, 29, 32, 37, 43, 49, 52, 53, 57, 64].

Osteoinduktion ist ein biologisches System, das in immer gleicher Weise abläuft. Die Differenzierung unspezifischer Zellen zu Funktionszellen wird offenbar durch biomechanische Stoffe initiiert. Wie diese Stoffe in die regulatorischen Mechanismen der Zelle eingreifen, wird derzeit intensiv untersucht. In diesem Zusammenhang ist von Bedeutung, daß die osteogene Kapazität morphologisch gleicher Zellen unterschiedlich ist. Urist spricht von der osteogenetischen Kompetenz mesenchymaler Zellen, die ererbt ist und durch bestimmte Faktoren aktiviert werden kann. Differenzierung ist eine Frage der Genaktivierung, wobei das Maß der Aktivierungsbereitschaft in der embryonalen Phase festgelegt wurde. Sowohl embryonale als auch postfetale Zellen sind insofern determiniert, als bisher keine pluripotenten undifferenzierten Formen in Vertebraten nachgewiesen werden konnten [57].

Das osteoinduktive System besitzt große Ähnlichkeiten mit der embryonalen Knochenentwicklung. Wie Caplan durch seine Untersuchungen an Extremitätenknospen von Hühnerembryonen zeigen konnte, sind die Veränderungen der Matrixzusammensetzung der Chondrozyten in der Phase der beginnenden Gefäßeinsprossung für die Knochenentwicklung von immenser Bedeutung. Es ist anzunehmen, daß auch hier die Differenzierung mesenchymaler Zellen, die im Gefolge der Vaskularisierung in die Extremitätenknospe einwandern, durch Bestandteile der sich gerade zu diesem Zeitpunkt verändernden chondrozytären Matrix gesteuert wird [11]. Diese Annahme wird gestützt durch Untersuchungen von Thyberg u. Moskalewski, die zeigen konnten, daß die Injektion aktivierter Chondrozyten in Muskelgewebe zur Knochenbildung führt [56]. In einem gemeinsamen Versuch demonstrierten Syftestad [56] und Caplan [14] die induktive Wirkung von Matrixproteinen auf die In-vitro-Differenzierung embryonaler Mesenchymzellen zu Chondroblasten [51].

Die Ähnlichkeiten zwischen der induzierten Knochenneubildung beim Erwachsenen und der embryonalen Osteogenese sind auffällig. In-vitro-Modelle für embryonale Zell- und Organkulturen sind ein wesentlicher Ansatzpunkt für die weitere Erforschung physiochemischer Zusammenhänge der Knochenentstehung.

Literatur

1. Annersten S (1940) Experimentelle Untersuchungen über die Osteogenese und die Biochemie des Frakturcallus. Acta Chir Scand (Suppl) 84:60
2. Axhausen G (1908) Die pathologisch-anatomischen Grundlagen der Lehre von der freien Knochentransplantation beim Menschen und Tier. Med Klin (Beih) 2:23
3. Axhausen W (1952) Die Knochenregeneration – ein zweiphasiges Geschehen. Zentralbl Chir 77:435
4. Axhausen W (1962) Die Bedeutung der Individual- und Artspezifität der Gewebe für die freie Knochenüberpflanzung. Hefte Unfallheilkd 72
5. Barth A (1865) Histologische Untersuchungen über Knochenimplantationen. Beitr Pathol Anat 17:65
6. Barth A (1893) Über histologische Befunde nach Knochenimplantationen. Langenbecks Arch Klin Chir 46:409
7. Barth A (1894) Über Osteoplastik in chirurgischer Beziehung. Langenbecks Arch Klin Chir 48:466
8. Baylink DJ, Farlay J, Howard G, Drivdahl R, Puzas E, Masuda T, Ivey J, Gruber H (1982) Coupling factor. In: Massry SG, Letteri LM, Ritz E (eds) Regulation of phosphate and mineral metabolism. Plenum, New York, pp 409–420
9. Burwell RG (1963) Studies in the transplantation of bone. J Bone Joint Surg (Br) 45:386
10. Burwell RG (1965) Osteogenesis in cancellous bone grafts: considered in terms of cellular changes. Basic mechanism in the perspective of growth-control and its possible aberrations. Clin Orthop 40:35
11. Canalis E (1983) The hormonal and local regulation of bone formation. Endocr Rev 4:62–77
12. Canalis E, Peck W, Raisz LG (1980) Stimulation of DNA and collagen synthesis by autologous growth factor in cultured fetal rat calvaria. Science 210:1021–1023
13. Canalis E, Centrella M, Urist MR (1985) Effect of partially purified bone morphogenetic protein on DNA synthesis and cell replication in calvarial and fibroblast cultures. Clin Orthop 198:289–296
14. Caplan AI (1984) Cartilage. Sci Am II
15. Chalmers J (1959) Transplantation immunity in bone homografting. J Bone Joint Surg (Br) 41:160

16. Chalmers J, Gray DH, Rush J (1975) Observations on the induction of bone in soft tissue. J Bone Joint Surg (Br) 57:36
17. Chen Chung-Chang, Boskey AL, Rosenberg LC (1984) The inhibitory effect of cartilage proteoglycans on hydroxyapatite growth. Calcif Tissue Int 36:285–290
18. Dambe LT, Saur K, Schweiberer L (1978) Vergleichende Untersuchungen zum Einbau autologer und homologer Spongiosa in die Kompakta des Röhrenknochens. Langenbecks Arch Chir (Suppl) 253–256
19. Dambe LT, Saur K, Eitel F, Schweiberer L (1981) Morphologie der Einheilung von frischen autologen und homologen Spongiosatransplantaten in Diaphysendefekte. Hefte Unfallheilkd 84:115–120
20. Farley JR, Baylink DJ (1982) Purification of skeletal growth factor from human bone. Biochemistry 21:3502–3507
21. Farley JR, Masuda T, Wergedal JE, Baylink DJ (1982) Human skeletal effect on bone cells in vitro. Biochemistry 21:3508–3513
22. Howard GA, Bottemiller BL, Turner RT, Turner JI, Baylink DJ (1981) Parathyroid hormone stimulates bone formation.
23. Huggins CB, McCarroll HR, Blockson BH jun (1936) Experiments on the theory of osteogenesis. Arch Surg 32:915–931
24. Kallenberger A, Mathys R, Müller W (1983) Untersuchungen der Gewebeverträglichkeit von Hydroxylapatit (Ceros 80) an kultivierten Fibroblasten. Hefte Unfallheilkd 165:72–74
25. Katthagen BD, Mittelmeier H (1984) Vergleichende tierexperimentelle Untersuchungen über die induktive Knochenregeneration mit pyrolisiertem enteiweißtem Knochenimplantat. In: Rettig HM (Hrsg) Biomaterialien und Nahtmaterial. Springer, Berlin Heidelberg New York Tokyo, S 177–183
26. Katthagen BD, Mittelmeier H (1984) Experimental animal investigation of bone regeneration with collagen-apatite. Arch Orthop Trauma Surg 103:291–302
27. Langer F, Czitrom A, Prittker KP, Gross AE (1975) The immunogenity of fresh and frozen allogenic bone. J Bone Joint Surg (Am) 57:216–220
28. Levander G (1908) A study of bone regeneration surgery. Surg Gynecol Obstet 67:705
29. Levander G (1941) Über Knochenregeneration. Formulierung einer Fragestellung vom kausal-osteogenetischen Gesichtspunkt aus. Klin Wochenschr 20:40
30. Lexer E (1924) Die freien Transplantationen. Neue Dtsch Chir 26:15
31. Magerl F, Schenk R, Müller W (1984) Klinische Erfahrungen mit geformten porösen Hydroxylapatitblöcken. In: Rettig HM (Hrsg) Biomaterialien und Nahtmaterial. Springer, Berlin Heidelberg New York Tokyo, S 53–60
32. Medawar PB (1954) Preservation and transplantation of normal tissues. Ciba Found Symp
33. Meller Y, Shainkin-Kestenbaum R, Shany S, Zuilli I, Yankowitz N, Giat J, Konforti A, Torok G (1984) Parathyroid hormone, calcitonin in vitamin D metabilities during normal fracture healing in humans. Clin Orthop 183:238–245
34. Melves MW (1978) Cell mediated immunity to allografts of fresh and treated bone. Int Orthop 2:171–175
35. Mittelmeier H, Katthagen BD (1984) Neue Wege des Knochenersatzes. Orthop Praxis 5:389–398
36. Mohan S, Linkhart T, Farley J, Baylink D (1984) Bone derived factors active on bone cells. Calcif Tissue Int 36:139–145
37. Moskaleweski S, Kawiak J (1965) Cartilage formation after homotransplantation of isolated chondrocytes. Transplantation 3
38. Mulliken JB, Kaban LB, Glowacki J (1984) Current research review. Induced osteogenesis – the osteogenesis – The biological principle and clinical applications. J Surg Res 37:487–496
39. Nilsson O, Urist MR (1985) Response of the rabbit metaphysis to implants of bovine bone morphogenetic protein (bBMP). Clin Orthop 195:275–281
40. Obertalhoff H (1947) Zur Frage der Knochenneubildung. Chirurg 17/18:123

41. Ollier L (1867) Traite experimentale et clinique de la regeneration des os et de la production artificielle du tissu osseux. Masson, Paris
42. Rath NC, Reddi AH (1979) Collagenous bone matrix is a local mitogen. Nature 278: 855–857
43. Reddi AH (1983) Regulation of local differentiation of cartilage bone by extracellular matrix: a cascade type mechanism. In: Liss AR (ed) Limb development and regeneration, Part B. 261–268
44. Reddi AH, Huggins C (1972) Biochemical sequences in the transformation of normal fibroblasts in adolescent rats. Proc Natl Acad Sci USA 69:1601–1605
45. Reddi AH, Anderson WA (1976) Collagenous bone matrix-induced endochondral ossification and hemopoiesis. J Cell Biol 69:557–572
46. Remagen W, Hoehling HJ, Hall TA, Caesar R (1969) Electron microscopical and microphobe observation in the cell sheath of stimulated osteocytes. Calcif Tissue Res 4:60
47. Robinson RA, Watson ML (1953) In: Metabolic interrelations. V. J Macy Found
48. Sampath TK, DeSimone DP, Reddi AH (1982) Extracellular bone matrix-derived growth factor. Exp Cell Res 142:460–464
49. Sato K, Urist MR (1984) Bone morphogenetic protein-induced cartilage development in tissue culture. Clin Orthop 183:180–187
50. Schweiberer L (1970) Experimentelle Untersuchungen von Knochentransplantaten mit veränderter und denaturierter Knochengrundsubstanz. Hefte Unfallheilkd 103
51. Schweiberer L, Axhausen W (1965) Zur Frage der osteogenetischen Potenz des „Kieler Knochenspans". Langenbecks Arch Klin Chir 313:959–961
52. Schweiberer L, Abel-Doenecke H, Hofmeier G, Müller J, Wörner D (1967) Der osteogenetische Wert des heterologen Macerationsspanes nach Maatz und Bauermeister (Kieler Span). Chir Plastica 4:33–43
53. Schweiberer L, Hofmeier G, Müller I (1967) Ist der macerierte, heterologe Knochenspan (Kieler Knochenspan) ein Calluslocker? Langenbecks Arch Klin Chir 319:450–454
54. Somerman M, Tyl Hewitt A, Varner HH, Schiffman E, Reddi AH, Termine JD (1982) The role of chemotaxis in bone induction. In: Silbermann M, Sklavin HC (eds) Current advances in skeletogenesis. Excerpta Medica, Amsterdam
55. Stolpa JB (1972) Bone induction: a synopsis of current theories. Ann Dentistry 31: 78–80
56. Syftestad GT, Triffit JT, Urist MR, Caplan AI (1984) An osteoinductive bone matrix extract stimulates the in vitro conversion of mesenchyme into chondrocytes. Calcif Tissue Int 36:625–627
57. Termine JD, Kleinman HK, Whitson SW, Conn KM, McGarvey ML, Martin GR (1981) Osteonectin, a bone-specific protein linking mineral to collagen. Cell 26:99–105
58. Termine JP, Gehron Robey P, Fisher LW, Shimokawa H, Drum MA, Conn KM, Hawkins GH, Cruz JB, Thompson KG (1984) Osteonectin, bone proteoglycan, and phosphoryn defects in a form of bovine osteogenesis imperfecta. Proc Natl Acad Sci USA 81:2213–2217
59. Thielemann FW, Alexa M, Schmidt G (1982) Matrix-induced intramembranous osteogenesis. In: Silbermann M, Slavkin HC (eds) Current advances in skeletogenesis: development, biomineralization, mediators and metabolic bone disease. Excerpta Medica, Amsterdam, pp 66–73
60. Thielemann FW, Schmidt K, Koslowski L (1982) Osteoinduction. Part II: Purification of the osteoinductive activities of bone matrix. Arch Orthop Trauma Surg 100: 73–78
61. Thyberg J, Moskalewski S (1979) Bone formation in cartilage produced by transplanted epiphysical chondrocytes. Cell Tissue Res 204:77–94
62. Turner DW, Mellonging JT (1981) Antigenicity of freeze-dried bone allograft in peridontal osseous defects. J Peridont Res 16:89–99
63. Urist MR (1965) Bone: formation by autoinduction. Science 150:893–899

64. Urist MR (1983) Antigen-extracted demineralized autolysed allogeneic bone for arthrodesis. In: Friedlaender GE, Mankin H, Sell KW (eds) Osteochondral grafts, 193–201
65. Urist MR, Dawson E (1981) Intertransverse process fusion with the aid of chemosterilized autolyzed antigen-extracted allogeneic (AAA) bone. Clin Orthop 154:97
66. Urist MR, Silvermann BF, Buring K, Dubuc FL, Rosenberg JM (1967) The bone induction principle. Clin Orthop 53:243–283
67. Urist MR, Hay PH, Dubuc F, Buring K (1969) Osteogenetic competence. Clin Orthop 64:194–220
68. Urist MR, Iwata H, Boyd SD, Ceccotti PL (1974) Observations implanting an extracellular encymic mechanism of control of bone morphogenesis. J Histochem Cytochem 22:88–103
69. Urist MR, DeLange RJ, Finerman GA (1983) Bone cell differentiation and growth factors. Science 220:680–686
70. Urist MR, Sato K, Browndell AG, Malinin TI, Lietze A, Huo YK, Prolo DJ, Oklund S, Finerman GA, DeLange RJ (1983) Human bone morphogenetic protein (hBMP) (41630). Proc Soc Exp Biol Med 173:194–199
71. Van de Putte KA, Urist MR (1965) Osteogenesis in the inferior of intramuscular implants of decalcified bone matrix. Clin Orthop 43:257
72. Weiss RE, Reddi AH (1981) Role of fibronectin in collagenous matrix-induced mesenchymal cell proliferation and differentiation in vivo. Exp Cell Res 133:247–254

Das Literaturverzeichnis ist z. T. einer vorausgehenden Arbeit [Orthopäde 15 (1986) 3–9] entnommen.

Plastisch-ästhetische Maßnahmen zur Überbrückung kongenitaler Defekte an den unteren Extremitäten

H. Rettig und U. Weber

Orthopädische Klinik der Justus-Liebig-Universität Gießen, Freiligrathstraße 2, D-6300 Gießen

So unterschiedlich die Entstehungsursachen und das Ausmaß angeborener Defektmißbildungen an den unteren Gliedmaßen sind, so unterschiedlich sind die Wege, die beschritten werden, um solche Defekte stabil und wenn möglich, kosmetisch befriedigend zu überbrücken. In Versagensfällen müssen, soweit erforderlich, schwer geschädigte Gliedmaßen orthetisch versorgt werden.
Drei Ziele sind anzustreben:
1. Die Behandlung der Fehlstellung: Also die Bewältigung ästhetischer Beeinträchtigungen.
2. Die Beseitigung der Instabilität (an den unteren Gliedmaßen eingeschränkte oder aufgehobene Belastbarkeit).
3. Bei Einseitigkeit, aber auch Doppelseitigkeit der Mißbildung eine Beinlängengleichheit, um Auswirkungen auf den Haltungs- und Bewegungsapparat auszuschalten.

Die Vielfalt der Defektformen und das unterschiedliche Ausmaß funktioneller Beeinträchtigungen, nicht nur am Skelett, sondern auch an den Weichteilen, sind in der Therapiefähigkeit schwer abzuschätzen. Sie aber sind entscheidend bei der Auswahl des Überbrückungsweges. Das Alter der Behinderten und die Durchblutungsverhältnisse der geschädigten Gliedmaße können ferner wiederherstellende Maßnahmen erheblich begrenzen oder Mehrfacheingriffe unterschiedlichster Art bedingen.

Für kongenitale Gliedmaßendefektbildungen läßt sich allgemein eine Reihe von Grundsätzen herausstellen, auch wenn die Einzelbehandlung auf die jeweilige Situation abgestimmt werden muß.
1. Zu keinem Zeitpunkt ist das Ausmaß einer angeborenen Fehlbildung so erheblich wie im Augenblick der Geburt.
2. Der Zeitpunkt operativer Maßnahmen ist so zu wählen, daß sich die Formungsfähigkeit verbliebenen ungestörten Wachstums auswirken kann. Durch unsere Maßnahmen darf kein Fehlwuchs provoziert werden.
3. Scheinbar funktionslose Gliedmaßenabschnitte sollten in der Entwicklung beobachtet und nicht sofort als unbrauchbar geopfert werden.
4. Ungünstige Gebrauchsstellungen mißgebildeter oder defekter Gliedmaßen, Stellungsverschlechterungen oder zunehmende Kontrakturen können das Abwarten eines günstigeren Lebensalters bis zur Operation hinfällig werden lassen.
5. Jede Korrektur muß, v. a. bei Kindern, eine große Anpassungsfähigkeit an Defekte berücksichtigen.
6. Kosmetische Ziele sind den Anforderungen der Funktion unterzuordnen.

Defekbildungen des Fußes

Defektbildungen des Fußes bedürfen in der Regel selten einer operativen Korrektur. Kosmetisch, v. a. unbekleidet, können sie störend sein. Sie lassen sich i. allg. mit orthopädischem Schuhwerk jedoch problemlos versorgen.

Defektbildungen am Unterschenkel

Drei Reduktionsformen werden unterschieden:
– die Hypoplasie,
– die partielle Aplasie,
– die totale Aplasie.

Tibiahypoplasie

Die Tibiahypoplasie weist vielfach nur geringe Verkürzungen der Gliedmaßen aus. Die Fußstellung ist meist normal. Die Mißbildung läßt die Versorgung mit Apparaten zur Stabilisierung und späteres Gehen mit Schuhwerk wegen der deformierten Fäße ohne weiteres zu.

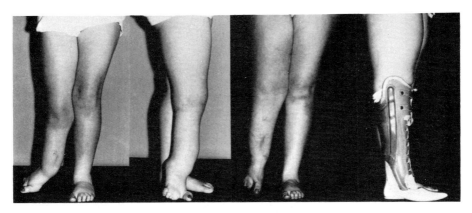

Abb. 1. Patient M. K.: Partielle Tibiaaplasie, Fehlstellung des Fußes. Beim Korrektureingriff wird die Fußposition zur Verlängerung des verkürzten rechten Unterschenkels mit Einstellung des Wadenbeines in den Kalkaneus ausgenutzt. Einfache orthetische Versorgung ist jetzt möglich

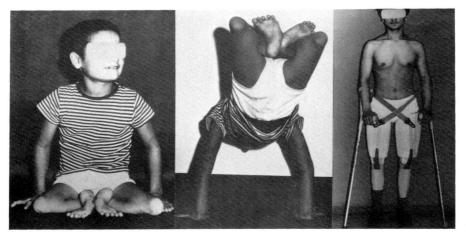

Abb. 2. Patient E. F.: Beträchtliche Deformitäten beider Füße. Spitzwinklige Kontraktur der Kniegelenke bei partieller Tibiaaplasie. Das Gehen ist für den Jungen nur auf den Händen möglich. Eine Korrekturoperation der Unterschenkel ist nicht aussichtsreich. Exartikulation in beiden Kniegelenken und prothetische Versorgung

Partieller Tibiadefekt

Der partielle Tibiadefekt zeigt von distal fortschreitend nach proximal zunehmende Schweregrade.

Sekundäre Formabweichungen der Fibula und schwere Fußdeformitäten sind zwangsläufig mit dieser Fehlbildung verbunden. In Einzelfällen ist die Unterstellungsoperation der Fibula nach Blauth (1963) oder das Verfahren mit Verpflanzung des Wadenbeines in den Kalkaneus als Operationsmaßnahme möglich (Abb. 1–4).

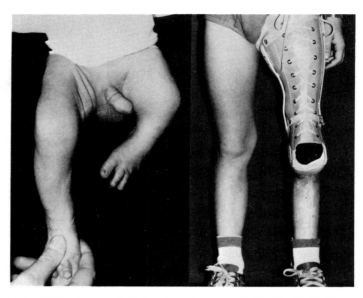

Abb. 3. Patient R. J.: Partielle Tibiaaplasie mit Kniegelenksluxation beidseits. Beide Kniegelenke werden offen reponiert. Gute Steh- und Gefähigkeit

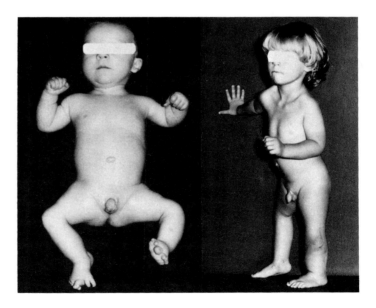

Abb. 4. Patient S. M.: Schwere Defektmißbildung von Ober- und Unterschenkel beidseits mit angeborener Kniegelenksluxation links. Offene Einstellung des linken Kniegelenkes. Erst nach der Knierekonstruktion ist eine Beseitigung der Deformität und korrekte orthetische Versorgung möglich

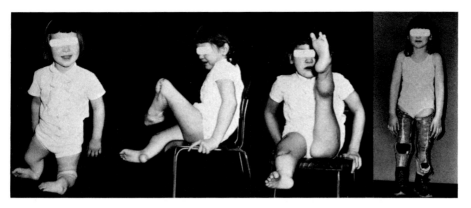

Abb. 5. Patient M. B.: Doppelseitige schwere Tibiaaplasie. Links besteht eine Kniegelenksluxation — offene Reposition. Am rechten Bein verbleibt ein stark hypoplastischer Unterschenkel. Hier wird später die Vorfußamputation notwendig. Die prothetische Versorgung ist zufriedenstellend

Totale Aplasie der Tibia

In diesen Defekt ist das Kniegelenk in der Regel miteinbezogen. Das Wadenbeinköpfchen ist nach proximal luxiert (Abb. 5).

Oberschenkel

Am *Oberschenkel* werden ebenfalls Hypoplasie, Dysplasie, partielle und totale Aplasie beobachtet.

Die *Femurhypoplasie* ist, wie am Unterschenkel, häufig mit geringen Beinverkürzungen verbunden.

Die *Dysplasie* als Femur varum im proximalen Drittel des Femurs gelegen, ist häufig mit der Coxa vara congenita kombiniert. Korrigierende, aufrichtende Eingriffe sind schon zur Verbesserung der Hüftstatik erforderlich.

Die *partielle Aplasie* beginnt proximal mit einem unterschiedlich ausgeprägten Defekt des hüftnahen Oberschenkelendes.

Verkürzungen eines Beines, wie sie bei hypo- und dysplastischen Unter- und Oberschenkelmißbildungen gefunden werden, können nach dem Verfahren von Wagner (1971) verlängert werden.

Mit dem Verfahren von Ilisarow fehlen uns eigene Erfahrungen.

Die psychische Belastung durch die Mißbildung kann in Einzelsituationen so groß sein, daß eine orthetische Versorgung als einzige Behandlungsmaßnahme gewünscht wird, um kosmetisch auffällige Veränderungen nicht zeigen zu müssen.

Zu angeborenen Defekten der unteren Gliedmaßen müssen auch angeborene Unterschenkelpseudarthrosen gerechnet werden. Die Korrektur der Deformität und die Überbrückung ist oft nur mit Mehrfacheingriffen und ausgiebiger Osteosynthese möglich (Blauth 1963; Blauth u. Willert 1963).

Die Überprüfung eines großen Krankengutes angeborener Defekte der unteren Gliedmaßen zeigt, daß Behandlungsmöglichkeiten als allgemein gültige Therapieprinzipien kaum anzugeben sind. Behandlungen müssen immer individuell ausgerichtet werden und sind im Erfolg nur begrenzt.

Trotz ihrer schweren Behinderungen läßt sich erkennen, daß ein großer Teil der geschädigten Personen nach Korrektureingriffen dennoch im Beruf und sozialen Leben voll eingegliedert werden kann.

Literatur

Blauth W (1963) Beitrag zur operativen Behandlung schwerer Mißbildungen der Unterschenkelknochen. Arch Orthop Unfallchir 55:345–372
Blauth W, Willert HG (1963) Klinik und Therapie ektromeler Mißbildungen der unteren Extremität. Arch Orthop Unfallchir 55:521–570
Heidensohn P, Hohmann D, Weigert M (1972) Subtrochantere Verkürzungs- und Verlängerungsosteotomie. Orthopäde 1:46–49
Rettig H (1963) Ein Beitrag zur operativen Behandlung von Gliedmaßendefektmißbildungen. Societe Internationale de Chirurgie Orthopedique et de Traumatologie, Vienna, pp 490–492
Rettig H (1968) Konstruktive Behandlung angeborener Mißbildungen der oberen und unteren Gliedmaßen. Beiträge zur Orthopädie und Traumatologie 15/9:509–512
Rettig H (1972) Defektüberbrückungen am Skelett. Aktuel Traumatol 2:153–157
Rettig H (1976) Indikationen zur operativen oder konservativen Behandlung von Beinlängendifferenzen. Schriftenreihe Unfallmedizinische Tagungen der Landesverbände der gewerblichen Berufsgenossenschaften, Heft 29, S 33–41
Rettig H, Bömmel G van (1963) Zur Behandlung schwerer Gliedmaßenmißbildungen. Dtsch Med Wochenschr 88/36:1731–1735
Schöllner D, Ruffing L (1985) Dysmelien. In: Witt, Rettig H, Schlegel (Hrsg) Orthopädie in Praxis und Klinik, Bd 7/1. Thieme, Stuttgart New York
Viernstein K, Weigert M (1967) Die subtrochantere Verkürzungsosteotomie am Oberschenkel. MMW 12:666–669
Wagner H (1971) Operative Beinverlängerung. Chirurg 42:260–266

Management zur Überbrückung von Defektfrakturen

H. Ecke, K, Kunze und B. Kaletsch

Unfallchirurgische Klinik und Poliklinik der Justus-Liebig-Universität Gießen, Klinikstraße 29, D-6300 Gießen

Kontinuitätsdefekte der großen Röhrenknochen sind ein ganz besonderes Behandlungsproblem. Sie kommen auch in Friedenszeiten häufiger vor, als man allgemein annimmt, liegen etwas über 80% im Unterschenkelbereich und sind auf eine Reihe von Ursachen zurückzuführen:

Entstehungsweise von Knochendefekten

- primär traumatisch
- nach Resektionen von Tumoren
- nach Resektion osteomyelitischer Knochenabschnitte

- Primärtraumatisch entstehen am Unterschenkel Kontinuitätsdefekte. Sie entsprechen in der Regel Stoßstangenverletzungen.
- Kontinuitätsdefekte entstehen aber auch durch Resektion von Knochentumoren unterschiedlicher Dignität. Sollte dabei eine Zytostase zur Anwendung kommen, so wird hierdurch auch gerade die Knochenheilung beeinflußt, was beim Wiederaufbau von betroffenen Skelettabschnitten bedacht werden sollte.
- Kontinuitätsdefekte treten auch nach Entfernung osteomyelitisch veränderten Knochengewebes auf. Von der Notwendigkeit einer radikalen Entfernung solcher Gewebe sind wohl spätestens nach dem Österreichischen Unfallkongreß in Salzburg im Jahre 1980 alle Ärzte überzeugt.
  Kontinuitätsdefekte treten schwerpunktmäßig an den unteren Extremitäten und hier vorrangig an der Tibia auf. An dieser Stelle ist die Heilungsbereitschaft auch dadurch reduziert, daß nur wenig bedeckende Haut und Muskulatur zur Verfügung steht und daß i. allg. auch die Knochendurchblutung von der Hüfte her zur Peripherie im Verhältnis 4:1 abnimmt, wie Mitarbeiter meiner Klinik zeigen konnten. Gerade dieser Umstand deutet aber auf längere Heilungszeiten und vermehrte Komplikationen hin. Es gibt nun aber auch Kontinuitätsdefekte anderer Körperregionen, die ebenfalls nicht problemlos sind.

Operationsvoraussetzungen

Wenn die These richtig sein sollte, daß früher zu viel amputiert wurde, so ist ihr hinzuzufügen, daß heute bei weitem zu viel erhalten wird. Aus diesem Grunde müssen bestimmte Grundvoraussetzungen einer Indikation für das Management solcher Defekte gegeben sein:

Operationsvoraussetzungen zum Wiederaufbau von Diaphysen

- Lebensalter bis 40 Jahre
- OP-Gebiet frei von Entzündungen
- Entzündungen sollte seit 6 bis 8 Monaten abgeklungen sein
- Präliminäre Sanierung umfangreicher Narben
- Behandlung von bis zu 18 Monaten sollte von Patient und Arzt einkalkuliert sein
- Kooperationsbereitschaft des Patienten ist eine Conditio sine qua non

- Der Patient sollte in der Regel nicht älter als 40 Jahre sein.
- Im vorgesehenen Operationsgebiet müssen Entzündungserscheinungen fehlen oder seit 6 bis 8 Monaten abgeklungen sein.
- Umfangreiche Narben im vorgesehenen Operationsgebiet sollten vor dem knöchernen Wiederaufbau zunächst saniert werden. Das geschieht durch Hauttransplantationen aller

Art, durch Lappenplastiken, durch freie Hautmuskelplastiken oder wie am Unterschenkel durch die Gastroknemiusplastik.
- Weiterhin sollte eine bis zu 18 Monaten reichende Behandlung vom Therapeuten einkalkuliert und vom Patienten realisiert werden.
- Eine wesentliche Grundbedingung ist die Kooperationsbereichtschaft des Patienten selbst. Gerade hierbei zeigt sich, daß es Imponderabilien gibt, die sich aus Labordaten und Röntgenbildern nicht erkennen lassen. Sie ergeben sich ausschließlich aus einer mit dem entsprechenden Vertrauensverhältnis parallel gehenden Bekanntschaft des Arztes mit dem Patienten und seinem sozialen Umfeld.

Operationsmethoden

Für den Wiederaufbau einer Röhrenknochendiaphyse kommen eine ganze Reihe unterschiedlicher Maßnahmen in Frage. Einerseits sind dies Alloplastiken, zum anderen aber autologe, in seltenen Fällen auch homologe Knochengewebeverpflanzungen. In diesem Zusammenhang stehen im Einzelnen folgende Verfahren zur Diskussion (Abb. 3):

Aufbaumethoden unter Verwendung künstlicher Skeletteile mit sofortiger Belastungsstabilität

---

- Allo-Endoprothesen am Gelenkende
- Diaphysenprothesen
- Verbundosteosynthesen

- Alloendoprothesen der Gelenke; d. h. der großen Gelenke, wie Hüfte, Knie und Schulter.
- Diaphysenprothesen zur belastungsfähigen Stabilisierung, wertvoll im Oberschenkelbereich. Im Oberarmschaftbereich gelingt bei metastatischen Prozessen meist eine Kontinuitätsresektion unter Verkürzung.
- Verbundosteosynthesen im wesentlichen bei pathologischen Frakturen aufgrund von Karzinommetastasen.

Für alle Aufbaumaßnahmen mit Hilfe autologen und in begrenztem Umfang zusätzlich homologen Knochens ist eine geeignete Stabilisierung der Knochenlücke Voraussetzung. Sie kann durch Überbrückungsplatten, in bestimmten Fällen auch durch verriegelnde Marknägel oder durch den Fixateur externe gewährleistet werden und geschieht unter Implantation frischer autologer, kortikospongiöser und spongiöser Knochenspäne. Mitarbeiter meiner Klinik haben vor einiger Zeit gezeigt, daß längs halbierte Rippen in bezug auf die Einheilung den Charakter von kortikospongiösen Knochenspänen besitzen. Gerade bei sehr langen Defekten sind sie deshalb ein geeignetes Mittel zur Wiederherstellung der Kontinuität. Wir kennen:
- Kontinuitätsresektionen unter Verkürzung,
- Aufbau der Diaphyse mittels sofort belastbarer Diaphysenprothesen,
- Stabilisierung unter Zugabe von kortikospongiösen, autologen Knochenspänen,
- Stabilisierung und Transplantation von Rippenspänen,
- Stabilisierung mit zusätzlichen Rippenspänen, autologer Spongiosa und ggf. auch Zugabe homologer Spongiosa,

Tabelle 1. Wiederherstellung von Kontinuitätsdefekten 1968–1985 (n = 54)

Lokalisation	n	%
Unterschenkel	44	81,5
Oberschenkel	8	14,8
Klavikula	2	3,7

Tabelle 2. Ergebnisse

	n
Kontinuitätsdefekte	54
Ermüdungsfrakturen (6 Patienten)	7
Belastungsstabil	38
Mobilisiert im Gehapparat	13
Amputiert	3

- die Hahn-Brandes-Operation (Fibula pro Tibia),
- Knochentransversen zwischen Tibia und Fibula durch Spongiosa und durch Spongiosa und Rippenspäne.

Es wurden damit Kontinuitätsdefekte von bis zu 24 cm überbrückt. Eine solche Wiederherstellung von Form und Länge des davon betroffenen Röhrenknochens muß etappenweise vorgenommen werden.

Das Management einer solchen Wiederherstellung beginnt mit der Stabilisierung mittels geeigneter Implantatkraftträger. Das Periost sollte unter allen Umständen erhalten bleiben, weil es wieder Knochen bildet und so einer Grundstruktur entwickelt, die sich mit den Knochentransplantaten verbindet. Kortikospongiöse und Rippentransplantate sollten angeschraubt werden. In der Regel sind mehrere Sitzungen notwendig.

Ergebnisse

In den Jahren 1968 bis 1985 hatten wir insgesamt 54 Kontinuitätsdefekte wiederherzustellen. Sie lagen 44mal am Unterschenkel, 8mal am Oberschenkel und 2mal an der Klavikula (Tabelle 1). Während des operativen Eingriffs wurden neben der metallischen Fixation 21mal autologe Rippen, Spongiosa und kortikospongiöse Späne verpflanzt, in 26 Fällen konnten wir die Hahn-Brandes-Operation durchführen, 3 dieser Patienten wurden später nach eigener Entscheidung ohne zwingenden Grund auswärts amputiert. Außerdem wurden in 7 Fällen freie Fibulatransplantationen durchgeführt. Von den so behandelten Kontinuitätsdefekten hatten wir 7mal Refrakturen, 38 Patienten wurden voll belastungsfähig, 13 im Gehapparat mobilisiert (Tabelle 2).

Zusammenfassung

Ein Anliegen dieser Arbeit war es, die vielfachen Möglichkeiten bei der Wiederherstellung von Knochendefekten darzustellen. Wie bei den Osteosynthesematerialien liegt in der Indikation zu diesem oder jenem Weg die besondere Aufgabe und das spezielle Geschick des Arztes. Nur dann, wenn wir diese Gesichtspunkte und die unerläßlichen Vorbedingungen beachten, werden wir Erfolge erzielen können. Es sollte dabei niemals vergessen werden, daß eine zeitgerechte, gute Amputation, beispielsweise im Unterschenkelbereich, für manche Patienten besseres bewirkt als eine jahrelange, oft von zahlreichen Eingriffen begleitete, an die Grenze der psychischen Möglichkeiten des Patienten heranreichende Behandlung.

Literatur

Tscherne H, Gotzen L (1981) Fraktur und Weichteilschaden. Springer, Berlin Heidelberg New York (Hefte zur Unfallheilkunde, Bd 162)

Defektüberbrückung durch kortikospongiöse Transplantate an den unteren Extremitäten

F. Brussatis

Orthopädische Klinik und Poliklinik, Johannes Gutenberg-Universität, D-6500 Mainz

Die Einlagerung von kortikospongiösen Transplantaten bei operativen Eingriffen stellt besonders an den unteren Extremitäten oft einen entscheidenden zusätzlichen Eingriff für das Gelingen des Vorgehens dar.

Dies sei an einigen Beispielen erläutert:

Pertrochantere Frakturen bilden häufig die Indikationsstellung für kräftige Kortikalis-Spongiosa-Anlagerungen, da bei der angestrebten Zuggurtungsosteosynthese die mediale Abstützung für die Belastung häufig nicht ausreicht.

Bei Querbrüchen am Femur und Plattenosteosynthese empfiehlt sich prophylaktisch oft die Anlagerung von Spongiosa über dem Frakturspalt medial, wobei auch manchmal bei unvernünftigen, die Osteosynthese zu früh belastenden Patienten mit Plattenbruch ein Tibiaspan bei der Reosteosynthese hilfreich sein kann.

Gewissermaßen „baden" muß die Frakturstelle bei einem Bruch unterhalb der Endoprothesenspitze im Femurschaft bei Hüftgelenktotalendoprothesen, nachdem die Fraktur selbst mit einer langen Platte versorgt worden ist.

Massive Spongiosaeinlagerungen in den Markraum sind bei gelenknahen Frakturen nach Zertrümmerung und massivem Spongiosaverlust notwendig, um die innere Knochenstruktur wieder herzustellen.

Beispiele solcher Spongiosaauffüllungen sind die häufig auch intraartikulär verlaufenden Frakturen der Femurkondylen und des Tibiapilon. Jeweils zusammen mit der Osteosynthese wird dabei auf eine weitgehende Wiederauffüllung des Markraums mit autoplastischer Spongiosa Wert gelegt.

Gelegentlich kann eine verzögerte Bruchheilung z. B. an der Tibia durch Marknagelung, Dekortikation in Höhe der sich anbahnenden Pseudarthrose und hier erfolgender Anlagerung von autoplastischer Spongiosa den schnellen Durchbau der Fraktur einleiten.

Bei schweren Tibiadefektpseudarthrosen mit Infekten empfiehlt sich die Fixation mit dem Fixateur externe, nachdem gelegentlich auch von dorsal eine breite Brückenplastik zwischen der intakten Fibula und dem kranialen wie distalen Tibiafragment stattgefunden hat. Verbleibende Knochendefekte können dann auf diese Weise ruhiggestellt werden, während der Infekt saniert wird und die zunehmende Ausgranulierung der Defekthöhle bis zum vollständigen Wundverschluß stattfindet.

Knochenzysten benötigen gelegentlich den festen Halt mit einem kräftigen Kortikalismassivspan und daran angelagerter Spongiosa. Größere Defekte dieser Art werden mit einer Plattenosteosynthese überbrückt und bis zum Durchbau ruhiggestellt. Gelegentlich sorgt ein eingelagerter Tibiaspan bereits für ausreichende Stabilität.

Indirekt kann eine sich nicht durchbauende Arthrodese des Hüftgelenks nach Ausräumen einer Tuberkulose dennoch zur Heilung gebracht werden, wenn man zuerst eine ischiofemorale extraartikuläre Arthrodese vom Femurschaft in das Sitzbein durchführt. Nach festem Durchbau im ischiofemoralen Bereich schließt sich dann oft auch der eigentliche, bis jetzt persistierende Hüftgelenkspaltrest nach der Resektion.

Nach Trümmerfrakturen des distalen Tibiaanteils und des oberen Sprunggelenks können solche bereits abgeheilten Frakturen durch eine Umstellung im unteren Sprunggelenk und Chopart-Gelenk in ihrer Fehlstellung korrigiert werden. Auch hier ist die Einlagerung von autoplastischer Spongiosa dann im unteren Sprunggelenk- und Chopart-Gelenkbereich sehr nützlich.

Diese Beispiele mögen auch Hinweise dafür sein, daß autoplastische Spongiosa nicht nur den Defekt füllt, sondern auch zur aktiven Knochenregeneration durch Stimulation bzw. Induktion im Bereich des Knochendefekts beiträgt.

Überbrückung langstreckiger Knochendefekte

D. Rogge[1], J. Hock[2], P. Kalbe[2] und H. Tscherne[2]

[1] Unfallchirurgische Klinik, Zentralkrankenhaus Reinkenheide, D-2850 Bremerhaven
[2] Unfallchirurgische Klinik der Medizinsichen Hochschule Hannover, Konstanty-Gutschow-Straße 8, D-3000 Hannover 61

Die Rekonstruktion langstreckiger knöcherner Defekte stellt den Chirurgen vor eine schwierige, manchmal nicht lösbar erscheinende Aufgabe, die nur mit einem adäquaten Behandlungskonzept gemeistert werden kann.

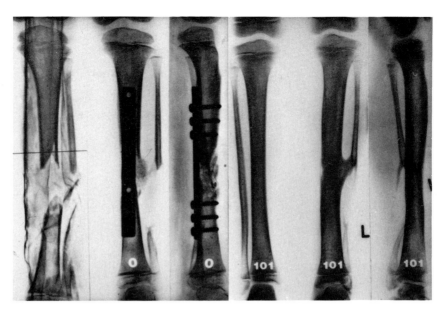

Abb. 1. Kindliche zweitgradige offene Defektfraktur linker Unterschenkelschaft. Ideale Ausheilung mit vollständiger Rekanalisierung des Markraums nach einmaliger autogener Spongiosaplastik

Material und Methodik

In der Unfallchirurgischen Klinik der Medizinischen Hochschule Hannover wurden von 1971 bis 1983 96 segmentale und 72 nicht segmentale, insgesamt 168 große Knochendefekte behandelt.

An der unteren Extremität wurden Defekte unter 3 cm Größe nicht gewertet. An der oberen Extremität und bei Kindern wurde die untere Defektgröße mit 2 cm festgelegt.

Überwiegend handelte es sich um posttraumatische Defekte. Sie stellten 58 segmentale (Abb. 1 u. 2) und 45 nichtsegmentale, (Abb. 3), insgesamt 103 Defekte.

Durch Tumoren oder tumorähnliche Erkrankungen waren 23 segmentale (Abb. 4–6) und 25 nichtsegmentale, insgesamt 48 Defekte bedingt.

17 Defekte wurden bei orthopädisch rekonstruktiven Eingriffen im Rahmen von Korrekturoperationen behandelt (Tabelle 1).

Selten waren Defekte an der oberen Extremität, dabei 5 am Oberarm und 11 am Unterarm. An der unteren Extremität waren Defekte mit einer Gesamtzahl von 152 wesentlich häufiger, davon 61 am Oberschenkelschaft, 5 in Kniegelenknähe und 86 an der Tibia, typischerweise in Form posttraumatischer Infekt-Defekt-Pseudarthrosen (Tabelle 2).

Die Aufschlüsselung nach Defektgröße zeigt zwar das Überwiegen kleinerer Defekte, jedoch waren bei den segmentalen Defekten 22 zwischen 5 und 10 cm groß, 14 größer als 10 cm und 12 größer als 15 cm. Der längste Defekt bestand an der Tibia und betrug 20 cm. Insgesamt war mehr als die Hälfte der Defekte infiziert (Tabelle 3).

Das operative Vorgehen kann nicht im einzelnen erschöpfend behandelt werden. Folgende Punkte müssen dabei besonders beachtet werden.

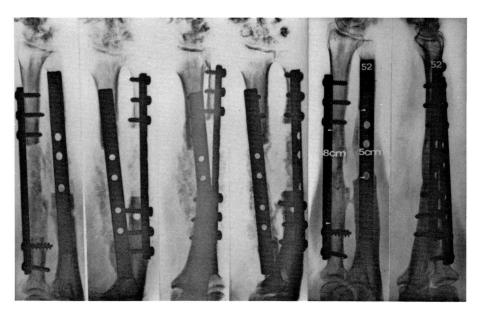

Abb. 2. Drittgradige offene Unterarmfraktur mit infizierter Nekrosepseudarthrose. Nach Sequestrektomie und autogener Spongiosaplastik guter Durchbau nach 1 Jahr

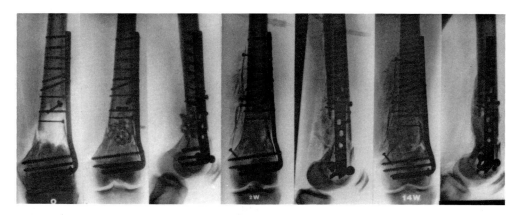

Abb. 3. Zweitgradige offene supradiakondyläre Oberschenkeltrümmerdefektfraktur. Proximal des Defektes auf 8 cm Länge avaskuläre Fragmente, die auf der Straße gelegen hatten. PMMA-Kette als Platzhalter. Nach 2 Wochen ausgiebige autogene Spongiosaplastik und Anschrauben von kortikospongiösen Spänen medial. Nach 14 Wochen vollständige Defektüberbrückung und volle Belastbarkeit

1. Débridemnt und Infektsanierung mit radikaler Entfernung allen toten oder infizierten Materials unter sorgfältiger Schonung der Lagervaskularität. PMMA-Kettenimplantation bei infizierten Defekten zur lokalen Therapie und als Platzhalter.
2. Wiederherstellung eines gesunden, gut durchbluteten Weichteilmantels, ggf. mit ausgedehnten kutanen oder myokutanen Lappenplastiken.

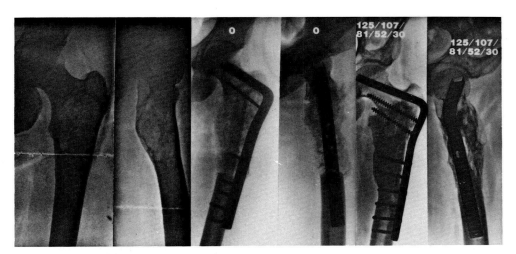

Abb. 4. Ausgedehntes Chondrom des proximalen Femurs. Freies autogenes Fibulatransplantat und Spongiosaplastik. Knöcherner Durchbau erst nach der 5. Spongiosaplastik

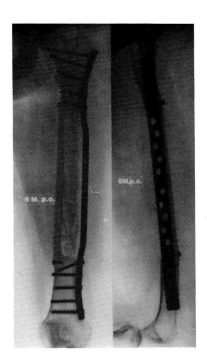

Abb. 5. 15 cm langer Defekt nach Resektion einer fibrösen Dysplasie am Oberschenkel. Typische plattenferne Stabilisierung mit mikrovaskulärer Fibula. Ausgedehnte Spongiosaplastik

3. Stabile Fixation ohne Kompromittierung des Weichteilmantels oder der Durchblutung. Eine Marknagelung kommt nur sehr selten bei aspetischen Fällen in Betracht, im eigenen Kollektiv 12mal, vornehmlich bei Enneking-Resektionen von malignen Tumoren.
Die Indikation zur Plattenosteosynthese wird vornehmlich an der oberen Extremität und am Oberschenkel gestellt, jedoch auch an der Tibia, falls Weichteilmantel, Infekt-

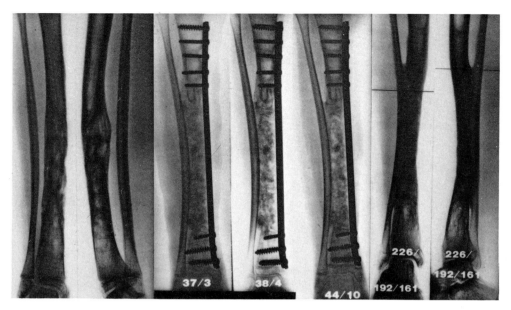

Abb. 6. Ausgedehntes Rezidiv einer fibrösen Dysplasie. Nach 3 Spongiosaplastiken Ausheilung nach insgesamt 4 Jahren mit Brückenbildung zur Fibula. Deutliche Markraumrekanalisierung

Tabelle 1. Defektgenese

	Traumatisch	Tumor	Orthopädie/ Rekonstruktion	Gesamt
Segmental	58	23	15	96
Nichtsegmental	45	25	2	72
	103	48	17	168

Tabelle 2. Lokalisation

Oberarm	5
Unterarm	11
Oberschenkel	61
Kniegelenk	5
Tibia	86

Tabelle 3. Defektgrößen-Verteilung

Defektgröße (cm)	3–5	5–10	10–15	15	Gesamt
Segmental	48	22	14	12	96
Davon infiziert	34	15	10	6	65
Nichtsegmental	35	31	5	1	72
Davon infiziert	16	18	2	0	36
Gesamt	83	53	19	13	168
Davon infiziert	50	33	12	6	101

Tabelle 4. Stabilisierung

Platte	76
Fixateur externe	46
Platte und Fixation	11
Marknagel	12
Andere	5
Keine	18

situation und Durchblutung dies erlauben. Im eigenen Kollektiv wurde 76mal eine Plattenosteosynthese vorgenommen.

In 46 Fällen wurde ein Fixateur externe verwendet, in letzter Zeit ausschließlich der in der eigenen Klinik entwickelte Monofixateur. Der Vorteil des Fixateur externe kommt besonders bei kritischen Weichteilverhältnissen mit kompromittierter Vaskularität und nach Infekt, besonders bei Infekt-Defekt-Pseudarthrose zur Geltung, wenn er eine ausreichende Stabilität bietet.

In Fällen, in denen weder Platte noch Fixateur externe alleine eine ausreichende Stabilität bieten können, empfiehlt sich die 11mal angewandte Kombination von Platte mit gegenüberliegendem Klammer- bzw. Monofixateur.

Die Bedeutung der externe Fixation zeigt sich daran, daß nur 10mal von externer Fixation auf Platte, hingegen 24mal von interner Fixation auf Fixateur externe umgestiegen wurde.

Bei stabilen metaphysären Defekten kann gelegentlich, ggf. unter Einbolzung von kortikospongiösen Transplantaten, auf eine weitere Stabilisierung völlig verzichtet werden (Tabelle 4).

4. Adäquates Knochenersatzmaterial in Abhängigkeit von der Qualität des Lagergewebes und der erreichbaren Stabilität. Bei der überwiegenden Mehrzahl und v. a. bei kleineren Defekten und/oder unter der Voraussetzung einer sehr guten Stabilität ist Spongiosa das ideale Transplantatmaterial.

Bei schlechten Lagerverhältnissen oder bei Infekten sollte nur autogene Spongiosa verwendet werden. In allen anderen Fällen kann allogene Spongiosa, im eigenen Krankengut bei −70 °C tiefgekühlt konserviert, verwendet werden. Bei großen Defekten und Mehrfachtransplantationen reichen ohnehin häufig die eigenen Spongiosareservoirs nicht aus.

Tabelle 5. Ergänzende Knochentransplantate

Autogene freie Fibula	13
Autogene gestielte Fibula	2
Autogene mikrovaskuläre Fibula	5
Allogene freie Fibula	5
Autogene freie Rippe	2
Allogene freie Rippe	4
Kortikospongiöse Blöcke	24
Spongiöse Blöcke	2
Cialitsegmente	3

Im eigenen Krankengut wurde vorwiegend reine Spongiosa transplantiert, dabei wurden von den segmentalen Defekten die 3–5 cm großen zu 92%, die 5–10 cm großen zu 68% und die 10–15 cm großen noch zu 50% ausschließlich mit Spongiosa rekonstruiert. Lediglich bei den Defekten, die größer als 15 cm waren, wurde nur bei 8% reine Spongiosa transplantiert.

Mit zunehmender Defektgröße werden ergänzende stabile Transplantate wie kortikospongiöse Blöcke, Rippen und Fibulae notwendig.

Im eigenen Krankengut wurden besonders freie autogene Fibulatransplantate verwendet (Abb. 4). Allerdings wurden in Zusammenarbeit mit der Klinik für Hand-, Plastische- und Rekonstruktive Chirurgie der MHH zunehmend mikrovaskuläre freie Fiblatransplantate (Abb. 5) bevorzugt (Tabelle 5).

Bei großen Defekten kann auch bei guter Plattenosteosynthese eine Stabilisierung der Gegenseite durch angeschraubte kortikospongiöse Späne sinnvoll sein (Abb. 3).

Die in der eigenen Klinik seit 1974 nicht mehr verwendete Cialitkonservierung muß als obsolet angesehen werden.

Ergebnisse

In vielen Fällen kam es v. a. bei den segmentalen Defekten nicht zur sofortigen Ausheilung. Bei segmentalen Defekten, die größer als 10 cm waren, wurden bei fast ¼ der Fälle mehr als 3 Transplantationen nacheinander notwendig (Tabelle 6).

Der röntgenologische Verlauf von 77 segmentalen Defekten konnte exakt ausgewertet werden. Dabei ergab sich bei den bis zu 10 cm großen Defekten im Bereich der oberen Extremität und am Oberschenkel eine Ausheilungsdauer von etwa 1 Jahr.

Vermutlich aufgrund der häufig schlechteren Weichteilsituation ergab sich im Bereich der Tibia bei den 5–10 cm großen Defekten eine wesentlich längere Ausheilungszeit von 2 Jahren.

Die größten Teildefekte von mehr als 15 cm benötigten eine Ausheilungszeit von fast 3 Jahren (Tabelle 7).

Einschließlich der Weichteiloperationen, darunter 13 Crossleg-Plastiken, wurden bei den größten Defekten bis zu 29, im Mittel 8 Operationen, erforderlich.

Insgesamt waren zum Zeitpunkt der Nachuntersuchung 86 segmentale und 65 nichtsegmentale, insgesamt 151 der 168 Defekte, zum knöchernen Durchbau gebracht worden.

Tabelle 6. Anteil segmentaler Defekte mit Mehrfachtransplantationen

Defekte (cm)	3–5	5–10	10–15	>15
> 1 Transplantation (%)	60	71	64	92
> 3 Transplantationen (%)	4	19	21	25

Tabelle 7. Kompletter Durchbau (Monate) segmentaler Defekte (n = 77)

Defekte (cm)	3–5	5–10	10–15	15
Obere Extremität	12,6	11 (n = 2)	25 (n = 1)	–
Oberschenkel	15	12,6	18 (n = 1)	22,5 (n = 2)
Unterschenkel	11,7	20	23,8	33,5 (n = 4)

Tabelle 8. Ergebnisse

	Segmental	Nichtsegmental	Gesamt
Kompletter Durchbau	86	65	151
Beginnender Durchbau	1	1	2
Nicht austherapiert	7	1	8
Pseudarthrose	1	1	2
Amputation	1	3	4
Exitus	–	1	1

2 Defekte zeigten einen beginnenden Durchbau, 8 waren noch nicht austherapiert und 2 als straffe Pseudarthrose beschwerdefrei. 4mal mußte die Extremität wegen nicht beherrschbarer Infektprobleme amputiert werden. Ein Patient verstarb aus anderer Ursache (Tabelle 8).

Die Komplikationen waren neben Implantatbrüchen, Verbiegungen und Lockerungen v. a. durch Ermüdungsfrakturen gekennzeichnet, die teilweise bis zu 5mal hintereinander auftraten. 3mal kam es zu Beckenkamminfekten nach Spongiosaentnahme.

Bei 11 Patienten resultierte ein grober Achsenfehler von mehr als 10°. Ebenfalls 11mal bestehen blande persistierende Fisteln bei knöchern konsolidiertem Defekt (Tabelle 9).

Diskussion

Noch 1982 empfehlen Wirth u. Jäger bei besonderen Indikationen, z. B. bei der Defektpseudarthrose des Oberarms, den Lexer-Span mit nachfolgender Gipsruhigstellung und den Phemister-Span bei Jugendlichen und Patienten mittleren Alters mit nicht lange bestehenden Pseudarthrosen. Allerdings räumen sie der Spongiosaplastik eine herausragende Bedeutung ein.

Schon 1952 hat Witt über eigene gute Erfahrungen mit „weichen Spänen" aus dem Beckenkamm berichtet, die nach amerikanischen Angaben dem Tibiaspan überlegen seien.

Tabelle 9. Komplikationen

Implantatbruch	6
Implantatverbiegung	2
Implantatlockerung	8
Ermüdungsbruch	40
Infekt nach Spongiosaentnahme	3
Grober Achsenfehler	11
Persistierende Fistel	11

Bei Pseudarthrosen von bereits transplantierten Spänen wird von ihm Spongiosa aus der Beckenschaufel empfohlen.

Zum wiederholten Male empfehlen Eitel u. Schweiberer (1983) die Spongiosaplastik v. a. wegen der besseren Aufschlüsselung durch das Lagergewebe, ebenso wie Holz et al. (1982), die auch ausdrücklich auf die breite Verwendbarkeit allogener Spongiosa hinweisen.

Heppenstall beschreibt 1984 autogene Darmbeinspongiosa als das Knochentransplantat der 80er Jahre.

Im 200. Band der Zeitschrift Clinical Orthopaedics, der Urist gewidmet ist, faßt Burwell (1985) den Trend der kommenden Jahre so zusammen: „In Future, it may no longer be necessary to procure a bone autograft from another site but to use a bone substitute composited with stromal marrow cells and an inductive agent."

Leider ist die klinische Wirklichkeit davon noch weit entfernt. In der Praxis wird vorwiegend auf autogenen und tiefgefrorenen allogenen Knochen zurückgegriffen werden müssen.

Autogene und allogene Spongiosa steht dabei zwar eindeutig im Vordergrund, jedoch kann die von Thielemann et al. (1983) geäußerte Meinung, daß „die biomechanische Konstellation eines Transplantates bei den vielfältigen zur Verfügung stehenden Stabilisationsmöglichkeiten von untergeordneter Bedeutung" sei, nicht ohne Korrektur übernommen werden.

So ist z. B. der Hinweis von Lintner et al. (1977) zu beachten, daß die mediale Abstützung am Femur durch dort angeschraubte kortikospongiöse Späne verbessert werden kann (Abb. 3).

Osterman u. Bora (1984) geben als kritische Grenze für die konventionelle freie Knochentransplantation 8 cm an und propagieren das mikrovaskulär angeschlossene freie Rippen- oder Fibulatransplantat.

Weiland et al. (1984) demonstrieren die guten Ergebnisse dieser Technik.

Die eigenen Erfahrungen und Ergebnisse zeigen, daß im kritischen Bereich, nämlich an der Tibia, bereits bei 5–10 cm großen Defekten eine deutlich längere Konsolidierungszeit von durchschnittlich 20 Monaten resultiert, die sich bei Defekten, die größer als 10 cm sind, nochmals verlängert, und bei Defekten, die größer als 15 cm sind, auf fast 3 Jahre anwächst.

Es muß daher Osterman u. Bora (1984) zugestimmt werden, daß die kritische Grenze für eine konventionelle Knochentransplantation bei etwa 8 cm anzusetzen ist. Allerdings zeigen die eigenen Erfahrungen, daß bis zu diesem Bereich unter stabilen Bedingungen durchaus mit reinen Spongiosatransplantaten auszukommen ist.

Grundsätzlich ist die Spongiosa das wesentliche Transplantationsmaterial. Bei gefährdeter Stabilität sollte durch zusätzliche freie korticospongiöse Transplantate eine zusätzliche Abstützung meist medial geschaffen werden. Bei Defekten, die größer als 8 cm sind, ist stets das Für und Wider einer mikrovaskulären Transplantation zu überdenken.

Die eigenen Erfahrungen zeigen, daß gerade auch bei derart großen Defekten Spongiosa immer als das Basistransplantat anzusehen ist, ohne das in der Regel keine ausreichende Belastbarkeit zu erzielen ist.

Tiefgefrorene allogene Spongiosa ist dabei im nichtinfektgefährdeten Milieu eine wertvolle Ergänzung der in jedem Fall dominierenden autogenen Spongiosa.

Zusammenfassung

Die schwierige Thematik der Rekonstruktion langstreckiger knöcherner Defekte wird an insgesamt 168 großen Knochendefekten aus dem Krankengut der Unfallchirurgischen Klinik der Medizinischen Hochschule Hannover von 1971–1983 demonstriert. An der unteren Extremität wurden Defekte unter 3 cm Größe nicht gewertet. An der oberen Extremität und bei Kindern war die untere Defektgröße mit 2 cm festgelegt worden.

103 Defekte waren posttraumatisch, 48 Defekte tumorbedingt und 17 Defekte Folge orthopädisch-rekonstruktiver Eingriffe.

96 Defekte waren segmentale Defekte, 72 nichtsegmentale.

Bei den segmentalen Defekten waren 22 zwischen 5 und 10 cm groß, 14 größer als 10 cm und 12 größer als 15 cm. Mehr als die Hälfte der Defekte war infiziert. Die Stabilisierung erfolgte vorwiegend mit Plattenosteosynthesen oder dem Fixateur externe, der besonders an der Tibia im infizierten Milieu eine dominierende Rolle spielt.

Das vorwiegend transplantierte Knochenmaterial war Spongiosa, wobei tiefgefrorene allogene Spongiosa nach Möglichkeit nur im infektfreien Gebiet bei guten Lagerverhältnissen angewendet wurde.

Mit zunehmender Defektgröße wurden ergänzende stabile Transplantate wie kortikospongiöse Blöcke, Rippen und Fibulae notwendig, wobei primär vorwiegend autogene freie Fibulatransplantate, später zunehmend mikrovaskuläre freie Fibulatransplantate verwendet wurden.

Eine Defektlänge von 8 cm ist als kritische Grenze für eine konventionelle Transplantation anzusehen. Es sollte dann der Einbau stabiler Transplantate, möglicherweise auch mikrovaskulär anastomosierter Transplantate, erwogen werden.

Von 168 Defekten konnten insgesamt 151 zum knöchernen Durchbau gebracht werden. 2 Defekte zeigten einen beginnenden Durchbau, 8 waren noch nicht austherapiert und 2 als straffe Pseudarthrose beschwerdefrei. 4mal mußte ein Amputation vorgenommen werden. Ein Patient starb aus anderer Ursache. Als typische Komplikation muß die Ermüdungsfraktur bereits konsolidierter Defekte angesehen werden. 11mal resultierte ein grober Achsenfehler von mehr als 10° und 11mal bestanden blande persistierende Fisteln bei knöchernen konsolidiertem Defekt.

Die Ergebnisse zeigen, daß bei sorgfältig geplantem Vorgehen unter Verwendung von spongiösem Knochenmaterial als vorwiegender Transplantatsubstanz, ggf. untersützt durch stabilisierende zusätzliche Transplantate, die knöcherne Ausheilung auch großer Defekte langer Röhrenknochen mit großer Verläßlichkeit reproduzierbar ist.

Literatur

Burwell RG (1985) The function of bone marrow in the incorporation of a bone graft. Clin Orthop 200:125–141
Eitel F, Schweiberer L (1983) Die Spongiosaplastik beim chronisch posttraumatischen Knochendefekt unter ausreichender Weichteildeckung. Orthopäde 12:183–192
Heppenstall RB (1984) The present role of bone graft surgery in treating nonunion. Orthop Clin North Am 15:113–123
Holz U, Weller S, Borell-Kost S (1982) Indikation, Technik und Ergebnisse der autogenen Knochentransplantation. Chirurg 53:219–224
Lintner P, Burri C, Claes L, Hutzschenreuter P (1977) Biomechanische Untersuchungen zur Stabilitätswirkung cortico-spongiöser Späne bei Defektosteosynthesen. Langenbecks Arch Chir [Suppl] 79–84
Osterman AL, Bora FW (1984) Free vascularised bone grafting for large-gap nonunion of long bones. Orthop Clin North Am 15:131–142
Thielemann FW, Schmidt K, Koslowski L (1983) Neue Aspekte in der Behandlung größerer Knochendefekte. Aktuel Traumatol 13:115–119
Weiland AJ, Phillips TW, Randolph MA (1984) Bone grafts: A radiologic, histologic, and biomechanical model comparing autografts, allografts, and free vascularised bone grafts. Plast Reconstr Surg 74:368–379
Wirth CJ, Jäger M (1982) Art und Wahl des Knochentransplantates bei nicht-infizierten und infizierten Pseudarthrosen langer Röhrenknochen. Aktuel Traumatol 12:294–302
Witt AN (1952) Die Behandlung der Pseudarthrosen. De Gruyter, Berlin

Defektüberbrückung langer Röhrenknochen mit homologen Knochenröhren

W. Blauth und P. Hippe

Orthopädische Universitätsklinik Kiel, Klaus-Groth-Platz 4, D-2300 Kiel

In diesem Bericht sollen ausschließlich unsere Erfahrungen bei Überbrückungsplastiken der langen Röhrenknochen nach Kontinuitätsresektionen mitgeteilt werden.

Außerdem soll dabei nur ein Verfahren betrachtet werden, das früher und heute kaum größere Beachtung gefunden hat, nämlich die Transplantation von konservierten, homologen Röhrenknochen in Kombination mit autologen Knochenspänen und stabiler Osteosynthese.

Wir haben bereits 1971, 1973 und 1974 Beispiele von frühen und mittelfristigen Resultaten mitgeteilt [5, 6, 7, 10].

Im Rahmen dieses Beitrages sollen nun die überwiegend langfristigen Ergebnisse vorgestellt werden. Die verschiedenen Beispiele lassen auch die angewandten Operationstechniken erkennen.

Tabelle 1. Krankengut (n = 11)

Diagnose	Defektstrecke (cm)	
Chondrosarkom	15	
Chondrosarkom	18	
Chondrosarkom	10,5	
Riesenzelltumor	13	
Riesenzelltumor	11	~ 13,5 cm
Sarkom, Defektpseudarthrose	14	
Defektpseudarthrose	5	
Plasmazelluläre Osteomyelitis	18	
Chronische Osteomyelitis	21	
Fibröse Dysplasie	18	
Aneurysmatische Zyste	7	

Krankengut

Es handelt sich um Überbrückungsplastiken bei 11 Patienten, 6 Frauen und 5 Männer. Ihr Alter lag zwischen 8 und 62 Jahren, im Durchschnitt bei 30 Jahren.

7 Knochendefekte waren nach Resektion von Tumoren oder ausgedehnten fibrös-dysplastischen Knochenbezirken an Femur, Tibia oder Humerus entstanden, jeweils ein Defekt nach Resektion eines chronisch entzündlich veränderten Diaphysenabschnittes am Femur und eines Osteoid Osteoms mit umfangreicher spindelförmiger Auftreibung eines größeren Oberschenkelanteils.

2 Kranke litten schließlich an Defektpseudarthrosen des Humerus nach z. T. mehrmaligen Tumorresektionen und insuffizienten Osteosynthesen (Tabelle 1).

Unsere postoperativen Beobachtungszeiten betrugen nur bei 2 Patienten 20 oder 22 Monate. Alle anderen Kranken konnten wenigstens 70, längst 185 Monate nach dem Eingriff mit einer mittleren Beobachtungszeit von über 12 Jahren kontrolliert werden.

Die Defektstrecken die überbrückt werden mußten, maßen im Durchschnitt 13,5 cm und sind in Tabelle 1 aufgeführt.

Unsere Indikationen beschränkten wir bis auf wenige Ausnahmen auf große und sehr große Defekte, die ausschließlich mit autologem Knochenmaterial nicht oder nicht optimal zu schließen waren. Dies geht aus der Tatsache hervor, daß 9 von 11 Patienten Defekte zwischen 10,5 und 21 cm am Oberschenkel und zwischen 11 und 18 cm am Oberarmknochen aufgewiesen haben.

Transplantat

Das homologe Ersatzstück bestand aus konserviertem (Cialit oder Kälte) Diaphysen- oder Diametaphysenknochen von Femora and Tibiae, die entsprechend vorbereitet wurden: Der sorgfältigen Präparation der Knochenröhre kam große Bedeutung zu. Ihre Masse sollte so gering wie möglich sein, um den Prozeß der Erschließung und funktionellen Anpassung nicht unnötig in die Länge zu ziehen. Zumindest in den Randbezirken konnte bei ersatzstarkem Lager ein Ab- und Einbau erwartet werden. Bekanntlich entfalten homologe Späne keine aktive Osteogenese und unterliegen einem sehr trägen Umbauprozeß, einer schleichenden Substitution [1–4, 8, 9, 13, 14, 16].

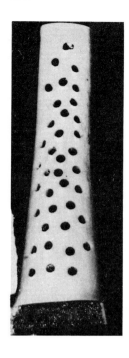

Abb. 1. Diametaphysäre homologe Knochenröhre, multipel perforiert, Markraum aufgebohrt. Die metaphysäre Spongiosa wird belassen

Wir bohrten daher den Markraum der Knochenröhre auf und perforierten das Transplantat zur Verkleinerung seiner Oberfläche an vielen Stellen mit einem 3,2 mm starken Bohrer (Abb. 1). Außerdem achteten wir immer auf einen guten Kontakt der Resektionsflächen von Ersatzknochen und Fragmentenden. Stets wurde auch eine stabile Osteosynthese angestrebt, wozu wir Küntscher-Nägel, Kondylenplatten, gerade Platten und einmal eine Zuggurtung mit Drähten verwandt haben.

Fast regelmäßig verpflanzten wir zusätzlich einen kräftigen, autologen, kortikospongiösen Tibiaspan. Er wurde gegenüber der Platte über das homologe Transplantat an die Fragmentenden gelagert und gegen die Platte verschraubt. Außerdem lagerten wir regelmäßig zerkleinerte autologe Spongiosa um den Ersatzknochen und in seine Markhöhle im Kontaktbereich der Fragmentenden.

Das homologe Transplantat sollte dabei folgende Aufgaben erfüllen:
— Es sollte als festes Gerüst die Fragmente auf Distanz halten, abstützen und einen formschlüssigen Platzhalter abgeben.
— Es sollte autologen Spänen als Auflage dienen. Von vornherein wollten wir mit dieser Ummantelung einen Knochenzylinder aufbauen und die übliche zentrale Anordnung autologen Materials vermeiden.
— Es sollte als Kraftträger auch zur Verankerung von Osteosynthesematerial beitragen und im Verein mit seinem formschlüssigen Kontakt zu den Fragmentenden Bedingungen schaffen, wie sie ähnlich der sog. Primärheilung für stabil fixierte Frakturen schon 1963 und 1964 von Schenk u. Willenegger [11, 12] nachgewiesen worden waren.

Im Zusammenhang mit der Verpflanzung von homologem Knochen sprach Uehlinger [15] einmal von einer „zeitbegrenzten, strukturellen Notlösung", ein Begriff, der natürlich auch zu der von uns benutzten Knochenröhre paßt.

Die Zeit nach der Operation

Unsere Technik der Defektüberbrückung mit homologer Knochenröhre, autologem Spanmaterial und stabiler Osteosynthese erlaubt i. allg. eine sehr frühe funktionelle Nachbehandlung der operierten Gliedmaße, für die in dieser Hinsicht eigentlich keine wesentlichen Probleme bestehen. Nach Abschluß der Wundheilung kommt allerdings 3 Fragen besonderes Interesse zu, nämlich
1. der Dauer der Entlastung der betroffenen Gliedmaße,
2. dem Zeitpunkt der Materialentfernung, und
3. dem Vorgehen bei Doppelplattenosteosynthesen.

Die Frage nach der Entlastungsdauer der Gliedmaße spielt vorwiegend für die untere Extremität eine Rolle und hängt im wesentlichen vom Alter des Patienten, der Größe des Defekts, der Osteosyntheseart und dem röntgenologischen Befund ab. Oft kann ein Stützapparat über 2 und mehr Jahre erforderlich sein. Seine vorübergehende Benutzung sollte auch nach Materialentfernung bedacht werden.

Der Zeitpunkt der Materialentfernung hängt ebenfalls von verschiedenen Faktoren ab und sollte i. allg. frühestens 2-3 Jahre nach der Operation festgelegt werden. Wiederum spielen für die Entscheidung Größe und Lokalisation des ehemaligen Defekts, das Alter des Patienten und die üblichen röntgenologischen Kontrollbefunde die Hauptrolle. In Zweifelsfällen sollten Tomographien, Szintigraphien oder/und Computertomographien zu Hilfe genommen werden. Dabei sind die Knochenstrukturen, die Dicke und Dichte der umlagerten Spongiosa, die Übergänge zum gesunden Knochen, etwaige Aufhellungssäume um das Osteosynthesematerial und der Zustand der Knochenröhre von Bedeutung. Sie läßt sich noch nach über 1 Jahrzehnt im Zentrum des ursprünglichen Defektes als dichte, unstrukturierte Masse nachweisen. Der Befund spricht dafür, daß der größte Teil des Transplantats avital geblieben ist. Dies kann nicht verwundern, weil das Transplantat nach der Ummantelung mit autologem Knochenmaterial eigentlich in ein ersatzschwächeres Lager gerät und schwerer „aufgeschlossen" werden kann.

Bei Osteosynthesen mit 2 Platten wird das *Fremdmaterial* nie einzeitig, sondern immer zweizeitig entfernt. Die Entfernung einer Platte sollte man zur erneuten Anlagerung von autologer Spongiosa nutzen.

Kasuistik und Ergebnisse

Alle Patienten konnten in den vergangenen 6 Monaten nachuntersucht werden (Tabelle 2). Im folgenden wollen wir anhand von einigen Beispielen Behandlungsresultate darstellen:

1. Beispiel: L. U., 1. 2. 1950: Es handelt sich um einen zum Zeitpunkt der Operation 21 Jahre alten Patienten, bei dem ein rasch wachsender, *mitosenreicher Riesenzelltumor* im distalen Oberschenkel diagnostiziert wurde. Er hatte weite Teile der Kondylen befallen und war bereits in der Gegend der Fossa intercondylaris ins Kniegelenk eingebrochen (Abb. 2a). Unter diesen Umständen entschlossen wir uns zur Kontinuitätsresektion unter Mitnahme der Gelenkkörper, zu einer Überbrückungsarthrodese. Den Defekt von 13 cm Länge füllten wir mit einem homologen, meta-, diaphysären Femurtransplantat aus. Osteosynthese mit einer 14-Loch-Kondylenplatte, die gegen einen kräftigen kortikospongiösen Tibiaspan verschraubt wurde. Das eine Spanende bolzten wir in den spongiösen Tibiakopf ein, das andere lagerten wir über das homologe Transplantat hinaus auf das proximale Fe-

Tabelle 2. Krankengut (n = 11)

Diagnose	Beobachtungszeit (Monate)	
Chondrosarkom	70	
Chondrosarkom	107	
Chondrosarkom	14	
Riesenzelltumor	166	
Riesenzelltumor	181	
Sarkom, Defektpseudarthrose	179	~ 116 Monate
Defektpseudarthrose	168	39 Jahre 8 Monate
Plasmazelluläre Osteomyelitis	82	
Chronische Osteomyelitis	104	
Fibröse Dysplasie	185	
Aneurysmatische Zyste	22	

murfragment. Außerdem nahmen wir eine vordere Zuggurtung mit Halbrohrplatte vor und lagerten zerkleinerte, autologe Spongiosa um die homologe Knochenröhre (Abb. 2b). Das Spätresultat nach 14 Jahren ist in Abb. 2c dargestellt.

2. Beispiel: E. R., 4. 7. 1952: Dieser Patient litt an einer rasch wachsenden *fibrösen Dysplasie,* die Schmerzen bereitete und das mittlere Oberarmdrittel aufgetrieben hatte. Bereits im Jahre 1965, also 5 Jahre vor der Resektionsbehandlung, hatte man die Diagnose durch eine Probeexzision gesichert (Abb. 3a). Zwischenzeitlich kam es 2mal zu Oberarmschaftfrakturen (1965 und 1967). Wir resezierten den erkrankten Bezirk und überbrückten den 18 cm großen Defekt in der Technik, die in Abb. 3b schematisch dargestellt ist. Osteosynthese mit dickem Küntscher-Nagel (Abb. 3b). 15 Jahre und 5 Monate nach Überbrückungsplastik (Abb. 3b, rechts) freie Beweglichkeit im Ellbogengelenk, geringe Einschränkung der Beweglichkeit im Schultergelenk.

3. Beispiel: F. H., 13. 10. 1924: 46jährige Patientin mit Defektpseudarthrose im proximalen Oberarmdrittel nach mehrfach voroperiertem und bestrahltem Sarkom (Abb. 4a). Die Frau wurde uns von auswärts zugewiesen; eine Überprüfung der histologischen Diagnose durch einen weiteren Pathologen konnte nicht stattfinden, weil uns das entsprechende Präparat nicht zur Verfügung stand. In Anbetracht der Einweisungsdiagnose, der mehrmaligen operativen Vorbehandlungen, des minderwertigen Knochens und der inzwischen eingetretenen Verkürzung des Oberarms Entschluß zur radikalen Resektion der verdächtigen Region, Verlängerung des Humerus und Überbürckung des 14 cm großen Defektes mit einer homologen, in Cialit konservierten, vorpräparierten Knochenröhre in Kombination mit einem autologen, kortikospongiösen Tibiaspan und autologer Spongiosa. Das proximale Ende des Tibiaspans wurde in den Oberarmkopf eingebolzt, das andere, distale Ende an das distale Fragment angelagert (Abb. 4b). Wegen der Größe des Defekts benutzten wir damals 2 schmale Platten.

14 Jahre und 11 Monate nach dieser Überbrückungsplastik konnte sich die Patientin noch nicht zur Entfernung wenigstens einer Platte entschließen. Schulter- und Ellbogengelenk sind frei beweglich (Abb. 4c).

4. Beispiel: B. H., 21. 6. 1932: Auch dieser 35jährige Patient wies bei der Einweisung eine Defektpseudarthrose nach Resektion eines offenbar gutartigen Oberarmtumors auf. Die genaue histologische Diagnose haben wir nicht erhalten. In Abb. 5a, links, ist der Zustand im Mai 1967 zu erkennen. Wir entfernten das Fremdmaterial, resezierten Knochenenden und fügten in den Defekt unter Distraktion der Fragmente eine homologe Knochenröhre von 5 cm Länge ein. Osteosynthese mit 2 schmalen Platten, die uns nach mehrfach voran-

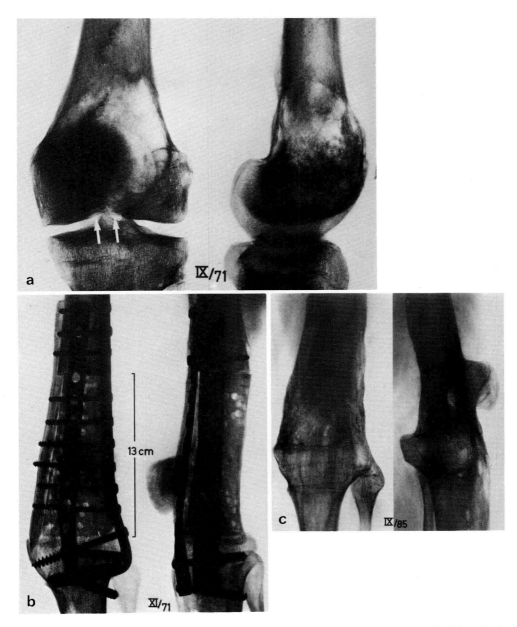

Abb. 2a–c. L. U., 1. 2. 1950. **a** Mitosenreicher Riesenzelltumor mit Gelenkeinbruch, **b** Resektionsarthrodese und Überbrückung mit homologer Knochenröhre, autologem Tibiaspan und autologer Spongiosa. Osteosynthese mit Kondylenplatte und Halbrohrzuggurtungsplatte ventral, **c** 13 Jahre und 10 Monate nach Resektionsarthrodese. Plattenentfernung erfolgte 2,5 Jahre nach der Tumorresektion

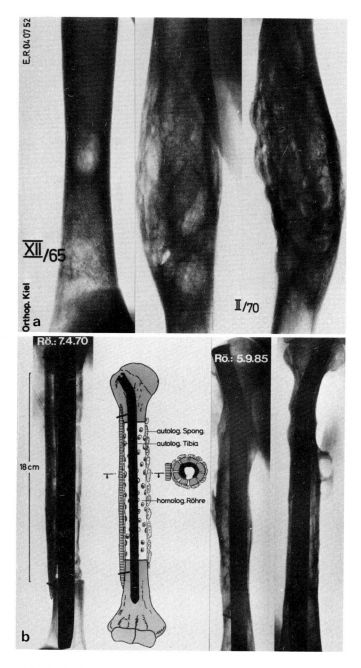

Abb. 3a, b. B. R., 4. 7. 1952. **a** *Linkes Bild.* Erste histologische Diagnose einer fibrösen Dysplasie. *Rechtes Bild* Nach 2maliger Oberarmfraktur schmerzhafte spindelförmige Auftreibung des Humerus, **b** *Linkes Bild* Postoperatives Bild und Schemazeichnung der Überbrückungsplastik nach Kontinuitätsresektion. *Rechtes Bild.* 15 Jahre und 5 Monate nach Kontinuitätsresektion. Der Patient wünscht nicht die Entfernung des Küntscher-Nagels

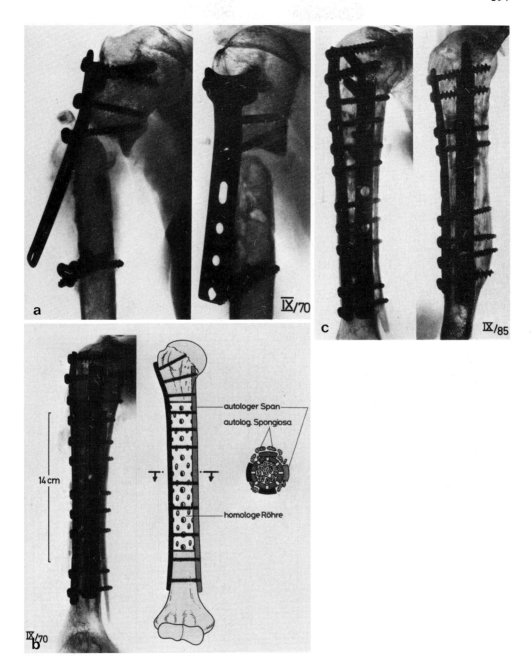

Abb. 4a—c. F. H., 13. 10. 1924. **a** Defektpseudarthrose am Oberarm nach Kontinuitätsresektion, 5maligen Osteosyntheseversuchs und Bestrahlung eines Sarkoms, **b** Schemazeichnung und postoperatives Bild nach Resektion des pathologisch veränderten Knochens und 14 cm Überbrückung, **c** 14 Jahre und 11 Monate nach Kontinuitätsresektion und Doppelplattenosteosynthese. Patient wünscht keine Plattenentfernung

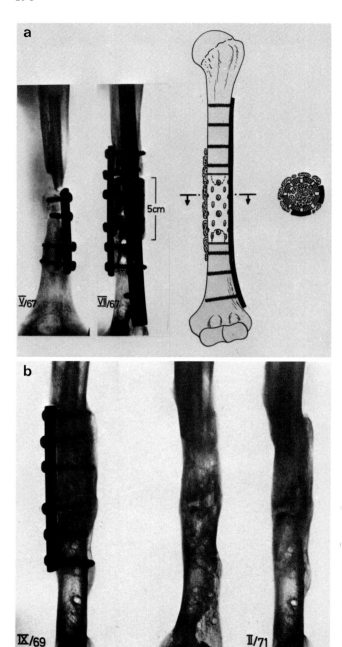

Abb. 5a, b. B. H., 21. 6. 1932. a *Linkes Bild* Defektpseudarthrose nach Resektion eines gutartigen Tumors, Überbrückung mit Fibula und Stabilisierung mit 4-Loch-Platte. *Rechte Bilder* Defektüberbrückung mit 5 cm homologer Röhre und Doppelplattenosteosynthese entsprechend der Schemazeichnung, b 2 Jahre nach Entfernung der langen Platte und erneuter Spongiosaanlagerung. *Rechte Bilder* 4,5 Jahre nach Defektüberbrückung und nach Entfernung der 2. Platte

gegangenen Osteosyntheseversuchen sicherer erschienen. In Abb. 5b ist der Röntgenbefund nach zweizeitiger Plattenentfernung dokumentiert. Nach Auskunft des Patienten hat sich am klinischen Befund einer frei beweglichen, voll einsatzfähigen Gliedmaße 15 Jahre nach der Operation nichts verändert.

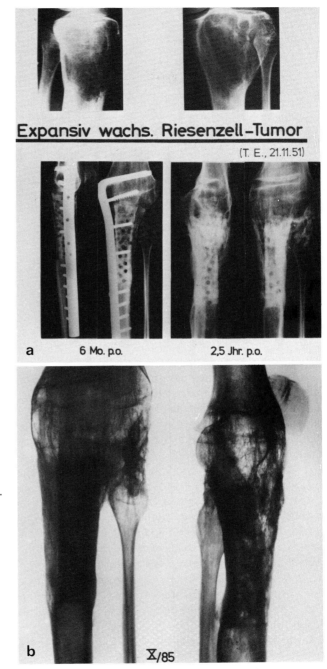

Abb. 6a, b. S. E., 21. 11. 1951. **a** Mitosenreicher Tumor im Tibiakopf. *Untere Reihe links* Nach Resektionsarthrodese und Überbrückung mit homologer Röhre, *rechts* nach Plattenentfernung und erneuter autologer Spongiosasubstitution, **b** Auch nach 15 Jahren und 2 Monaten ist die 11 cm lange homologe Röhre noch deutlich zu erkennen. Stabile Resektionsarthrodese nach 2-facher Spongiosasubstitution

5. Beispiel: S. E., 21.11.1951: Die 19jährige Patientin kam wegen eines rasch wachsenden *Riesenzelltumors* in unsere Behandlung. Die Ausdehnung der pathologischen Veränderungen und der histologische Nachweis eines mitosenreichen Gewebes veranlaßte uns, den Tumor unter Mitnahme des gesamten Tibiakopfes zu resezieren und den 10,5 cm großen Defekt zwischen Femur und Tibiaschaft zu überbrücken. Wir benutzten dazu eine Cialitröhre und autologe Spongiosa. Osteosynthese mit langer Kondylenplatte (Abb. 6a, unten links).

Auf der Aufnahme 15 Jahre und 2 Monate nach der Operation sind große Anteile des homologen Ersatzknochens noch als deutlich verdichtete Masse, von autologem Knochen umgeben, zu erkennen. Eine Substitution des Transplantats blieb also aus (Abb. 6b).

6. Beispiel: B. S., 29. 3. 1975: 8jähriges Mädchen mit großer *aneurysmatischer Knochenzyste im koxalen Femurende* und der subtrochanteren Region des rechten Oberschenkels. Innerhalb von 2 Monaten kam es zu einem teleskopartigen Zusammensintern des befallenen Knochenabschnitts (Abb. 7a). Lösung des schwierigen Behandlungsproblems durch Kontinuitätsresektion und Überbrückung des 7 cm großen Defektes mit homologem Knochen entsprechend einer Knochenröhre, autologem kortikospongiösem Tibiaspan und autologem Verschiebespan. Das Hüftkopffragment wurde mit einer Zuggurtung an die Transplantate fixiert. Zusätzlich Schraubenosteosynthesen.

Die Abb. 7b, rechts, zeigt den Befund 22 Monate nach der Operation und Entfernung der Zuggurtungsdrähte. Beweglichkeit im Hüftgelenk frei. Das Kind war bisher mit einem entlastenden Stützapparat versorgt.

Komplikationen

Wir erlebten 2 Komplikationen in Form von *postoperativen* Infekten. Bei dem einen Patienten — bei ihm wurde ein Chondrosarkom im distalen Oberschenkelbereich reseziert — heilte die Entzündung nach Entfernung des homologen, in Cialit konservierten Transpantats und des Osteosynthesematerials aus (Abb. 8a). Rückzug auf den Fixateur externe. Möglicherweise ist die Entzündung durch das Konservierungsmittel in Gang gekommen, weil eine sorgfältige Präparation der homologen Knochenröhre ausblieb. Der Operateur versäumte es, die Röhre aufzubohren, zu perforieren und wenigstens einen Tag vor dem Eingriff in antibiotikumhaltige Lösung zu legen. Die Abb. 8b zeigt den Zustand nach Auffüllen des Defektes mit autologer Spongiosa von beiden hinteren Beckenkämmen.

Die zweite Infektion betraf ein zum Zeitpunkt der Operation 18jähriges Mädchen, das wegen einer ungewöhnlichen plasmazellulären Osteomyelitis (von Prof. Uehlinger diagnostiziert) behandelt wurde. Die Erkrankung begann im Kindesalter. 8 Jahre später resezierten wir den erkrankten Knochenbezirk und überbrückten den 17 cm langen Defekt in üblicher Technik. Die Kondylenplatte wurde fast 3 Jahre nach der Operation entfernt. Erneut lagerten wir autologe Spongiosa an (Abb. 9a). 4 Monate später kam es bei einem schweren Verkehrsunfall zur Oberschenkelfraktur im transplantierten Knochen. Der behandelnde Arzt versuchte, die Fragmente mit einer Kondylenplatte zu stabilisieren. Es kam zur Fehlstellung und Einsteifung des Gelenks (Abb. 9b). 5 Jahre später rezidivierende Osteomyelitis. Deshalb erneute Kontinuitätsresektion von 13,5 cm unter Mitnahme der Kondylen und des Tibiaplateaus und Versuch der Überbrückungsarthrodese. Der Entzündungsprozeß kam nicht zum Stillstand (Abb. 9c); das Bein wurde auf Wunsch der Patientin amputiert.

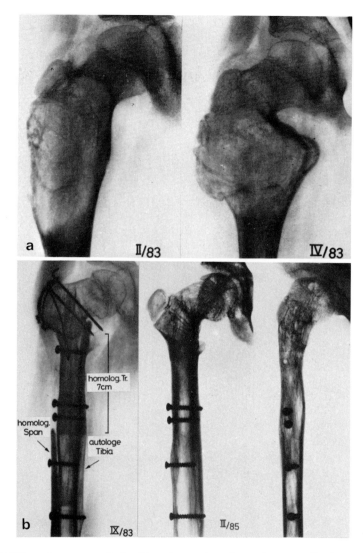

Abb. 7a, b. B. S., 29. 3. 1975. **a** Aneurysmatische Knochenzyste mit rasch progredientem Verlauf, **b** *Links* Defektüberbrückung mit 7 cm langem, homologem, kortikospongiösem Transplantat, lateraler Verschiebespan in den Schenkelhals, medial Anlagerung eines autologen Tibiaspans. *Rechte Bilder* Knöcherner Durchbau der Überbrückungsstrecke und Substitution der homologen Transplantate schon nach 22 Monaten

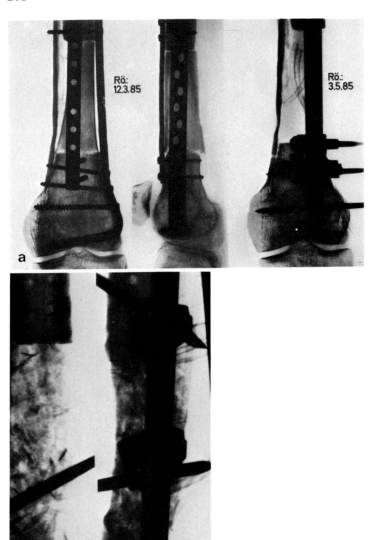

Abb. 8a, b. P. K.-E., 18. 12. 1958. **a** Kontinuitätsresektion und Überbrückung mit medial angelagertem autologem Tibiaspan und 10,5 cm homologer Knochenröhre, die nicht kürettiert und perforiert wurde. Deshalb offensichtlich Ausbildung zunächst einer aseptischen Fistel, die nach Entfernung des Osteosynthesematerials und der homologen Knochenanteile spontan ausheilte (*rechtes Bild*), **b** Nach Entfernen der homologen Knochenröhre wurde 7 Monate später in einen keimfreien Defekt autologe Spongiosa eingelagert. Der medialseitige vitale Tibiaspan ist vom Gestänge des Fixateur externe überdeckt

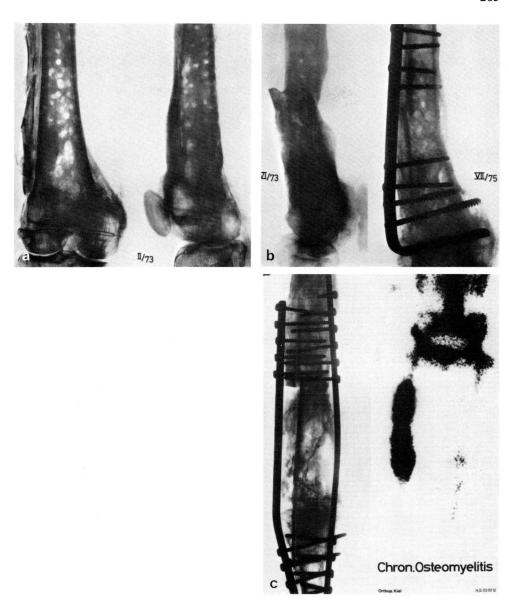

Abb. 9a–c. H. G., 3. 9. 1952. a 2,5 Jahre nach Kontinuitätsresektion (18 cm) wurde das Fremdmaterial entfernt und nochmals reichlich Spongiosa angelagert. Weiterhin wurde ein entlastender Apparat getragen, b Oberschenkelbruch bei schwerem Verkehrsunfall. Osteosynthese in Fehlstellung, c Danach Rezidiv einer Osteomyelitis. 6 Jahre und 10 Monate nach Kontinuitätsresektion erfolgte dann die Resektionsarthrodese, 2 Jahre und 8 Monate danach Oberschenkelamputation auf Wunsch der Patientin

Schlußfolgerung

Trotz dieses — wohl mit der Grundkrankheit zusammenhängenden — traurigen Verlaufs, hat sich, langfristig gesehen, unsere Technik der Überbrückungsplastik großer Knochendefekte mit homologen Knochenröhren und autologem Spanmaterial sowie stabiler Osteosynthese bewährt. Unsere Spätergebnisse lassen dieses Urteil zu.

Literatur

1. Axhausen G (1909) Die histologischen und klinischen Gesetze der freien Osteoplastik auf Grund von Tierversuchen. Arch Klin Chir 88:23–148
2. Axhausen W (1967) Zur Biologie der Knochentransplantation. Zentralbl Chir 92/26a: 1152–1160
3. Barth A (1894) Über Osteoplastik in histologischer Beziehung. Verh Dtsch Ges Chir 23:201
4. Barth A (1897) Nochmals zur Frage replantierter Knochenstücke. Langenbecks Arch Klin Chir 54:471
5. Blauth W (1971) Kontinuitätsresektion von Röhrenknochen und plastische Überbrückung von Knochendefekten. Arch Orthop Unfallchir 71:324–338
6. Blauth W (1974) Fortschritte in der Behandlung von Knochendefekten. Münch Med Wochenschr 116:80–86
7. Blauth W (1974) Behandlungsprobleme bei der „aggressiven" Form der fibrösen Dysplasie. Z Orthop 112:230–235
8. Burchardt H (1983) The biology of bone graft repair. Clin Orthop 174:28–42
9. Friedebold G, Witt AN, Hanslik L, Jendryschik A (1963) Kritische Untersuchungen über den klinischen Wert homoio- und heteroplastischer Knochentransplantationen. Arch Orthop Unfallchir 55:627–671
10. Meves H, Blauth W (1973) Behandlungsprobleme bei der fibrösen Knochendysplasie am Beispiel der aktiven, resp. aggressiven Form. Langenbecks Arch Klin Chir 334:937
11. Schenk R, Willenegger H (1963) Zur Biomechanik der Frakturbehandlung. Acta Anat (Basel) 53
12. Schenk R (1964) Zur Histologie der primären Knochenheilung. Langenbecks Arch Klin Chir 308:440–452
13. Schweiberer L (1970) Experimentelle Untersuchungen von Knochentransplantaten mit unveränderter und mit denaturierter Knochengrundsubstanz. Springer, Berlin Heidelberg New York (Hefte zur Unfallheilkunde, Bd 103)
14. Schweiberer L (1971) Der heutige Stand der Knochentransplantation. Chirurg 42: 252–257
15. Uehlinger E (1967) Die allgemeinen Grundlagen der Transplantation. Beitr Orthop Traumatol 14:610–623
16. Willenegger H (1964) Die biologischen Vorgänge in Transplantat und -lager bei autologer, homologer und heterologer Transplantation der verschiedenen Gewebe und Organe (Einbau, Umbau, Stoffwechsel). Langenbecks Arch Klin Chir 308:955–968

Zur Fibula-pro-Tibia-Operation bei angeborenen Tibiafehlbildungen

W. Blauth und P. Hippe

Orthopädische Universitätsklinik Kiel, Klaus-Groth-Platz 4, D-2300 Kiel

Wir möchten auf ein Behandlungsverfahren zur Überbrückung angeborener Tibiadefekte hinweisen, das sich uns seit mehr als 2 Jahrzehnten gut bewährt hat, die sog. *Fibula-pro-Tibia-Fusion.* Die Grundlagen der Operation gehen auf Hahn (1884) zurück, der vor mehr als 100 Jahren beschrieb, wie man „Pseudarthrosen der Tibia mit großem Defekt" zur Heilung bringen kann. Er empfahl, die gleichseitige Fibula in die angefrischte Markhöhle des proximalen Tibiafragments zu implantieren. Damit war allerdings noch keine stabile Verbindung zum distalen Tibiafragment und oberen Sprunggelenk hergestellt. Deshalb kam Brandes (1913) auf den Gedanken, die Fibula in einer zweiten Sitzung auf das distale Tibiafragment zu verpflanzen. In der Folgezeit wurde das Verfahren nach Hahn-Brandes mehrfach bei großen posttraumatischen und postinfektiösen Tibiadefekten angewandt, jedoch auch häufig abgewandelt, weil man sich unterschiedlichen morphologischen Ausgangsbefunden anpassen mußte. Außerdem kamen neue Osteosynthesetechniken hinzu.

Bei *angeborenen Mißbildungen der Tibia* fand man z. B. Veränderungen, die bei *erworbenen* Tibiadefekten nicht anzutreffen waren.

Zur Morphologie kongenitaler Tibiafehlbildungen

Bei den kongenitalen Tibiafehlbildungen handelt es sich um *sehr seltene Deformitäten;* sie sind bisher nur im Zusammenhang mit den Thalidomidschäden Anfang der 60er Jahre gehäuft aufgetreten. Die Erscheinungen können der Schwere nach in einer *teratologischen Reihe* von Tibiahypoplasien über partielle und subtotale Aplasien bis zu totalen Aplasien hin geordnet werden (Blauth 1967; Henkel u. Willert 1969; Willert u. Henkel 1969). Innerhalb dieser Reihe stellt man fest, daß die Reduktion der Tibia *von distal nach proximal* fortschreitet. Der Substanzverlust des Knochens liegt also nicht wie bei den erworbenen Defekten hauptsächlich im Bereich der Tibiadiaphyse und verschont die Gegend des oberen Sprunggelenks, sondern betrifft gerade dort die Epi- sowie Metaphyse und greift von hier aus auf die distalen Anteile der Diaphyse über (s. Abb. 1 und 3). Die Tatsache einer *Mitbeteiligung des oberen Sprunggelenks* spielt für die operative Behandlung der angeborenen Tibiadysplasien eine wesentliche Rolle: Alle Operationsverfahren entsprechend der Hahn-Brandes-Methode und ihren Modifikationen (s. Blauth u. v. Törne 1978) reichen nämlich zur Behebung des Schadens oder Minderung der Deformitäten nicht aus, weil ja auch die sehr schwere Fehlstellung des Fußes beseitigt werden muß. Für unseren Beitrag interessieren aus der teratologischen Reihe der Tibiadysplasien nur die *Hypoplasien* und *partiellen Aplasien.*

Die *Tibiahypoplasien* sind dadurch charakterisiert, daß die Tibia ihrer Form nach weitgehend erhalten, ihrer Länge und Dicke nach jedoch reduziert ist. Die distale Tibiagelenkfläche steht deutlich oberhalb der Außenknöchelspitze. Der Fuß kann eine extreme Varus-, Equinusposition aufweisen. Die Fibula ist immer kürzer als normal und läßt manchmal eine Varus-, Rekurvatuskrümmung erkennen.

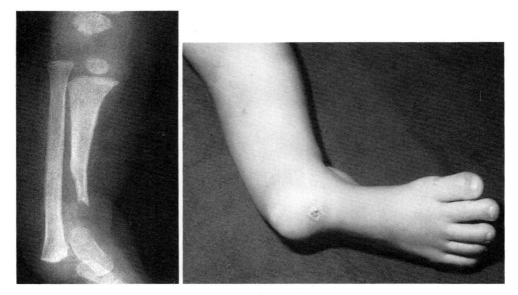

Abb. 1. S. I., geboren am 10. 12. 1968. Röntgenaufnahmen und klinisches Bild vor Fußunterstellung und Fibula-pro-Tibia-Fusion bei partieller Tibiaaplasie

Bei den *partiellen Tibiaaplasien* fehlen dagegen distale Tibiaepi- und -metaphyse sowie die angrenzenden Diaphysenabschnitte vollständig. Der Tibiaschaft endet meistens spitz oder schräg auslaufend in den Weichteilen und zeigt gelegentlich einen Achsenknick. Ein oberes Sprunggelenk ist nicht angelegt. Talus und Kalkaneus „hängen" an der Innen- bzw. Vorderseite des Außenknöchels. Der Fuß steht nach medial „umgekippt". Es liegt eine ausgeprägte Klumpfußstellung vor. Der gesamte Unterschenkel ist deutlich kürzer als normal (Abb. 1).

Als *Sonderformen* angeborener Tibiahypoplasien sehen wir Fehlbildungen an, bei denen eine seltsame *Diastase (Krurischisis)* zwischen den distalen Anteilen der nahezu gleich langen Unterschenkelknochen mit extremer Spitzfüßigkeit zu erkennen ist. Der Talus weist straffe Verbindungen zum distalen Fibula- und nicht zum distalen Tibiaende auf (Abb. 2a, c).

Wir sehen bei diesen Deformitäten sehr enge Beziehungen zu *Spaltbildungen* an Händen und Füßen (Bose 1976; Matthews et al. 1977; Sedgwick u. Schoenecker 1982; Tuli u. Varma 1972).

Indikationen, Operationszeitpunkt

Eine *Operationsindikation* ist grundsätzlich bei allen Formen von Tibiahypoplasien und partiellen Aplasien gegeben, wenn durch einen Eingriff eine wesentliche Verbesserung der Funktion der mißgebildeten Gließmaße in Aussicht steht, und zwar auch im Hinblick auf orthetische und prothetische Versorgungsmöglichkeiten.

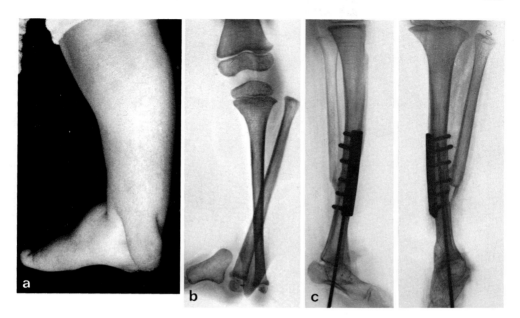

Abb. 2a—c. S. M., geboren am 19.10.1980. **a** Klinisches Bild, **b** Röntgenaufnahmen des $4^{1}/_{2}$jährigen Jungen mit Unterschenkeldiastase links. Die distale Tibia artikuliert nicht mit dem Talus. Es liegt eine Synostose zwischen Talus und Kalkaneus vor. Spaltfuß rechts (s. auch Abb. 7a, b); **c** 2 Monate nach Fußunterstellung und 3 Monate nach Fibula-pro-Tibia-Fusion (s. auch Abb. 7c)

Als günstigsten *Operationszeitpunkt* sehen wir etwa das Ende des 1. oder den Anfang des 2. Lebensjahres an. Bis dahin versuchen wir, die Fehlstellungen mit Hilfe redressierender Gipsverbände und Nachtschienen in Grenzen zu halten. Die chirurgischen Maßnahmen *zielen in der Regel zuerst* darauf ab, die *Fußdeformität zu beseitigen*. Bei einseitigen Tibiadysplasien mit stärkerer Verkürzung des Unterschenkels wird dabei eine Spitzfußstellung angestrebt. *Später*, d. h. frühestens nach 6—9 Monaten, werden die fehlenden distalen *Tibiaanteile durch die Fibula ersetzt* (Verlängerungsosteotomien sind problematisch, weil die fehlgebildeten Weichteile nicht besonders dehnbar sind). In den Abb. 3a—d ist der rechte Unterschenkel eines Kleinkindes abgebildet, bei dem eine partielle Tibiaaplasie mit sehr schwerer Fußdeformität vorlag. Bei dem Jungen nahmen wir im Alter von 13 Monaten eine Fußunterstellung vor. Die Fusion zwischen Tibiarudiment und Fibula fand bereits 6 Wochen später statt, weil das distale Ende der Tibia aus der Haut herauszuspießen drohte. Die Abb. 3d zeigt die Röntgenbilder 29 Monate später. Das verpflanzte *Wadenbein* hat sich zu einem schienbeinähnlichen Knochen *umgebaut*. Das distale Fibulaende steht in einer tiefen Knochenmulde im Rückfuß. Wegen der Beinlängendifferenz wurde der Fuß in Spitzfußstellung eingestellt.

Zur Korrektur der Fußdeformität haben wir die sog. *Fußunterstellung* entwickelt (Blauth 1963; Blauth u. Willert 1963; Blauth 1965a; Blauth u. Hepp 1978), bei der der Rückfuß unter das distale Wadenbeinende verpflanzt wird (Abb. 4a—c). Das Corpus tali wird in Abänderung unserer ursprünglichen Technik (Blauth 1965b) reseziert, die Achillessehne verlängert. Das distale Fibulaende richten wir im periphersten Bereich etwas zu und stellen

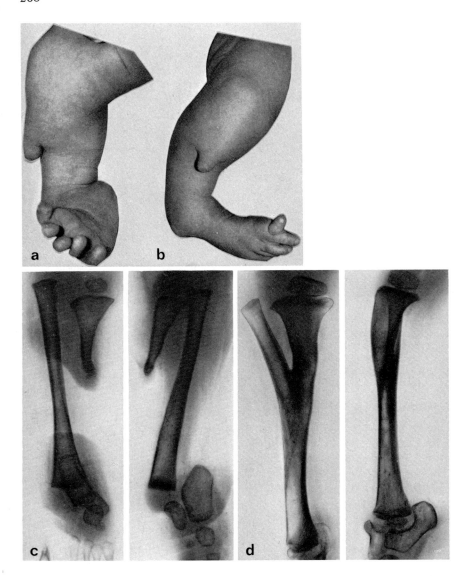

Abb. 3. a, b Aussehen von Unterschenkel und Fuß bei 12 Monate altem Kleinkind (B. S., geboren am 12. 1. 1982) mit partieller Tibiaaplasie. Das distale Tibiarudiment droht aus der Haut durchzuspießen. Schwerste Fehlstellung des Fußes. Hypoplastische Großzehe, **c** Röntgenaufnahmen desselben Patienten, **d** 29 Monate nach Fußunterstellung und 27 Monate nach Fibula-pro-Tibia-Fusion. Kräftige Knochenbrücke. Kleinfragmentplatte wurde vor 1 Jahr entfernt

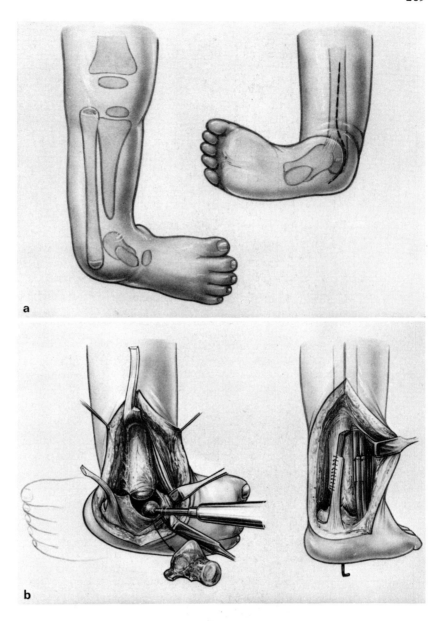

Abb. 4. a Fußunterstellung bei partieller Tibiaaplasie vor Fibula-pro-Tibia-Fusion. Hautschnitt dorsal über dem Wadenbeinschaft; er endet distal zwischen Außenknöchel und Rückfuß. N. suralis und V. saphena parva werden geschont, b Z-förmige Verlängerung der Achillessehne. Sparsame (!) Freilegung des distalen Wadenbeinendes. Resektion des Corpus (und Collum) tali. Muldenförmige Vertiefung des Kalkaneus mit einer Kugelfräse (*linkes Bild*), c Distales Wadenbeinende wird in die Knochenmulde eingestellt. Transossäre, transartikuläre Kirschner-Drahtfixation. Naht der Achillessehne. Die Fibularissehnen werden gerafft (*rechtes Bild*). (Aus Blauth u. Hepp 1978)

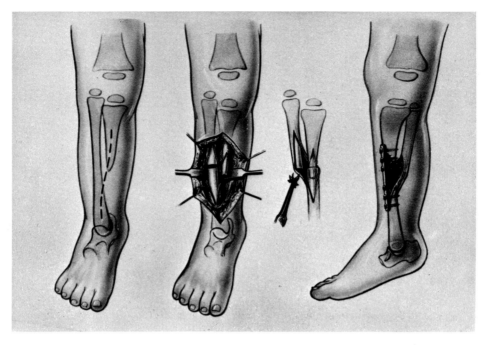

Abb. 5. Fibula-pro-Tibia-Fusion nach Fußunterstellung. Bei spitz auslaufendem Tibiarudiment intramedulläre Vereinigung mit dem distalen Fibulafragment und Osteosynthese mit Mondprofil- oder Kleinfragmentplatte. (Aus Blauth u. Hepp 1978)

es in eine muldenförmige Vertiefung im Kalkaneus ein. Wir achten darauf, daß die Gefäßversorgung der Wachstumsscheibe erhalten bleibt. Ein transossärer, transartikulärer Kirschner-Draht sichert die Fußstellung; er wird nach etwa 3—4 Wochen entfernt. Die Gliedmaße wird 2—3 Monate im Gipsverband fixiert und anschließend noch mit einer abnehmbaren Schiene versorgt.

Fibula-pro-Tibia-Fusion

Vor der Fusionsoperation zwischen Tibia und Fibula müssen Röntgenaufnahmen in 2 Ebenen angefertigt werden, um die Stelle festzulegen, an der beide Knochen miteinander vereinigt werden sollen. Zur *Osteosynthese* bevorzugen wir heute selbstspannende *Platten* (Abb. 5). Früher haben wir einen Teil des proximalen, oberhalb der Osteotomie gelegenen Wadenbeinschaftes entfernt und in 2 Hälften gespalten. Mit den Halbzylindern schienten wir die Fragmente von Tibia und Fibula. Zur Osteosynthese genügten uns Cerclagen (Blauth 1967).

Die Operation wird in *Blutsperre* und *Blutleere* vorgenommen. Wir legen zunächst das distale Ende und den angrenzenden Schaft der Tibia frei und resezieren das rudimentäre, distale Knochenstück. Anschließend wird die Fibuladiaphyse etwa in gleicher Höhe aufgesucht, aus dem Weichteilmantel herausgelöst und in der vorbestimmten Höhe durchtrennt.

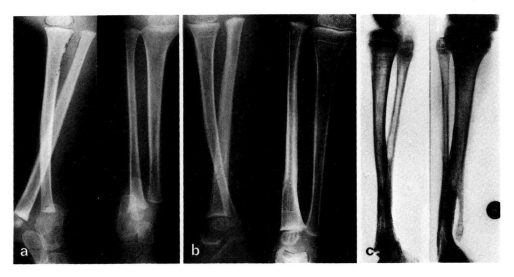

Abb. 6a−c. N. A., geboren am 13. 8. 1960. **a** Unterschenkeldiastase rechts. Die Tibia ist verkürzt. Es liegt ein extremer Spitzfuß vor, **b** Zustand nach sog. Fußunterstellung. Wegen der Beinverkürzung wurde der Fuß in leichter Spitzfußstellung eingestellt, **c** Ca. 7 Jahre nach Fibula-pro-Tibia-Fusion. Kräftige Knochenbrücke. Distales Wadenbein nimmt an Dicke zu

Man sollte bei der Präparation der Fibula sehr vorsichtig „schichtgerecht" vorgehen, um weder wichtige Gefäße und Nerven noch Muskulatur zu verletzen. Es wird eine relativ breite Weichteillücke zwischen Schien- und Wadenbein geschaffen, durch die das distale Fibulafragment hindurch mit dem angefrischten Wadenbeinfragment achsengerecht vereinigt wird.

Zur Osteosynthese wählen wird im Kleinkindesalter eine Kleinfragmentplatte (sog. Mondprofilplatte); wir achten darauf, daß in jedem Fragment 3 Kortikalisschrauben liegen (s. Abb. 2c und 7c).

Fußunterstellungen und *Fusionen* der Unterschenkelknochen haben wir *auch bei* den sehr seltenen *Diastasen* zwischen Tibia und Fibula ausgeführt, wenn die Hypoplasie im distalen Tibiabereich stärker ausgeprägt war und eine beträchtliche Diastatse vorlag (Abb. 6a−c). Dann erschien uns eine Transposition des mit dem distalen Fibulaende verbundenen Rückfußes auf den Außenknöchel sinnvoller als eine Resektion dieses Knochenabschnittes und Verpflanzung des Rückfußes auf das hypoplastische, distale Tibiaende.

Eine besonders schwierige Entscheidung war bei einem $4^1/_2$ Jahre alten Jungen (S. M., geboren am 19. 10. 1980) zu fällen, der einen „Spaltunterschenkel" auf der linken und einen Spaltfuß auf der rechten Seite aufwies. Die distale Tibia lag in einem eigenen „Hautsack" medial-ventral vor dem monodaktylen Fuß. Der Fuß war um 90° nach medial abgewinkelt und um 180° verdreht, so daß die Fußsohle zum Gesicht zeigte (s. Abb. 2a, b). Bei der ersten Operation haben wir das distale Tibiadrittel reseziert und durch den distalen Teil der Fibula ersetzt (Fibula-pro-Tibia-Fusion).

Die Haut, die das distale Tibiaende ummantelte, wurde größtenteils reseziert. 4 Wochen später nahmen wir die sog. Fußunterstellung vor, wobei der Rückfuß mit einem transossären, transartikulären, intramedullären Kirschner-Draht fixiert wurde (s. Abb. 2c). 2 Mo-

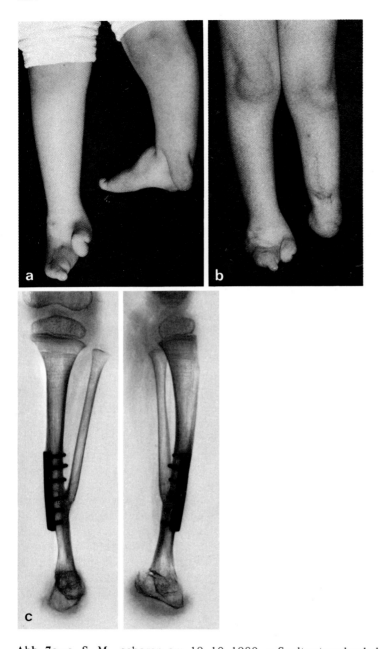

Abb. 7a–c. S. M., geboren am 19. 10. 1980. **a** Spaltunterschenkel links, Spaltfuß rechts. Ausgangsbefund vor Fußunterstellung, Fibula-pro-Tibia-Fusion und Amputation des einzigen Zehenstrahles, **b** Aussehen der Gliedmaße nach den operativen Maßnahmen, **c** Röntgenaufnahmen desselben Patienten nach Operation

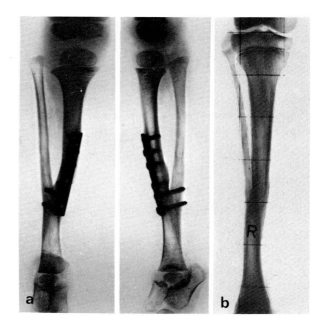

Abb. 8a, b. S. I., geboren am 10. 12. 1968. a Partielle Tibiaaplasie. Ausgangsbefund siehe Abb. 1. Röntgenaufnahmen 1⁶/₁₂ Jahre nach Tibia-pro-Fibula-Fusion. Fußunterstellung ging voraus, b 10 Jahre nach der Fusionsoperation. Die transplantierte Fibula hat sich zu einem Knochen entwickelt, der der Tibia ähnelt

nate später amputierten wir den einzigen Zehenstrahl und erreichten so einen endbelastungsfähigen Stumpf (Abb. 7a–c), der inzwischen funktionell und ästhetisch sehr gut mit einer Prothese versorgt werden konnte.

Abschließende Betrachtungen

Nach unseren Erfahrungen stellt die Fibula-pro-Tibia-Fusion ein *sehr bewährtes Behandlungsverfahren* bei angeborenen partiellen Tibiaaplasien und Tibiahypoplasien dar. Nach knöcherner Vereinigung zwischen dem proximalen Tibia- und dem distalen Fibulafragment kommt es unter dem funktionellen Reiz der intermittierenden Belastung beim Gehen und Stehen zu einer Dickenzunahme des verpflanzten Fibulafragments, das einer Tibia immer ähnlicher wird (Abb. 8a, b). Mit der Fusion läßt sich auf ideale Weise das Unterschenkelskelett stabilisieren. Im Gegensatz zu Fibula-pro-Tibia-Fusionen bei erworbenen Tibiadefekten muß jedoch bei den angeborenen Formen auch eine operative Korrektur und Stabilisierung des schwer deformierten Fußes vorgenommen werden. Dazu kann die sog. Fußunterstellung empfohlen werden.

Zusammenfassung

Die Autoren weisen auf die Möglichkeiten von Ersatzoperationen bei angeborenen Hypoplasien und partiellen Aplasien der Tibia hin. Es handelt sich um Eingriffe, bei denen der fehlende distale Anteil der Tibia durch Anteile der Fibula überbrückt wird. Der Grundgedanke dieser Fibula-pro-Tibia-Fusion geht auf Hahn (1884) und Brandes (1913) zurück und hat sich v. a. bei erworbenen Tibiadefekten bewährt. Bei den angeborenen Veränderungen der Tibia reichen die üblichen Techniken jedoch nicht aus: Wegen der extremen Fehlstellung des Fußes muß neben der Fusionsoperation auch eine Verpflanzung des Rückfußes unter das Wadenbeinende vorgenommen werden (sog. Fußunterstellung). Die Operationen werden auch bei den sehr seltenen Sonderformen angeborener Tibiafehlbildungen, den Unterschenkeldiastasen (Krurischisis) ausgeführt.

Nach der Fusionsoperation zwischen den beiden Unterschenkelknochen bildet sich die verpflanzte Fibula nach und nach um und wird in ihrer Form der Tibia immer ähnlicher.

Literatur

Blauth W (1963) Beitrag zur operativen Behandlung schwerer Mißbildungen der Unterschenkelknochen. Arch Orthop Unfallchir 55:345–372

Blauth W (1965a) Die operative Fußunterstellung bei angeborener Tibiaaplasie. Ärztl. Prax 17:152

Blauth W (1965b) Operative Behandlung der angeborenen totalen Tibiaaplasie. In: Im Dienste der Chirurgie, Teil 1. Ethicon GmbH, Glashütte

Blauth W (1967) Operative Behandlung der angeborenen partiellen Tibiaaplasie. In: Im Dienste der Chirurgie, Teil 3. Ethicon GmbH, Glashütte

Blauth W, Hepp WR (1978) Die angeborenen Fehlbildungen an den unteren Gliedmaßen. In: Zenker R, Deucher F, Schink W (Hrsg) Chirurgie der Gegenwart, Bd 5. Urban & Schwarzenberg, München Wien Baltimore

Blauth W, Törne O von (1978) Die Fibula-pro-Tibia-Fusion (Hahn-Brandes-Plastik) in der Behandlung von Knochendefekten der Tibia. Z Orthop 116:20–26

Blauth W, Willert HG (1963) Klinik und Therapie ektromaler Mißbildungen der unteren Extremität. Arch Orthop Unfallchir 55:521–570

Bose K (1976) Congenital diastasis of the infusion tibiofibular joint. J Bone Joint Surg [Am] 58:886–887

Brandes M (1913) Die Heilung größter Tibiadefekte durch Transplantation. Z Orthop 33: 630–633

Brandes M (1920) Zur Heilung größter Tibiadefekte. Dtsch Z Chir 155:312–337

Exner G (1967) Die Behandlung des kongenitalen Tibiadefektes durch die Hahn'sche Plastik (Translokation der Fibula). Z Orthop 103:193–198

Fischer-Wasels J, Wilde R (1954) Beitrag zur Hahn-Brandes'schen Plastik. Z Orthop 84: 393–407

Frantz CH, O-Rahilly R (1961) Congenital skeletal limb deficiences. J Bone Joint Surg [Am] 43:1202–1224

Hahn E (1884) Eine Methode, Pseudarthrosen der Tibia mit großem Knochendefekt zur Heilung zu bringen. Zentralbl Chir 21:337–341

Henkel L, Willert HG (1969) Dysmelia – a classification and a pattern of malformation in a group of congenital defects of the limbs. J Bone Joint Surg [Br] 51:399–414

Jones D, Barnes J, Lloyd-Roberts GC (1978) Congenital aplasia and hysplasia of the tibia with intact fibula. J Bone Joint Surg [Br] 60:31–39

Matthews WE, Mubarak SJ, Carrol NC (1977) Diastasis of the tibiofibular mortise, hypoplasia of the tibia, clubfoot, in a neonate with cleft hand and cardiac anomalies. Clin Orthop 126:216–219

Milliner S (1978) Combined congenital diastasis of the inferior, tibiofibular joint with contralateral distal femoral bifurcation and hemimelia of the medial structures. S Afr Med J 54:531–533

Sedgwick WG, Schoenecker PL (1982) Congenital diastasis of the ankle joint. J Bone Joint Surg [Am] 64:450–453

Tuli SM, Varma BP (1972) Congenital diastasis of tibio-fibular mortise. J Bone Joint Surg [Br] 54:346–350
Willert HG, Henkel HL (1969) Klinik und Pathologie der Dysmelie. In: Experimentelle Medizin, Pathologie und Klinik, Bd 26. Springer, Berlin Heidelberg New York
Wittek A (1906) Die operative Behandlung des partiellen Tibiadefektes. Z Orthop 17: 473–481

Temporäre Verkürzung von Defektüberbrückung am Unterschenkel

R. Rahmanzadeh

Abteilung für Unfall- und Wiederherstellungschirurgie im Klinikum Steglitz der Freien Universität Berlin, Hindenburgdamm 30, D-1000 Berlin 45

Die Defekt-Infekt-Pseudarthrose stellt besonders an der unteren Extremität einen Problemfall dar, wobei meist viele belastende Eingriffe vorausgegangen sind. Sie ist häufig die Folge einer breit offenen Fraktur oder einer insuffizienten Behandlung. Weichteilschäden bzw. Weichteilnekrosen, chronische Infekte und Substanzdefekte bzw. Sequester des Knochens erfordern zahlreiche Maßnahmen, die mit großer Erfahrung und Umsicht angewandt werden müssen.

Diese Verletzten werden teilweise über Monate und Jahre behandelt und zahlreichen belastenden Eingriffen unterzogen.

Unter den vielfältigen Maßnahmen, die mit großer Erfahrung und Umsicht angewandt werden müssen (ausgiebiges Weichteildébridement, Sequestrotomie, Stabilisierung, Weichteildeckung, Defektüberbrückung), erscheint uns folgende Modifikation von zweizeitigem Vorgehen in einigen ausgewählten Fällen den Erfolg zu ermöglichen. Die Ziele sind dabei

1. Ausräumen des Infekts,
2. Verkleinerung des Hohlraums, und
3. durch Verkürzung der Diffusionsstrecke Verbesserung der Durchblutung.

Das taktische Vorgehen besteht aus:

– der ersten operativen Phase,
– der postoperativen Phase,
– der zweiten operativen Phase.

1. In der ersten operativen Phase werden die notwendige Sequestrotomie und das Débridement durchgeführt, d. h. ausgiebige und großzügige Entfernung avitalen Knochen- und Weichteilgewebes. Der entstandene Hohlraum wird durch Anwendung des Fixateur-externe-Apparates nach Wagner temporär verkürzt. Es werden zusätzlich intraoperativ ausgiebige Spülungen des Hohlraums und Auffüllung mit Gentamycinketten als Platzhalter vorgenommen.
2. In der postoperativen Phase wird eine systemische Antibiotikabehandlung durchgeführt und nach Stabilisierung der Weichteilverhältnisse eine allmähliche Verlängerung

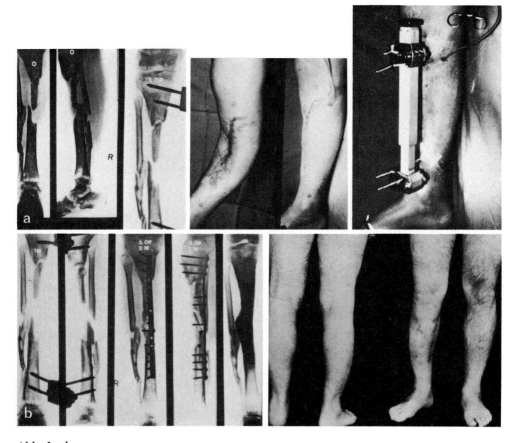

Abb. 1a, b

durch tägliches Ausdehnen um ca. 1–2 mm, so daß innerhalb von 2–4 Wochen eine normale oder wenigstens befriedigende Länge wiederhergestellt ist.
3. In der zweiten opertiven Phase, nach Wiederherstellung der Länge, wird in den Knochendefekt ausreichend autologe Spongiosa impaktiert und evtl. eine zusätzliche Stabilisierung durch Plattenosteosynthese durchgeführt. Dabei wird der äußere Spanner zunächst belassen. Dieses Prinzip der temporären Verkürzung ermöglicht uns in ausgewählten Fällen eine Wiederherstellung der Funktion der Extremität.

Kasuistik

Beispiel 1: 34jähriger Mann mit Unterschenkeltrümmerfraktur und einem vollständig deformierten, instabilen Unterschenkel mit chronisch fistelndem Infekt (Abb. 1a).
Bakteriell handelt es sich um Staphylococcus aureus, wobei der Patient nach dem Unfall bisher 1,5 Jahre in verschiedenen Kliniken behandelt wurde. Die auswärts vorgeschlagene Amputation wurde vom Patienten abgelehnt.

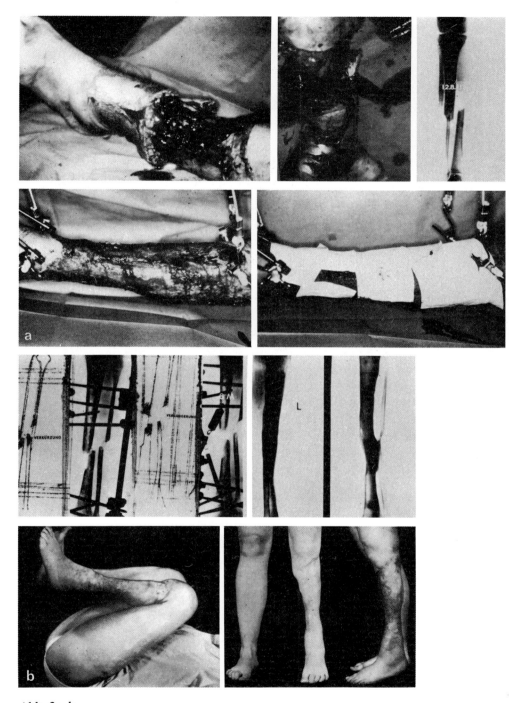

Abb. 2a, b

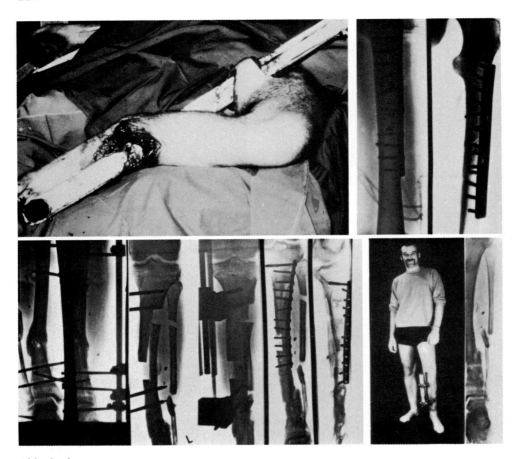

Abb. 3a, b

In genannter Weise Exzision der geschädigten Hautbezirke und des Fistelganges, Débridement und Entfernung der avitalen Weichteile und des Knochens und Stabilisierung mit einem Wagner-Apparat. Nach Stabilisierung der Weichteilverhältnisse tägliche Verlängerung bis zum Ausgleich der Beinlänge. Danach ausgiebige Spongiosaplastik und zusätzliche Stabilisierung mit einer an der dorsalen Tibia angebrachten Platte. In dieser Wiese wurde der Unterschenkel bei freier Funktion wiederhergestellt (Abb. 1b).

Die Abb. 1b zeigt eine Verlaufsserie und den Zustand nach Materialentfernung.

Beispiel 2: 16jährige Patientin, die mit einer zweitgradigen offenen Fraktur und Weichteilquetschungen zu uns kam. Primärversorgung mit Plattenosteosynthese (Abb. 2a). Als Folge der primär schwer einzuschätzenden Weichteilquetschungen entstanden ausgedehnte Nekrosen und reaktionslose infizierte pseudarthrotische Veränderungen. Die temporäre Verkürzung ermöglichte zusammen mit plastischen Maßnahmen einen Wiederaufbau der Weichteile mit Beherrschung des Infektes und damit Erhaltung der Extremität. Auch hier war die Verlängerung fast bis zur vollständigen Beinlänge möglich.

Eine Spongiosaplastik war in diesem Fall nicht notwendig, da die Patientin diesen Defekt aus eigener Kraft überbrückte (Abb. 2b). Diese osteogene Potenz haben wir allerdings bisher nur einmal beobachten können. Sie ist wahrscheinlich nur bei einem jugendlichen Knochen noch vorhanden.

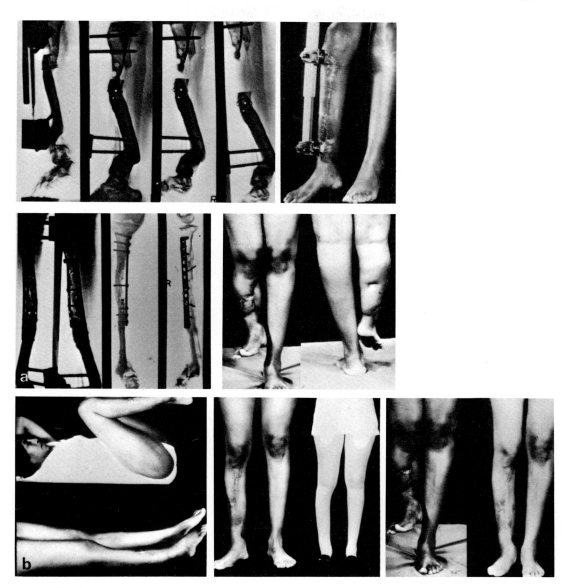

Abb. 4a, b

Beispiel 3: 28jähriger Patient raste mit seinem Auto auf der Autobahn an eine Leitplanke, und eine 1 m lange Stange perforierte den Unterschenkel und den Oberschenkel mit gleichzeitiger Fraktur des Oberschenkels und Trümmerfraktur des Unterschenkels (Abb. 3a).

Primäre Versorgung des Oberschenkels mit einer Platte und des Unterschenkels mit äußerem Spanner.

Wenn auch der Verlauf der Oberschenkelfraktur problemlos war, entwickelte sich im Unterschenkelbereich eine Infektpseudarthrose (Abb. 3b).

Ausgiebiges Débridement, Entfernung des gesamten avitalen Gewebes, Verkürzung des Beines um 5 cm. Nach Ausheilung der Weichteile und Konsolidierung des Bruches z-förmige

Verlängerungsosteotomie mit Wagner-Apparat. Nach Ausgleich der Beinlänge Stabilisierung mit einer Platte und ausgiebiger Spongiosaplastik und Zustand nach Metallentfernung.

Beispiel 4: Es handelt sich um eine damals 25jährige Patientin, die sich infolge eines Verkehrsunfalls u. a. auch eine schwere offene Unterschenkeltrümmerfraktur zuzog. Nach mehrmaligen Operationen im Ausland und Ablehnung der vorgeschlagenen Amputation des Unterschenkels durch die Patientin stationäre Aufnahme bei uns. Es fand sich eine Beinverkürzung um 14 cm mit sehr instabilen Weichteil- und Hautverhältnissen bei chronischer Fistelbildung und Pseudarthrose in den proximalen Anteilen und Deformität im distalen Bereich des Unterschenkels. Weichteilsanierung, Anlegen eines Wagner-Geräts und Verlängerung des Beines nach bereits stabilisierten Weichteilverhältnissen (Abb. 4a).

Nach Ausgleich der Beinlänge ausgiebige Spongiosaplastik und zusätzliche Stabilisierung mit 2 Platten. Entfernung einer Platte nach 6 Monaten und nochmalige Spongiosaplastik brachte Stabilisierung des Unterschenkels bei guter Funktion des Kniegelenks und relativ guter Funktion des oberen Sprunggelenks (Abb. 4b). Die Beinlänge ist völlig ausgeglichen.

Es wurden nach diesen Überlegungen 17 Patienten behandelt. Bei 9 Patienten konnte der Unterschenkel vollständig wiederhergestellt werden, 2 Unterschenkel wurden verkürzt belassen, weil bei einem Patienten doppelseitige Unterschenkelfrakturen vorlagen; 4 Patienten mit verkürzten Unterschenkeln sind noch in Behandlung und bei 2 Patienten wurde eine Unterschenkelamputation vorgenommen.

Wiederherstellung von Knochendefekten im Infekt an der unteren Extremität

G. Hierholzer und M. Roesgen

Berufsgenossenschaftliche Unfallklinik, Großenbaumer Allee 250, D-4100 Duisburg

Einleitung

Posttraumatische Zustände sowie Krankheitsverläufe nach operativen Eingriffen am Knochengewebe können zur gefürchteten Komplikation einer Infektion führen, die an der unteren Extremität in der Mehrzahl in weitstreckigen Knochendefektbildungen endet. Nicht einbezogen in die Thematik sind die speziellen Probleme der spezifischen Knocheninfektion sowie tumorbedingter Knochendefekte.

Um den Knochendefekt im Infekt an der unteren Extremität überbrücken zu können, müssen 2 Behandlungsaufgaben erfüllt werden:
1. Eine floride Infektion muß zum Abklingen oder zumindest in ein blandes Entzündungsstadium gebracht werden.
2. Knöcherner Ersatz und knöcherne Regeneration einer Defektstrecke müssen herbeigeführt werden.

Die Behandlung an der unteren Extremität hat für den Oberschenkel wie für den Unterschenkel jeweils besondere Probleme. Am Oberschenkel ist der dicke und gut vaskularisierte Weichteilmantel auch nach länger dauernder Infektion meist noch als Transplantatlager geeignet. Negativ wirkt sich am Oberschenkel bei unterbrochener Knochenkontinuität der einwirkende Hebelarm des körperfernen Beinanteils aus.

Am Unterschenkel verschlechtert an der Innen- und Vorderseite eine länger dauernde Infektion die Qualität des ohnehin dünnen und mäßig vaskularisierten Weichteilmantels als Transplantatlager. Der einwirkende Hebelarm des körperfernen Anteils bei unterbrochener Knochenkontinuität ist dagegen weniger entscheidend. Zudem erlaubt die anatomische Situation mehrere Techniken und Zugänge bei der operativen Stabilisierung.

Die knöcherne Defektbildung bei bestehender Infektion bedarf in der Regel des Aufbaus mittels Knochentransplantation. Ausgenommen sind in Einzelfällen lediglich Kinder, bei denen mit einer noch sehr stark ausgeprägten knöchernen Regenerationsfähigkeit gerechnet werden kann.

Zur Durchführung einer Knochentransplantation sind folgende Gesichtspunkte zu beachten:
— Allgemeine Voraussetzungen
— Lokale Bedingungen
— Operationstechnische Besonderheiten
— Operative und konservative Schutzmaßnahmen
— Nachbehandlung

Voraussetzung für die Knochentransplantation bei knöcherner Infektion

Die pathophysiologischen Zusammenhänge ergeben im floriden Entzündungsstadium eine Kontraindikation für eine Knochentransplantation. Das Entzündungsmilieu gefährdet in hohem Maße die zu transplantierende Spongiosa. Osteoklastentätigkeit, Einwirkung bakterieller Erreger und die Störung der Vaskularisation im Transplantatlager verhindern deren Einwachsen. Da außerdem autologes Knochenmaterial nur begrenzt zur Verfügung steht, sollte es nur dem kleinstmöglichen Risiko ausgesetzt werden. Körperfremdes Material bietet im Entzündungsmilieu dem Wachstum pathogener Erreger indirekten Schutz. An der unbelebten Oberfläche könnten die körpereigenen Abwehrmechanismen nur herabgesetzt wirksam werden. Aus diesem Grund ist bei floridem Infekt homologes oder heterologes Knochenmaterial als Transplantat nicht geeignet.

Weitere Vorbedingung für eine Knochentransplantation ist die ausreichende Stabilität des Transplantatlagers, um die Differenzierung der pluripotenten Mesenchymzellen in Ostezyten statt in Osteoklasten zu fördern. Es entscheiden also auch mechanische Bedingungen darüber, ob Knochenaufbau stattfindet oder Knochenabbau entsteht.

Lokale Bedingungen

Um die floride Infektion zum Abklingen zu bringen, seien die wichtigsten Behandlungsschritte kurz angedeutet. Von besonderer Bedeutung ist die chirurgische Entlastung sowie die suffiziente Drainage der infizierten Wundhöhle. Bei der chirurgischen Revision zur Vorbereitung des Transplantatlagers muß das makroskopisch erkennbare nekrotische Weichteil- und Knochengewebe entfernt werden.

Für die Durchführung der Knochentransplantation ist von entscheidender Bedeutung, ob im Defektbereich noch eine partielle knöcherne Kontinuität besteht, bzw. durch Osteo-

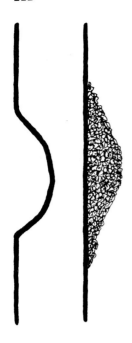

Abb. 1. Spongiosa, der dem Defekt gegenüberliegenden Kortikalis angelagert

synthese ein Teilkontakt der Hauptfragmente herbeigeführt werden kann, oder ob eine zirkumferente Defektstrecke besteht.

Bei knöcherner Teilkontinuität und Vorliegen der biologischen Voraussetzungen wird die Knochentransplantation im Sinne einer direkten Defektauffüllung vorgenommen. Die Lage des Knochendefekts zur Belastungsachse und seine mechanische Bedeutung als spätere Sollbruchstelle sind dabei besonders zu beachten. Vorteilhaft ist es, die Knochenplastik an der dem Defekt gegenüberliegenden Seite und damit in einem besser vaskularisierten Transplantatlager vorzunehmen (Abb. 1). Dies ist besonders dann indiziert, wenn der knöcherne Defekt ausgeprägt und die Qualität des Transplantatlagers aufgrund ausgedehnter Narbenbildung herabgesetzt ist. Eine Dekortikation ist im Infekt kontraindiziert. Die Ablösung avaskulärer oder schlecht vaskularisierter Kortikalisanteile würde weitere Knochensequester schaffen.

Beim jugendlichen Menschen und insbesondere beim Kind kann mit einer ausreichenden spontanen knöchernen Reaktion bei Teilabstützung der Hauptfragmente gerechnet werden, so daß wir im Einzelfall, auch unter Hinweis auf das begrenzt zur Verfügung stehende biologische Material, auf eine Knochentransplantation verzichten. Der Nachteil einer längeren Teilentlastung wird in Kauf genommen.

Bei komplett unterbrochener knöcherner Kontinuität ist das Behandlungsproblem wesentlich erschwert. Für die Behandlungsrichtlinien empfiehlt sich die Unterteilung nach dem Röntgenbild in eine „hypertrophe" und „atrophe" Erscheinungsform. Obgleich das röntgenologische Erscheinungsbild einer Atrophie nicht mit dem völligen Darniederliegen biologischer Reaktionen verbunden sein muß, brauchen atrophe Fragmentenden längere Zeit zur Ausheilung (Abb. 2). Die Indikation zur Knochenplastik stellt sich um so dringlicher, je stärker ausgeprägt die Knochenatrophie ist und je ausgedehnter der Knochendefekt ist. Vom Transplantat wird nicht nur die primär osteoinduktive Wirkung, sondern mit zuneh-

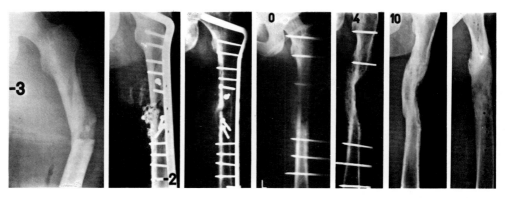

Abb. 2. Oberschenkelschaftbruch mit Trümmerzone und proximalem Biegungskeil. Osteosynthese mit langer Kondylenplatte. Frühinfekt. PMMA-Ketten. *Sanierung:* Kettenentfernung, Débridement, mediale Spongiosaplastik, der Platte gegenüberliegend. Plattenentfernung, Fixateur externe, nochmalige Sequestrotomie, 2 weitere Spongiosaplastiken

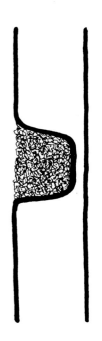

Abb. 3. Auffüllung des Defekts mit Spongiosa

mendem Einbau auch eine mechanische Stabilisierung erwartet. Im infizierten Knochendefekt gelingt die Wiederherstellung der ursprünglichen Beinlänge nur im jüngeren biologischen Alter von bis zu 25–30 Jahren. Beim älteren Patienten muß bei der Kombination: Knocheninfektion und Knochendefekt eine Verkürzung in Kauf genommen werden. Eventuell kann zu einem späteren Zeitpunkt ein indirekter Längenausgleich durchgeführt werden.

Defekte des Tibiaschaftes erfordern wegen der geringen Weichteildeckung über der Innenvorderseite ein mehrzeitiges, differenzierteres Vorgehen. Tiefe Mulden mit im Ver-

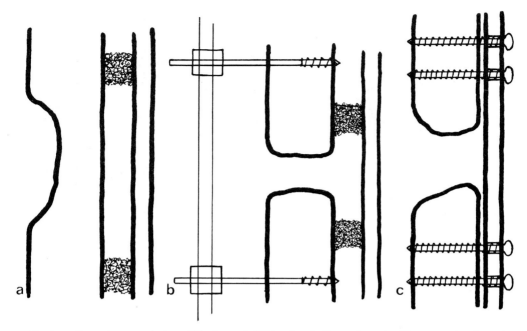

Abb. 4. a Synostose zwischen Fibula und Tibia durch Spongiosaplastiken proximal und distal der Defektzone, b Defektüberbrückung durch Synostose der Fibula, zusätzlich mediale Stabilisierung mit Klammer-Fixateur-externe, c Direkte Defektüberbrückung Fibula-pro-Tibia

hältnis dazu kleiner Oberfläche werden direkt mit autologer Spongiosa aufgefüllt (Abb. 3), nach dem Prinzip der offenen Spongiosatransplantation weiterbehandelt oder mit dünner Spalthaut bedeckt. Perforierte dünne Spalthaut dient in diesen Fällen als „biologischer Verband", der geeignet ist, eine Austrocknung der oberflächlichen Spongiosaschichten zu verhindern. Direktes Einheilen von Spalthautbezirken ist möglich.

Flache Mulden mit großer Oberfläche und sklerosierten Wänden sind für eine direkte Spongiosaauffüllung nicht geeignet. Sie werden nach Anfrischung der knöchernen Oberfläche direkt mit Spalthaut gedeckt. Die Spongiosatransplantation zur Erhöhung der Tragfähigkeit wird dann an der der Mulde gegnüberliegenden Tibiakante vorgenommen.

Bei langstreckigem Defekt und ausgeprägter knöcherner Atrophie wird der gefährdete Bereich dadurch überbrückt, daß je eine Spongiosaplastik zwischen Tibia und Fibula sowohl proximal als auch distal des Defekts eingebracht wird (Abb. 4a). Zur Neutralisation der einwirkenden Kräfte führen wir eine Fixateur-externe-Osteosynthese durch (Abb. 4b). In den seltenen Fällen mit hochgradiger Knochenatrophie, großem Knochendefekt und zusätzlicher ausgedehnter Weichteilschädigung wird die überbrückende Spongiosaplastik zwischen Fibula und Tibia in Verbindung mit einer „Fibula-pro-Tibia"-Operation vorgenommen (Abb. 4c). Neben der biologischen Aufgabe eines knöchernen Transplantates übernimmt die Fibula gleichzeitig die mechanische Aufgabe eines Kraftträgers (Abb. 5).

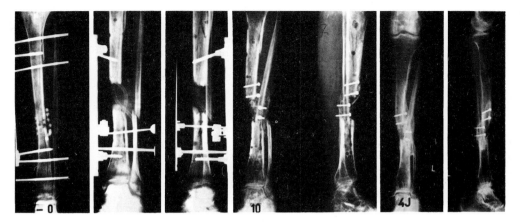

Abb. 5. Osteomyelitis nach Unterschenkelfraktur, PMMA-Ketten, Fixateur externe. *Sanierung:* Resektion des nekrotischen Tibiaschaftes, Drainage. Fibula-pro-Tibia-Operation, Beckenkammspäne, Spongiosaplastik. Belastungsstabile Ausheilung

Einfluß der Vorbehandlungen auf die operative Stabilisierung des Transplantatlagers

Für die Überbrückung einer Defektstrecke durch Knochentransplantation ist zu berücksichtigen, ob die zurückliegende Behandlung der Fraktur konservativ, mittels Marknagelung, Plattenosteosynthese oder Fixateur externe erfolgte. Die Vorteile der interen Fixationstechnik in Verbindung mit einer Spongiosaplastik können nur nach Abklingen der akuten Entzündungserscheinung genutzt werden. Zudem muß es möglich sein, daß das Osteosynthesematerial mit einwandfreier Weichteildeckung eingebracht werden kann.

Nach einer Marknagelung mit konsekutivem Knocheninfekt und Knochendefekt wird das Metall entfernt, um die Markraumphlegmone sanieren zu können. Die Haputfragmente und damit das Transplantatlager werden durch Fixateur-externe-Osteosynthese stabilisiert. Nach zurückliegender Plattenosteosynthese kann diese nur verbleiben, wenn keinerlei Lockerungszeichen vorliegen. Liegen jedoch Zeichen einer ausgedehnteren Störung der Vaskularisation im Plattenlager vor, muß das Metall, auch ohne daß Lockerungszeichen vorhanden sind, entfernt und durch eine externe Osteosynthese ersetzt werden. Nur diese vermag den ernährungsgestörten Bereich zu überbrücken.

Je ausgedehnter die Defektzone, desto eher hat die Knochenplastik am „mechanisch relevanten Ort" zu erfolgen. Gleichgültig, ob die Stabilität mittels Plattenosteosynthese oder durch Fixateur-externe-Osteosynthese erreicht wurde, wird die Knochenanlagerung an der dem metallischen Kraftträger gegenüberliegenden Seite vorgenommen (Abb. 6a). Auf diese Weise ist das Knochentransplantat in der Lage, zunächst eine abstützende Brücke zwischen den Hauptfragmenten zu bilden. Ist diese einmal erreicht, so reduzieren sich die Ansprüche an die Osteosynthese auf eine Neutralisation. In Abhängigkeit von Entzündungszeichen, Reaktionsfähigkeit des Knochengewebes und mechanischer Beanspruchung kann von der externen auf eine interne Fixationstechnik gewechselt werden. In weiteren Operationsschritten wird die Knochenkontur zur Wiederherstellung einer tragfähigen Kontinuität mit weiteren Spongiosaplastiken aufgefüllt (Abb. 6b).

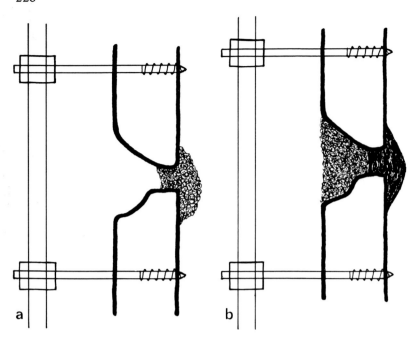

Abb. 6. a Spongiosaplastik, dem Kraftträger gegenüberliegend, b Nach Konsolidierung zweite Spongiosaplastik zur Defektauffüllung

Operative Schutzmaßnahmen nach knöcherner Transplantation

Die Auffüllung eines knöchernen Defekts bei Infektion und die Wiederherstellung knöcherner Kontinuität bedürfen oft einer über viele Monate dauernde Teilentlastung der unteren Extremität. Alter des Patienten, Topographie des Verletzungsbereichs, Qualität und Ausmaß der Infektion und Ausdehnung des Defekts entscheiden darüber, über welchen Zeitbereich Entlastung einzuhalten und eine langsam zunehmende Teilbelastung als physiologischer Stimulus gewährt werden kann. Die stark differierenden Einzelverläufe erlauben es nicht, schematisch Teilentlastungszeiten in Monaten anzugeben. Vielmehr beruht die Beurteilung auf der klinischen und röntgenologischen Befundung. Mit lang dauernden Verläufen ist zu rechnen, so daß im entzündungsfreien Intervall bis zum Abschluß einer knöchernen Konsolidierung auf die sekundäre interne Plattenosteosynthese nach dem Prinzip der Überbrückung umgestiegen werden kann. Im Einzelfall ist es sinnvoll, das Metall über mehrere Jahre zu belassen. Die Metallage richtet sich nach der Weichteildeckung, am Unterschenkel sind hier atypische Zugänge von dorsal in Betracht zu ziehen.

Nachbehandlung nach Knochentransplantationen

Postoperativ bedürfen Transplantat, Transplantatlager und der gesamte betroffene Skelettabschnitt der mechanischen Ruhe mit Immobilisierung der angrenzenden Gelenke. Die Revaskularisationsbemühungen des Organismus dürfen nicht gestört werden. Setzt die

Revaskularisation, erkennbar an der Weichteildurchblutung und dem Röntgenverlauf, ein, treten Zeichen der Wundheilung auf und ergibt sich kein Anhalt für ein Entzündungsrezidiv, so wird 2–4 Wochen postoperativ eine langsam zunehmende funktionelle Therapie eingeleitet. Im weiteren Verlauf ist die Abhängigkeit von der röntgenologisch erkennbaren Reaktion ein dosierter mechanischer Reiz sinnvoll. Bewegungsübungen und Teilbelastung müssen so kalkuliert sein, daß sie nicht zur Osteolyse führen. Die rechtzeitige Erkennung und Deutung von Reizerscheinungen, subjektiven Beschwerden und die laborchemischen Kontrolluntersuchungen unterstreichen die Verantwortung des betreuenden Arztes.

Literatur

Burri C (1979) Posttraumatische Osteitis. Huber, Bern
Hierholzer G, Kleining R, Hörster G (1976) Pathogenese und Therapie der akuten posttraumatischen Osteomyelitis. Unfallheilkunde 79:133–141
Kunze K, Faupel L, Rehm KE, Ecke H (1985) Kontinuitätsresektion langer Röhrenknochen und späterer knöcherner Wiederaufbau. Unfallchirurgie 11:209–214
Holz U, Weller S, Borell-Kost (1982) Indikation, Technik und Ergebnisse der autogenen Knochentransplantation. Chirurg 53:219–224
Sander E (1982) Refrakturen nach Spongiosaplastik. Hefte Unfallheilkd 157:286–288
Saur K, Dambe LT, Schweiberer L (1978) Experimentelle Untersuchungen zum Einbau autologer Spongiosa in die Compacta des Röhrenknochens. Arch Orthop Trauma Surg 92:211–219
Schmit-Neuerburg KP (1982) Einsatzmöglichkeiten der Spongiosaplastik bei der frühinfizierten Fraktur. Hefte Unfallheilkd 157:133–140
Schweiberer L, Eitel F, Betz A (1982) Spongiosatransplantation. Chirurg 53:95–200
Wirth CJ, Jäger M (1982) Art und Wahl des Knochentransplantates bei nicht infizierten und infizierten Pseudarthrosen langer Röhrenknochen. Aktuel Traumatol 12:294–302

Knochenregeneration mit aufbereitetem semisynthetischen und nativem Ersatzmaterial (Collapat und Pyrost)

H. Mittelmeier, B.-D. Katthagen und W. Mittelmeier

Orhopädische Universitätsklinik, D-6650 Homburg/Saar

In der orthopädischen Chirurgie gibt es zahlreiche angeborene und erworbene Zustände mit Knochendefekten, welche eines Knochenersatzes bedürfen.

Knochenersatz bedeutet im strengen Sinne des Wortes eigentlich ein endoprothetisches Surrogat, welches wir heute auch vielfach einsetzen, insbesondere, wenn es sich dabei zugleich um einen Gelenkersatz und möglichst ältere Patienten handelt. Hier tritt die Prothese tatsächlich als Ersatz an die Stelle des ursprünglichen Knochens.

Im weiteren Sinne müssen wir darunter jedoch auch den „regenerativen Knochenersatz" verstehen, bei dem an der Stelle des pathologisch zerstörten oder operativ entfernten Knochenabschnittes der Ersatz durch natives Knochengewebe angestrebt wird.

Hierfür gibt es zunächst die Möglichkeiten der Knochentransplantation, wobei zwischen autologen Transplantationen (vom gleichen Individuum), homologen (allogenen) Transplantationen (von anderen Individuen der gleichen Spezies) und heterologen (xenogenen) Transplantationen (von anderen Spezies) unterschieden wird.

Mit den Knochentransplantationen wurde bereits in der 2. Hälfte des vorigen Jahrhunderts begonnen. Dabei ist man frühzeitig auf das Problem der Immunogenität und entsprechender immunologischer Abwehrreaktionen des homologen und insbesondere heterologen Transplantatmaterials gestoßen.

Nach dem derzeitigen Erkenntnisstand ist die *autologe Knochentransplantation* das biologisch überlegene Verfahren, da es keine Antigenität besitzt, so daß keine Abwehrreaktion auftritt und durch teilweise Überleben der transplantierten Knochenzellen eine echte Osteogenität besteht, d. h. aus dem Transplantat heraus kann — ohne Zutun des knöchernen Lagergewebes —neuer Knochen gebildet werden. Das autologe Transplantat unterliegt folglich nur Organisations- und Umbauvorgängen, welche ausschließlich durch ischämische-nekrobiotische Vorgänge bei der Transplantation sowie biomechanische Prinzipien bedingt sind.

Die Nachteile der autologen Knochentransplantation liegen jedoch in dem Erfordernis einer regulären Zusatzoperation zwecks Transplantatgewinnung, und diese beinhaltet hier für den Patienten weitere OP-Risiken (Erhöhung der biologischen Opeationsbelastung, Blutverlust, Infektion, evtl. Schonung bzw. Fraktur der Entnahmestelle) und die damit verbundenen (meist unterschätzten) zusätzlichen Kosten. Beim Erfordernis umfangreicher Transplantationen, z. B. ausgedehnten Spondylodesen von Skoliosen nach Harrington, fibröser Osteodysplasie u. a., stoßen wir auch an die Grenzen der Transplantatgewinnungsmöglichkeit.

Die *homologe (allogene) Knochentransplantation* hat den Vorteil, daß keine Zusatzoperation beim Patienten erforderlich ist. Als Materialquelle kommen aseptische Operationen und Amputate sowie Leichen in Frage. Während die chemische Konservierung (z. B. mit Cialit) toxische Lokalreaktionen ergab, entfallen diese bei der neuerdings ausschließlich geübten Kältekonservierung in der sog. „Knochenbank".

In immunologischer Hinsicht kommt es jedoch dazu, daß das homologe Transplantat als Fremdeiweiß wirkt und die übertragenen Zellen nach Anlaufen der Immunabwehr abgetötet werden, so daß das Transplantat zu keiner eigenen Osteogenese mehr befähigt ist. Vielmehr entsteht die Knochenregeneration neben der immunologischen Abwehrreaktion ausschließlich im Sinne der Osteoinduktion des aus dem Wirtsknochen einwachsenden Granulationsgewebes (u. E. vornehmlich unter dem Einfluß des transplantierten Minerals). Als Nachteile haften der homologen Transplantation die Gefahren der Immunisierung des Wirtes auf individual-spezifische Fremdeiweiße, insbesondere auch Blutgruppeneiweiß, an, welche sich im Falle wiederholter Implantation mit allergischen Reaktionen auswirken können, so daß auf alle Fälle Blutgruppengleichheit zu fordern ist. Außerdem bestehen Infektionsrisiken durch bakterielle Kontamination und auch Viren (Hepatitis, Aids). Zum Ausschluß der Risiken sind gemäß den amerikanischen „bone-bank-procedures" [14] umfangreiche Untersuchungen erforderlich, mit denen wir zukünftig auch hierzulande im Rahmen der Transplantationsgesetzgebung zu rechnen haben. In den USA hat dies dazu geführt, daß pro Spender für Materialgewinnung, Voruntersuchungen, Dokumentation, Lagerhaltung usw. 6700 Dollar aufgewendet werden müssen und ein individuelles Transplantat etwa 2500 Dollar kostet.

Die *heterologe (xenogene) Knochentransplantation* hat den Vorteil, daß hier von Schlachttieren reichlich relativ billiges Ausgangsmaterial zur Verfügung steht. Die Erfahrung hat jedoch gezeigt, daß aufgrund der Artspezifität derartig starke immunologische Abwehrreaktionen mit granulomatöser Resorption und Vernarbung sowie Hemmung der induktiven Knochenneubildung bestehen, daß die Transplantation von heterologem Nativknochen praktisch nicht mehr zur Anwendung kommt.

Teilmazeriertes heterologes Knochenmaterial

Nachdem sehr frühzeitig erkannt worden war, daß immunologische Abwehrvorgänge auf das Fremdeiweiß die heterologe Knochentransplantation beeinträchtigen, wurde verschiedentlich versucht, heterologes Knochenmaterial einer Enteiweißung durch bakteriologische Einwirkungen, Kochen, chemische Behandlung oder Verbrennung zu unterziehen, was mit einer Erweichung des Knochenmaterials einhergeht und deswegen summarisch als „Mazeration" bezeichnet wurde. Alle Mazerationsversuche der Vergangenheit bleiben jedoch letztlich unbefriedigend und haben sich nicht durchsetzen können. Neben der damit verbundenen Knochenerweichung lag dies v. a. daran, daß die Enteiweißung nicht vollständig gelang und teilweise sogar starke immunogene Eiweißabbauprodukte verblieben, so daß die Antigenität und folgliche Abwehrreaktion bestehen blieben. Insbesondere ist auch der wiederholte Versuch der Knochenverbrennung (Pyrolisierung) gescheitert, indem nach Zerstörung der kollagenen Grundsubstanz nur bröckeliges, aschenähnliches Material verblieb [1].

Die relativ beste Entwicklung war schließlich der von Maatz [7] und Bauermeister [1] in den 50er Jahren entwickelte sog. *enteiweißte Kieler Knochenspan,* der als erstes aufbereitetes Tierknochenpräparat in den Handel gebracht wurde (Fa. Braun-Melsungen). Ihm wurde eine „kalluslockende Wirkung" zugesagt. Klinisch war das Ergebnis eher jedoch enttäuschend, da bindegewebige Abgrenzungen und Resorptionen beobachtet wurden, so daß der Kieler Span heute kaum noch Verwendung findet. Schweiberer [12] hat in umfassenden Untersuchungen festgestellt, daß dieses Spanmaterial dem einwachsenden Granulationsgewebe eher barriereartig im Wege steht.

In eigenen tierexperimentellen Untersuchungen mit moderner Knochenhistologie haben wir festgestellt, daß der „Kieler Knochenspan" erhebliche immunologische Fremdkörperreaktionen mit massiven Lymphozyteninfiltraten auslöst, welche die (nach unserer Auffassung vom Mineralanteil ausgehende) osteoinduktive Knochenregeneration wieder zunichte macht, so daß Implantat und Knochenneubildung wieder resorbiert werden.

Als Ursache für die immunologische Reaktion auf den Kieler Knochenspan müssen wir die Tatsache ansehen, daß bei der Präparation des heterologen Kieler Spanmaterials nur eine Teilmazeration mit Entfernung der Weichtteileiweiße und Entfettung erfolgt, das kollagene Gerüsteiweiß jedoch bewußt belassen wurde, um auf diese Weise eine ausreichende mechanische Festigkeit mit Formstabilität zu erhalten.

Nach einer von H. Mittelmeier veranlaßten chemischen Analyse des Kieler Spanmaterials enthält dieser noch 35 Gewichtsprozent kollagenes Protein (Zitter 1983, persönliche Mitteilung), welches wir für die Immunogenität verantwortlich machen müssen. Die Bezeichnung „enteiweißter Knochenspan" ist also irreführend; es handelt sich nur um ein „teilweise enteiweißtes", letztlich unbefriedigendes Implantat.

Aus unseren Untersuchungen über den Kieler Knochenspan müssen wir andererseits die Lehre ziehen, daß nicht nur die Zelleiweiße des Knochens, sondern auch das Knochenkollagen artspezifisch sind. Die Verwendung xenogenen Materials erscheint deshalb nur erfolgversprechend, wenn entweder eine Denaturierung des Kollagens derart erfolgt ist, daß es die Antigenität verloren hat oder aber gleichfalls entfernt wird, so daß lediglich ein absolut eiweißfreier reiner „Mineralknochen" resultiert.

Künstliche Knochenersatzmaterialien

Um eine Begriffsverwirrung zu vermeiden, sollte man von Knochentransplantationen nur dann sprechen, wenn das von anderen Individuen oder Spezies stammende Knochenmaterial unmittelbar oder durch Kältekonservierung ohne sonstige Aufbereitung transplantiert wird. Bei allen anderen künstlich synthetisierten oder durch eingreifende chemische oder physikalische Behandlung denaturierten Knochen bzw. kollagenen und mineralischen Grundsubstanzen sollte man besser von Knochenersatzmaterialien sprechen. Insoweit wäre auch der bereits erwähnte Kieler Knochenspan aufgrund seiner chemischen Vorbehandlung und Denaturierung ein Knochenersatzmaterial. Der Begriff der „Denaturierung" ist dabei keinesfalls negativ zu sehen. Vielmehr kommt es sogar entscheidend darauf an, zu verwendende Eiweißsubstanzen derart zu denaturieren, daß sie die immunogene Fremdeiweißinformation verlieren und so umgewandelt werden, daß der Empfänger das Material nicht mehr als Antigen empfindet.

Nachdem das natürliche Knochengerüst bekanntlich hauptsächlich aus kollagener Matrix und Kalziumphosphatmineral (zu 90% Hydroxylapatit) besteht, ist es verständlich, daß sich die Versuche der Herstellung von Knochenersatzmaterialien hauptsächlich auf diese Grundsubstanzen konzentrieren.

Einesteils wurde v. a. angenommen, daß den organischen Substanzen die hauptsächliche Bedeutung für die Knochenregeneration zukäme, andererseits mehr der mineralische Weg beschritten. Der von Urist [15] eingeschlagene Weg der Herstellung von entkalkter kollagener Matrix und die Suche nach einer hypothetisch angenommenen hormonartigen, die Knochenregeneration steuernden Substanz („Osteogenin") hat bisher nicht zu brauchbaren klinischen Ergebnissen geführt.

Versuche von Katthagen [4] in unserer Klinik, mit einer nach dem Rezept von Urist hergestellten „Knochenmatrix" eine Knochenregeneration zu bewirken, haben im standardisierten Lochtest mit morphometrischer Ausmessung keine signifikante Wirkung ergeben.

Versuche mit denaturiertem Tierkollagen ergaben erfolgversprechende Ansätze [2]; auch gelang es inzwischen, ein gereinigtes, offensichtlich immunogenfreies Kollagen herzustellen (Kollagenvlies, Pentapharm), welches sich bereits als Wundhämostyptikum klinisch ohne Nebenwirkungen bewährt hat; die angenommene Förderung der Knochenregeneration [3, 13] ist im standardisierten morphometrisch vermessenen Test jedoch nicht signifikant [4].

Im letzten Jahrzehnt wurde v. a. der mineralische Weg des Knochenersatzes erfolgreich vorangetrieben. Mitte der 70er Jahre erfolgte v. a. aus dem Batelle-Institut der Vorschlag zur Herstellung poröser Kaliziumphosphatkeramiken, hier zunächst von Tri- und Tetrakalziumgemischen, dann auch von porösen Hydroxylapatitkeramiken [6, 11].

Eigene tierexperimentell-histologische Untersuchungen mit porösen Hydroxylapatitkeramiken zeigen zwar ein gutes Anwachsen an die Oberfläche der Implantate, infolge ungenügender Verbindung der durch Gasaufschäumung entstandenen Hohlräume jedoch keine befriedigende durchgehende Erschließeung mit körpereigenem Knochengewebe. Infolge mangelnder Dauerschwingfestigkeit können sie dauerhaft keine mechanische Belastungsfunktion übernehmen (Gefahr der Dauerschwingbrüche).

Eigene Entwicklung

Standardisierter tierexperimenteller Lochtest und Computermorphometrie

Die zahlreichen unterschiedlichen Berichte über die Wirksamkeit verschiedener Transplantate und Knochenersatzmaterialien beruhen vielfach auf ungeeigneten und unvergleichbaren tierexperimentellen Modellen, unbefriedigender histologischer Technik und Unterlassung der Morphometrie sowie Signifikanzberechnung.

In Anlehnung an den von Maatz et al. [7], geschaffenen Lochtest am Fersenbein sowie von Schweiberer [12] am Schienbein des Hundes wurde von H. Mittelmeier ein „standardisierter Lochtest" an der distalen Femurkondyle des Kaninchens (6-mm-Bohrung von Medial) angegeben, der bei verschiedenen Prüfungen gleichförmig zur Anwendung kam und sich bewährt hat [4, 8, 10]. Der Vorteil liegt v. a. in der vereinfachten und verbilligten Tierhaltung sowie in Rechts-links-Vergleichsuntersuchungen. Die vielfach verbreitete, jedoch falsche Meinung, daß das Kaninchen aufgrund überschießender Knochenbildung ein ungeeignetes Versuchstier wäre, ist nicht haltbar.

Während in den Versuchen von Schweiberer [12] sich zeigte, daß die Bohrlochhöhlen beim Hund spontanerweise zur kallösen Wiederauffüllung führen und somit allenfalls die Hemmung der natürlichen Knochenregeneration durch Implantate, z. B. Kieler Knochenspan, gemessen werden kann, haben etwa 70 Leerversuche mit nichtaufgefüllten Bohrhöhlen im Rahmen der Untersuchungen von [4, 5, 8–10] ergeben, daß beim Lochtest des Kaninchens spontan nur eine geringfügige marginale Knochenregeneration eintritt, der größte Teil der Bohrhöhle jedoch nicht mit Knochen, sondern lediglich mit Fett-Mark-Gewebe aufgefüllt wird. Damit ist beim Kaninchen nicht nur eine Aussage über eine negative Hemmwirkung, sondern auch über eine positive Förderung der Knochenregeneration im ersatzstarken Lager möglich.

Die *histologische Aufarbeitung* erfolgt dabei in sagittalen unentkalkten Serienschnitten und die Strukturdarstellung sowohl im Mikroradiogramm als auch der vorzüglichen Masson-Goldner-Färbung, in der osteoides Gewebe rot und ausgereiftes, verkalktes Knochengewebe grün erscheint.

Collapat

Am Anfang stand die Idee, ein Knochenersatzmaterial mit polyzentrischer Knocheninduktion um feinverteilte Hydroxylapatitpartikel in kollagener Trägersubstanz mit leicht erschließbarer netzartiger Struktur zu entwickeln (Abb. 1) [8, 9].

In tierexperimentell-histologischen Voruntersuchungen hat Nizard [10] festgestellt, daß das als *kollagene Trägersubstanz* ausersehene, als Hämostyptikum bereits klinisch bewährte, gereinigte lyophilisierte und lößliche Kollagenvlies Pentapharm eine rasch resorbierbare Substanz darstellt, der jedoch für sich nur geringfügige osteoinduktive Wirkung zukommt.

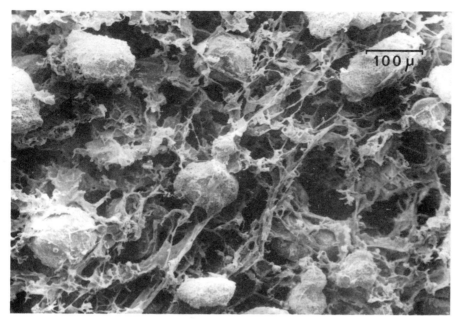

Abb. 1. Collopat, rasterelektronenmikroskopisches Bild: Man erkennt deutlich das filigrane kollagene Netzwerk und die darin verteilten Hydroxylapatitgranula

Da die Löslichkeit des ursprünglichen Kollagenvlieses zu einem Fließen führen kann, wurde später von H. Mittelmeier eine chemische Vernetzung des Kollagenvlieses angeregt, welche keine Negativwirkung besitzt [4].

Die Implantation von synthetisch (im Präzipitationsvorgang) hergestelltem *Hydroxylapatitpulver* ergab, daß das einwachsende Granulationsgewebe zu einer die Apatitkonglomerate umhüllenden und vernetzenden Knochenbildung führt [8]. Nachteilig war aber, daß das reine Hydroxylapatitpulver ohne Verfestigung in einer Trägersubstanz vom Blutstrom teilweise ausgeschwemmt wird, teils auch unregelmäßig konglomeriert und sedimentiert, so daß die Bohrhöhlen nur eine ungleichmäßige Knochenregeneration zeigten.

Aus diesem Grund wurde eine Dispersion der Apatitpartikel in kollagener Trägersubstanz vorgenommen. Nachdem die disperse Verteilung der nativen Apatitpräzipitatpartikel (ca. 1–3 μm) jedoch keine überzeugende Knocheninduktion ergab, erfolgte die Konzentration derselben als „geballte Ladung" in Form eines keramisierten Granulats (Apagran), welches im Gewichtsverhältnis 5:1 in lyophylisiertem, vernetztem Kollagenvlies suspendiert, eine intensive Knocheninduktion ergab (Abb. 2).

Die vergleichende morphometrische Auswertung im Mikroskopcomputer ergab dabei eine etwa 5mal stärkere Knochenregeneration als bei unbeeinflußter Spontanheilung, was im Wilcoxon-Test mit P = 0,0001 hochsignifikant war [4].

Histologische Verlaufsuntersuchungen zeigten bereits am Ende der 1. Woche im einwachsenden Granulationsgewebe eine beginnende Knochenneubildung im Bereich der Hydroxylapatitpartikel und auch der Zwischenräume mit intensiver Osteoblastentätigkeit und schließlich 4 Wochen postoperativ ein dichtes Netzwerk ausgereiften kallösen Knochengewebes

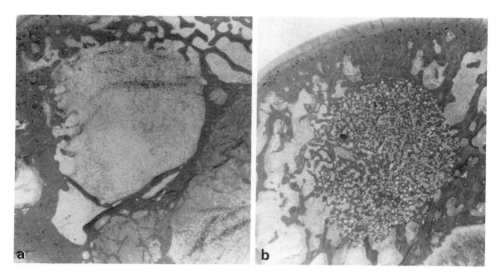

Abb. 2a, b. Standardisierter Lochtest beim Kaninchen, histologischer Sagittalschnitt durch die distale Femurkondyle. a Leerversuch: Die Bohrhöhle zeigt 6 Wochen postoperativ nur geringfügig marginale Knochenbildung und im übrigen Auffüllung mit einem Fettmarkregenerat, b Beim selben Versuchstier zeigt die mit Collapat ausgefüllte Bohrhöhle ein dichtes, feinmaschiges neugebildetes Kallusnetz, welches die Höhle ganz ausfüllt

um die eingeschlossenen, sich nur langsam auflösenden Apatitpartikel. Bei Verwendung des besagten Kollagenvlieses und eines Hydroxylapatits mit korrekter CA-P-Relation und geringem Anteil (ca. 10%) von Trikalziumphosphat wird dabei eine toxische oder immunogene Fremdkörperreaktion beobachtet. Im Laufe der Zeit unterliegt das primäre Geflechtknochenregenerat den natürlichen Knochenumbauprozessen, wobei jedoch die lang persistierenden HA-Granula noch über längere Zeit auf biochemische Weise osteoinduktiv nachwirken.

Nach diesem einwandfreien Ausfall der Tierversuche erfolgte bereits seit 1979 eine Humanapplikation im Sinne der klinischen Prüfung. Über erste Ergebnisse wurde schon 1981 berichtet [10]. Ein umfassender Bericht erfolgte 1983 (Abb. 3 und 4) [9].

Die Indikation erstreckt sich auf Knochendefekte verschiedener Art, bei denen das Collapat in Kontakt mit lebendem Knochengewebe, also im ersatzstarken Lager, eingesetzt werden kann, also zur Auffüllung von Defekten nach autologer Spanentnahme, juvenilen Knochenzysten, ausgedehnten Spondylodesen der Wirbelsäule (Harrington), sowie tumorösen Knochenresektionen und Defektpseudarthrosen, hier jedoch in Verbindung mit autologen Knochenspänen.

Die klinische Prüfung ergab i. allg. eine gute knochenbildende Wirkung und insbesondere keinerlei Negativwirkungen im Sinne einer Allergie, weder lokal, noch entsprechende Hauterscheinungen. Inzwischen wurde Collapat bei insgesamt etwa 350 Patienten angewendet. Vorteilhaft erwies sich dabei insbesondere die Anformbarkeit des schwammigen Collapat-Materials, welches bei Kontakt mit Blut oder Gewebeflüssigkeit eine geleeartige Konsistenz erfährt.

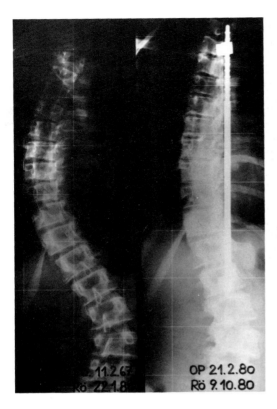

Abb. 3. Korrekturoperation und Spondylodese nach Harrington: Gute knöcherne Abstützung nach Implantation eines Gemisches von Collapat und autologer Spongiosa. Wesentliche Einsparung von autologem Transplantat

Ein großer Vorteil dieses Materials ist insbesondere auch die ihm verbleibende hämostyptische Wirkung, sowohl auf den damit bedeckten Knochenoberflächen als auch der bei den Operationen teilweise abgelösten und dann wieder reponierten Muskulatur.

Röntgenverlaufsbeobachtungen zeigen, daß Knochendefekthöhlen, die fast von allen Seiten noch von einer Knochenwandung umschlossen sind, teilweise sehr rasch mit neugebildetem Knochen aufgefüllt werden. Auch bei Auflagerung an der äußeren Knochenoberfläche läßt sich teilweise die Ausbildung eines manschettenförmigen Kallus erkennen. Abseits vom lebenden Knochen verliert sich jedoch offensichtlich die osteoinduktive Wirkung. Bei Anwendung in dicker Schicht, beispielsweise der Spondylodese nach Harrington, ist deshalb die Kombination mit autologer Spongiosa anzuraten.

In derartigen Fällen kann die zusätzliche autologe Plastik nicht vollständig umgangen werden; es ist jedoch mit Hilfe des Collapat möglich, die autologe Transplantation einzuschränken und zu strecken, so daß der Zweiteingriff kleiner gehalten werden kann.

Beispielsweise mußten wir bei der Harrington-Operation, bei der wir sonst üblicherweise autologes Knochenmaterial von beiden Beckenschaufeln entnehmen, nur noch auf eine Beckenseite zurückgreifen.

Besonders vorteilhaft erscheint auch die Anwendungsmöglichkeit bei septischen Knochenerkrankungen, insbesondere Osteomyelitis, mit Durchtränkung des Collapat mit antibiotischer Flüssigkeit. Wir haben danach in einigen Fällen eine rasche Ausheilung der

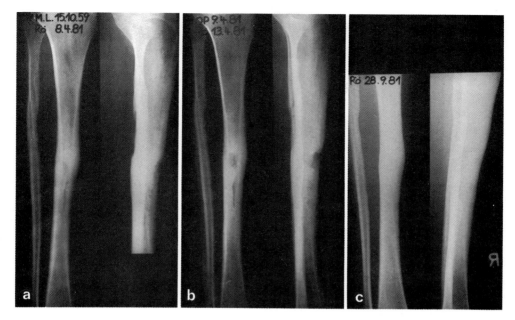

Abb. 4a—c. Posttraumatische Osteomyelitis mit chronischer Fisteleiterung. a Präoperatives Bild, b Röntgenbild nach Nekrotomie mit deutlich sichtbarem Knochendefekt, aufgefüllt mit antibiotikagetränktem Collapat, c Röntgenkontrolle nach 5 Monaten mit homogener Ausheilung des Knochens

Infektion und Knochenregeneration gesehen. Hier müssen allerdings noch weitere Erfahrungen gesammelt werden.

Die gute Anformbarkeit des Collapat ist andererseits mit dem Nachteil der mangelnden Formstabilität verbunden.

So war zu beobachten, daß das Collapat in großen Knochenhöhlen teilweise etwas zusammensinkt und dickere Collapat-Auflagen an der Oberfläche von der aufliegenden Muskulatur zusammengedrückt werden. Aus diesem Grunde erschien uns das Bedürfnis nach Entwicklung eines weiteren formstabilen Knochenersatzmaterials gegeben, welches nunmehr im nachfolgend zu besprechenden Pyrost vorliegt.

Pyrost

Im Hinblick auf die bereits dargelegte Problematik mangelnder Permeabilität von aufgeschäumten Hydroxylapatitkeramiken bestand hier die Vorstellung, auf die „gewachsenen Strukturen" tierischen Knochengewebes zurückzugreifen und dieses durch möglichst totale Enteiweißung (und auch Befreiung von allen sonstigen organischen Substanzen) zu einem „reinen Mineralknochen" umzuformen, der lediglich aus den Mineralsubstanzen natürlicher Provenienz besteht [8, 9].

Der Versuch der totalen Enteiweißung ist nach den Darlegungen in der Literatur verschiedentlich ohne Erfolg unternommen worden. Die chemische und bakterielle Mazera-

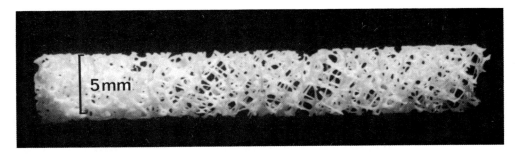

Abb. 5. Pyrost-Stäbchen zeigen netzartige Spongiosastruktur mit zusammenhängenden durchgehenden Markräumen

tion konnten die totale Enteiweißung nicht erreichen. Frühere Versuche der unmittelbaren Verbrennungsmazeration hatten nur zu bröckeligen und ascheähnlichen, unstabilen Produkten geführt, so daß Bauermeister [1] zu der Feststellung kam, daß dieser Weg nicht gangbar sei.

Durch ein besonderes, von H. und B. Mittelmeier (persönliche Mitteilung) in Zusammenarbeit mit der OSTEO-AG entwickeltes Verfahren der Vormazeration, Verbrennung und nachträglichen Sinterung konnte jedoch das Problem der Herstellung eines völlig „entorganisierten" Mineralknochens auf natürlicher Basis mit Erhaltung der Bälkchenarchitektur und ausreichender Formstabilität gelöst werden. Im Hinblick auf die wesentliche Verbrennungsmazeration wurde dem neuen Knochenersatzmaterial der Name Pyrost gegeben (gr. Pyr = Feuer).

Die chemische Analyse von Pyrost ergab, daß das Material keine organische Substanz mehr enthält (Zitter 1983, persönliche Mitteilung) und vorwiegend aus Hydroxylapatit (ca. 90%) und geringen Anteilen Trikalziumphosphat und den natürlichen Spurenelementen des Knochens besteht (Esper 1984, persönliche Mitteilung).

Beim Sinterungsvorgang kommt es lediglich zu einer mäßigen Schrumpfung des Ausgangsmaterials, die dadurch bedingt ist, daß nach dem Kollagenverlust die Mineralkristalle keramikähnlich zusammensintern, was andererseits mit einer relativen Erweiterung der Markräume und noch verbesserter Invasionsfähigkeit für das Granulationsgewebe einhergeht. Insoweit ist das Pyrost den durch Aufschäumung hergestellten Kalziumphosphatbzw. Hydroxylapatitkeramiken weit überlegen. Im Interesse der Erschließbarkeit wird auch hauptsächlich spongiöses Material, vorwiegend von Rinderkondylen, verwendet (Abb. 5).

Die mechanische Festigkeit, welche durch den Verbrennungsprozeß des Kollagens zunächst geschwächt wird, kann durch die nachträgliche Sinterung wieder auf die Werte der natürlichen Spongiosa gesteigert werden; allerdings besteht im Vergleich hierzu eine erhöhte Sprödigkeit. In jedem Fall ist dabei Formstabilität gegeben.

Das Material wird vorerst nur in Stäbchenform (Querformat ca. 5 x 5 mm, Länge 2–4 cm) hergestellt. Im Unterschied zu Collapat, welches nur einen sehr geringen Röntgenschatten gibt, zeigt Pyrost einen ausgezeichneten Röntgenkontrast, welcher eine gute röntgenologische Kontrollierbarkeit des Implantates gestattet.

Die tierexperimentelle Untersuchung des Pyrost im standardisierten Lochtest des Kaninchens [4] bestätigte die rasche Erschließbarkeit durch das einwachsende Granulationsgewebe, eine hohe Osteoinduktionsfähigkeit und erbrachte auch den Nachweis des Ausbleibens

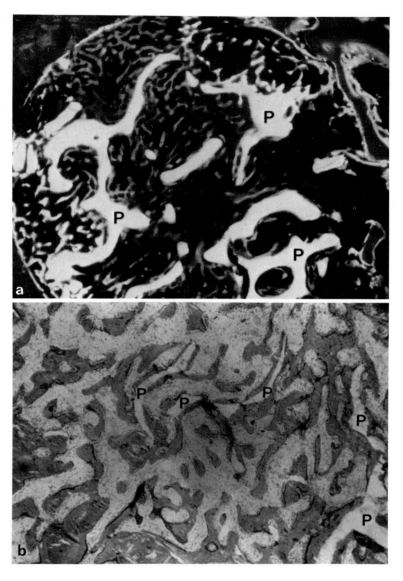

Abb. 6. a Pyrost im standardisierten Lochtest des Kaninchens, Sagittalschnitt durch distale Femurkondyle. Die deutlich erkennbare Bohrhöhle zeigt nach Einfüllung eines Pyrost-Stabes mit dichten Bälkchen (*p*) ein dichtes, feinnetziges kallöses Knochenregenerat, welches teils den Pyrost-Bälkchen aufliegt und im übrigen die Maschenräume füllt (Fluoreszenzmikroskopie nach Intravitalfärbung; Übersichtspräparat) b Histologisches Ausschnittsbild mit Masson-Goldner-Färbung, 4 Wochen nach Pyrost-Implantation im standardisierten Lochtest des Kaninchens: Die Pyrost-Bälkchen (*p*) sind fast vollständig mit neugebildetem Knochengewebe eingescheidet (*dunkelgrau*), dazwischen (*hell*) Knochenmarkregeneration

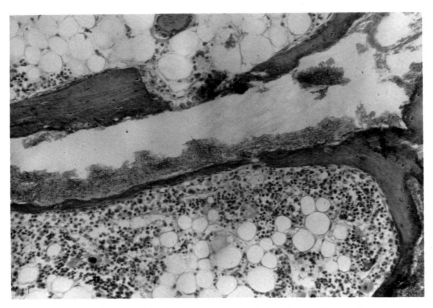

Abb. 7. Histologisches Schnittbild von markbeimpftem Pyrost im ersatzschwachen Lager (Quadrizepsmuskulatur des Kaninchens): Die Pyrost-Bälkchen sind mit neugebildetem Knochen umscheidet, dazwischen reifes hämatopoetisches Knochenmark

jeglicher toxischen und immunologischen Fremdkörperreaktion. Das einwachsende Granulationsgewebe wandelt sich unter dem formativen, biochemischen und kristallphysikalischen Einfluß des Pyrost größtenteils in kallöses Knochengewebe um, welches die Pyrost-Bälkchen einhüllt und in den Maschenräumen desselben ein kallöses Netzwerk mit Regeneration des Knochenmarkes aufbaut. Offensichtlich spielt hierbei die zelluläre Leistung des knöchernen Lagers mit osteogenetischen Stammzellen, die mit dem Granulationsgewebe einwandern, eine wesentliche Rolle (Abb. 6). Die Bildung von Fremdkörperriesenzellen oder Rundzellen wurde in keinem Fall beobachtet. Das neugebildete Knochengewebe schließt sich völlig spaltfrei, ohne bindegewebige oder zelluläre Grenzmembran, dem Pyrost-Material an. Bereits nach 2 Wochen ist eine heftige Knochenneubildung im Gang; nach 4 Wochen ist sie weitgehend abgeschlossen. In der Folgezeit treten physiologische Umbauvorgänge auf, wobei das Pyrost nur einen sehr langsamen „physiologischen" Abbau erfährt. Bei den Langzeitversuchen nach 8 Monaten ist das Pyrost — im Unterschied zu immunologisch angeregten weitgehenden Resorption am Kieler-Knochenspan-Material — noch weitgehend erhalten und in das neugebildete lebende Knochengewebe integriert.

Besonders bemerkenswert erscheinen dabei noch die weiterführenden tierexperimentellen Untersuchungen von W. Mittelmeier (bis jetzt unveröffentlicht) über die Frage der Knochenregeneration durch Pyrost-Implantation im sog. ersatzschwachen Lager (abseits von vitalem Knochengewebe): Hier zeigte sich bei 34 Kaninchenversuchen mit Implantation des Pyrost in die Oberschenkelmuskulatur (abseits des Femurs) in allen Fällen lediglich eine bindegewebige fettige Durchwachsung des Pyrost, jedoch keine Knochen- oder Markneubildung.

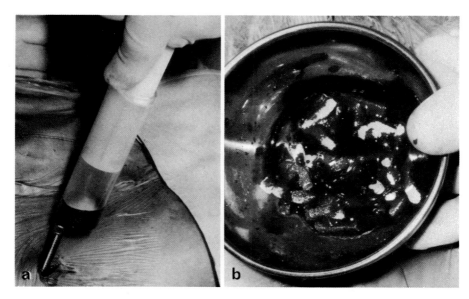

Abb. 8a, b. Klinische Anwendung der Markinokulation von Pyrost. **a** Knochenmarkpunktion an der Spina iliaca ventralis mit dem „Markaspirator", **b** Pyrost-Stücke mit Knochenmark durchtränkt (vor der Implantation)

Auf Anregung von H. Mittelmeier wurde jedoch auf der Gegenseite der gleichen Kaninchen Pyrost in die Oberschenkelmuskulatur implantiert, welches vorher mit autologem Knochenmark der Versuchstiere beimpft war. Hier konnte dagegen bei 33 Tieren und nur einem Ausnahmefall auch im ersatzschwachen Lager regelmäßig eine Knochen- und Markneubildung im Pyrost-Implantat erreicht werden (Abb. 7).

Die Indikation zur Anwendung von Pyrost erstreckt sich prinzipiell zunächst gleichfalls auf alle möglichen Knochendefekte im ersatzstarken Lager, ausgenommen Infektionen. Dem Pyrost fehlt jedoch der Hämostyptische Oberflächeneffekt des Collapat; andererseits bietet es jedoch den Vorteil der Möglichkeit eines knöchernen Formaufbaus. Es kann dabei sowohl in Knochenhöhlen eingebracht als auch auf der Oberfläche aufgelagert werden. Bei dicken Schichten oder zur Defektüberbrückung, z. B. nach ausgedehnter Tumorresektion, Einfüllung in Defekte von Verlängerungsosteotomien, Defektpseudarthrosen, dicker Auflagerung auf die Wirbelsäule bei Harrington-Operationen empfiehlt sich jedoch zur „osteogenetischen Vitalisierung" vorherige Markbeimpfung.

Die Gewinnung von autologem Knochemark führen wir auf einfache Weise vorwiegend an der Spina iliaca ventralis nach Stichinzision und Kortikalisperforation unter Verwendung eines speziellen „Markaspirators" (H. Mittelmeier) durch, der im Unterschied zu den üblichen glatten Punktionskanülen mit einem Außengewinde versehen ist und etappenweise tiefer geschraubt wird (Abb. 8).

Das nach Entfernung des Mandarins mit einer einfachen Plastikspritze gewonnene Mark (mit Blutverdünnung) wird dann vor der Implantation über das steril exponierte Pyrost gespritzt.

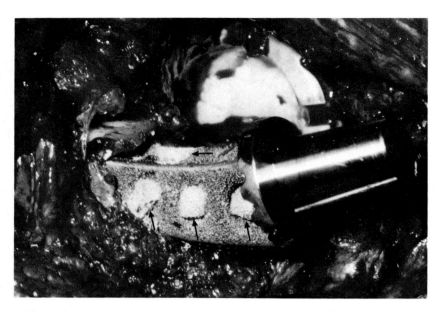

Abb. 9. Operationsphoto: Anwendung von Pyrost beim Wechsel gelockerter zementierter Hüftprothese und Ersatz durch die zementfreie Keramik-Autophor-Prothese (Typ 900 S). Im *Hintergrund* keramische Schraubpfanne, im *Vordergrund* Femurverankerungsstiel; Ausbuchtungen mit Pyrost gefüllt (*Pfeile*)

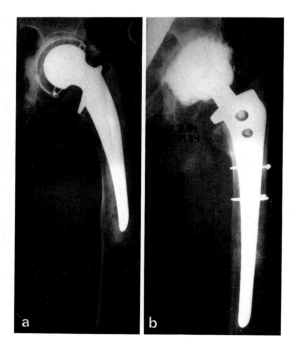

Abb. 10. a Gelockerte konventionelle zementierte Hüftprothese mit Knochendefekten und starker Knochenatrophie, **b** 4 Monate nach Austauschoperation mit zementfreier Keramikprothese Autophor 900 S und Defektfüllung mit Pyrost: Gute Knochenregeneration am Pfannengrund und in der Femurhöhle erkennbar

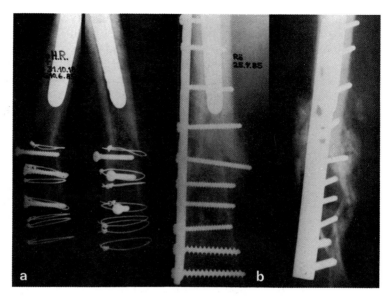

Abb. 11. a Atrophische Pseudarthrose des distalen Femurschaftes nach Fraktur distal einer Hüftprothese und insuffizienter Schraubencerclagenosteosynthese, **b** Massive knöcherne Überbrückung 3 Monate nach Osteosynthese mit AC-Platte und Auflagerung von markbeimpftem Pyrost (belastbare Ausheilungsphase)

Nach den tierexperimentellen Untersuchungen von W. Mittelmeier [8a] ist bei Markmangel auch eine Tränkung des Pyrost-Materials in einer mit Ringer-Lösung verdünnten Markflüssigkeit (in einer einfachen Glas- bzw. Keramik- oder Metallschale) möglich.

Bei infektiösen Zuständen (Osteomyelitis) raten wir von der Anwendung von Pyrost ab, um eine Sequestrierung zu vermeiden, und bevorzugen hier antibiotikagetränktes Collapat.

Die 1983 begonnene klinische Prüfung, welche sich inzwischen auf etwa 150 Fälle erstreckt, bestätigte die tierexperimentellen Untersuchungen, sowohl hinsichtlich der Wirksamkeit als auch Gewebeverträglichkeit. Man sieht hier röntgenologisch i. allg. eine zunehmende homogene Integrierung des Ersatzmaterials in neugebildetes Knochengewebe innerhalb der Knochendefekte bzw. eine implantationsgemäße Neuformung von Knochen bei Defektüberbrückungen. Insbesondere bewährt sich das Pyrost auch hervorragend bei Knochendefektauffüllungen im Bereich des Pfannengrundes und des Femurs im Zuge von Prothesenwechseloperationen mit zementfreien Prothesen nach fehlgeschlagenen zementierten Alloplastiken (Abb. 9 und 10).

Bei Resektionen mit Instabilität des betreffenden Knochenabschnittes ist eine zusätzliche Abstützung mit Osteosynthese (Überbrückungsplatte) erforderlich, da das Pyrost anfangs keine Belastungsstabilität besitzt (was auch für autologe Transplantate gilt).

Aufgrund der ausgezeichneten raschen Knochenregeneration, insbesondere in Verbindung mit autologer Markinokulation, erlangt der Implantatbereich jedoch relativ bald Belastungsstabilität. Diese ist insbesondere röntgenologisch abzuschätzen.

Collapat und Pyrost können durchaus eine kombinierte Anwendung erfahren, derart, daß beispielsweise die blutende Knochenfläche zunächst mit Collapat belegt, anschließend mit Pyrost überschichtet und dasselbe gegenüber der deckenden Muskulatur nochmals mit einer Lage Collapat abgedeckt wird. Natürlich ist auch die Mischung mit autologem Knochenmaterial möglich (Abb. 11).

Insgesamt haben Collapat und Pyrost unsere Möglichkeiten des regenerativen Knochenersatzes wesentlich erweitert und bringen eine erhebliche Erleichterung für den Patienten durch Fortfall einer mehr oder minder ausgedehnten Zusatzoperation zwecks Knochenentnahme, diesbezügliche Risikoverminderung und Verkürzung der Operationszeit. Sofern bei Operationen im ersatzschwachen Lager die alleinige Implantation von Ersatzmaterial nicht ausreicht, stellt die einfache, leicht und risikoarm durchzuführende Markpunktion einen unvergleichlich geringeren Eingriff als die autologe Knochenentnahme dar. Dessen ungeachtet wird es bei besonders gelagerten Fällen, insbesondere bei Formaufbau von Knochendefekten bei Infektionen, zweifellos noch gewisse Indikationen für die autologe Knochenplastik geben; sie können aufgrund der hier dargelegten Neuentwicklungen jedoch gewiß wesentlich eingeschränkt werden. Insbesondere erscheint es aber möglich, die Risiken und zukünftig stark steigenden Kosten der homologen (allogenen) Knochenbanktransplantation wesentlich einzuschränken oder zu vermeiden.

Durch die beim Collapat verwendete immunogenfreie gereinigte kollagene Trägersubstanz und die völlige Freiheit des Pyrost von organischen Substanzen ist v. a. das Problem der immunogenen Abwehrreaktionen durch das osteoregenerative Knochenersatzmaterial überwunden worden. Wir glauben, daß hiermit ein entscheidender Durchbruch und Fortschritt auf dem Gebiete des Knochenersatzes erzielt wurde.

Literatur

1. Bauermeister A (1958) Experimentelle Grundlagen für den Aufbau einer neuen Knochenbank. Springer, Berlin Göttingen Heidelberg (Hefte zur Unfallheilkunde, Bd 58)
2. Bedacht R (1969) Tierexperimentelle und klinische Untersuchungen über die Anwendung von heterologem Collagen als Implantat in der Knochenhöhle von Röhrenknochen. Habilitationsschrift, Universität München
3. Joos U, Ochs G (1980) Heteroleges Collagen als Kristallisationskeim für die Knochenmineralisation. Dtsch Zahnärzt Z 35:2–4
4. Katthagen B-D (1986) Knochenregeneration mit Knochenersatzmaterialien. Springer, Berlin Heidelberg New York Tokyo (Hefte zur Unfallheilkunde, Bd 178)
5. Katthagen B-D, Mittelmeier H (1984) Vergleichende tierexperimentelle Untersuchungen über die induktive Knochenregeneration mit pyrolisiertem enteiweißtem Knochenimplantat. In: Rettig H (Hrsg) Biomaterialien und Nahtmaterial. Springer, Berlin Heidelberg New York Tokyo
6. Köster K, Ehard H, Kubicek J, Heide H (1979) Experimentelle Anwendung von Kalziumphosphatgranulat zur Substitution von konventionellen Knochentransplantaten. Z Orthop 118:398–403
7. Maatz R, Lente W, Graf R (1954) Spongiosatest of bone grafts. J Bone Joint Surg [Am] 36:721
8. Mittelmeier H, Nizard M (1983) Collagenvlies mit Apatit als künstliches Knochenersatzmaterial auf natürlicher Basis. In: Kley W, Naumann C (Hrsg) Regionale plastische und rekonstruktive Chirurgie im Kindesalter. Springer, Berlin Heidelberg New York
8a. Mittelmeier W (in Vorbereitung) Knochenregeneration im ersatzschwachen Lager mit und ohne autologer Markinokulation. Inauguraldissertation, Hamburg
9. Mittelmeier H, Katthagen B-D (1983) Klinische Erfahrungen mit Collagen-Apatit-Implantation zur lokalen Knochenregeneration. Z Orthop 121:115

10. Nizard M (1981) Knochengewebsneubildung durch Collagen-Apatit-Implantation. Habilitationsschrift, Universität Homburg
11. Osborn JF, Weiss T (1978) Hydroxylapatitkeramik – ein knochenähnlicher Biowerkstoff. Schweiz Monatsschr Zahnheilkd 88:1166
12. Schweiberer L (1970) Experimentelle Untersuchungen von Knochentransplantaten mit unveränderter und mit denaturierter Knochengrundsubstanz. Springer, Berlin Heidelberg New York (Hefte zur Unfallheilkunde, Bd 103)
13. Springorum HW (1980) Tierexperimentelle Untersuchungen der Knochenregeneration nach Collagen-Implantation in standardisierten Knochendefekten an der Ratte, am Kaninchen, an wachsenden und ausgewachsenen Hunden. Habilitationsschrift, Universität Heidelberg
14. Tomford WW, Doppelt SH, Mankin HJ, Friedlaender GE (1983) Bone bank procedures. Clin Orthop 174:15–21
15. Urist MR (1965) Bone formation by autoinduction. Science 130:893

Indikation, Technik und Ergebnisse nach Knochentransplantationen mit mikrovaskulärem Anschluß

A. Berger und M. Wannske

Klinik für Plastische, Hand- und Wiederherstellungschirurgie der Medizinischen Hochschule Hannover, Podbielskistraße 380, D-3000 Hannover 51

Autologe und homologe Knochentransplantation haben v. a. an den langen Röhrenknochen ihre Grenzen. Bei sehr langen Defekten und unter evtl. ungünstigen Bedingungen, wie bei einer Infektion, reichen die körpereigenen Depots häufig nicht aus. Der langstreckig eingebrachte kortikale Knochen verfügt über ein zu geringes Vitalitätspotential, um den Verlust der Durchblutung bis zur Revaskularisation nach Wochen oder Monaten zu überleben. Revitalisierung oder gar funktioneller Umbau bis zur belastungsfähigen Stabilität dauern bei langen Defekten Monate bis Jahre und bedeuten während dieser Zeit Immobilität und Invalidität des Patienten. Außerdem muß man nach langstreckiger Defektauffüllung mit alleiniger Spongiosa damit rechnen, daß diese innerhalb kürzester Zeit resorbiert wird (Abb. 1).

Es lag deshalb nahe, den Versuch zu unternehmen, den Knochen mit einer Revaskularisation zu transponieren, um so die Einheilungs-, Umformungs- und Anpassungsvorgänge sicherer zu machen und zu beschleunigen.

Taylor et al. zeigten 1975 bereits klinische Erfahrungen mit frei transplantierten, revaskularisierten, kortikalen Knochen, die eine Überbrückung der Defekte bis etwa 25 cm auch an der unteren Extremität ermöglichten. Diese klinischen Ergebnisse führten dann zu der Annahme, daß der mikrovaskulär angeschlossene, transponierte Knochen nicht mehr wie ein Knochentransplantat, sondern wie ein Mehretagenbruch anzusehen sei.

Wir wissen aus den Experimenten und klinischen Erfahrungen seit Beginn dieses Jahrhunderts, daß transplantierte Knochen im Sinne der Creeping Substitution zunächst osteo-

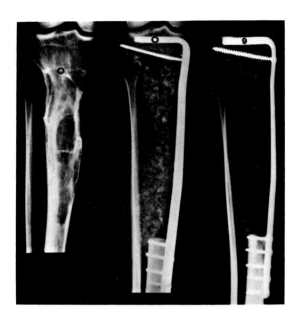

Abb. 1. Auffüllen des Defektes nach Resektion eines Knochentumors mit Spongiosa und weitgehende Resorption der Spongiosa in 9 Wochen

klastär ab- und danach osteoblastär erneut wieder aufgebaut werden. Danach kommt es dann zur Adaptation der Mikro- und Makrostruktur an den biomechanischen Bedarf nach dem Wolff-Transformationsgesetz.

Histologisch sehen wir appositionelles Knochenwachstum, zunächst als Geflechtknochen, später dann durch Farbstoffmarkierungen belegbare Bälkchenstrukturen.

Aufbauend auf diese experimentellen und klinischen Erfahrungen von Taylor, Mitarbeitern und aus anderen Zentren [2–5] versuchten nun Arata et al. [1] herauszufinden, welche Wertigkeit der revaskularisierte transponierte Knochen im Verhältnis zum normalen Knochen einerseits und zum nicht revaskularisierten vergleichbaren andererseits hat. Er zählte zunächst die vitalen Osteozyten in den Lakunen und stellte fest, daß diese bei 66,8% des normalen Knochens vorlagen, bei 52,4% des revaskularisierten und 28,5% des nicht revaskularisierten Transplantats jeweils nach 6 Wochen. Die Tetracyclinaufnahmefähigkeit des Knochens als Zeichen der Vitalität und des Anbaus ergab sich aus der Anzahl der Doppelringe im Berich der Osteone. Hier zeigten sich im Mittel 35,8% Doppelringe/cm^2 markierte Osteone beim normalen Knochen, dagegen nur 7,3/cm^2 beim revaskularisierten Knochen. Die nicht revaskularisierten Knochen zeigten keinerlei biologische Aktivität im Sinne eines Anbaus, gemessen an der Tetracyclinmarkierung. Ähnliche Ergebnisse fanden sich bei der Appositionsrate.

Diese experimentellen Untersuchungen lassen den Schluß zu, daß das biologische Verhalten des revaskularisierten Knochentransplantats eine Mittelstellung zwischen normalem und nicht revaskularisiertem Knochen einnimmt. Dabei ist der durch die Revaskularisation bedingte Vorteil so groß, daß bei langstreckigen Defekten die Revaskularisation immer vorgeschlagen werden sollte.

Diese Überlegungen und klinische und experimentelle Ergebnisse belegen die Indikation zum operativen Vorgehen. Wir finden großstreckige Defekte durch Knochentumoren nach deren radikaler Ausräumung, posttraumatisch und/oder postinfektiös und gelegentlich bei

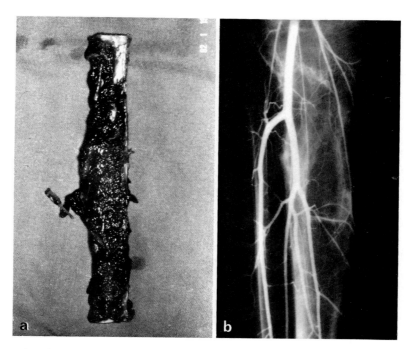

Abb. 2. a Präparat der frei zu transplantierenden Fibula mit Darstellung der Gefäße, **b** Angiographie zum Aufsuchen der günstigsten Anschlußmöglichkeiten für die Gefäßanastomose

Mißbildungen. Dabei ergaben sich bei uns beim Fibulatransfer zur Defektüberbrückung Längen zwischen 12 und 28 cm.

Technisch geht man so vor, daß nach radikaler Resektion des pathologischen Knochens und Darstellung des Defekts sowie dessen Stabilisierung durch Platte oder Fixateur externe z. B. eine Fibula entnommen wird. Diese wird so präpariert, daß das mit einem geringen Muskelmantel erhaltene zuführende Gefäß aus der Peronäalarterie mit den Vv. communicantes sorgfältig geschont wird (Abb. 2a). Diese A. nutricia wird im oberen Drittel der Fibula abgegeben und läßt sich hier entsprechend darstellen. Im Empfängergebiet wird das durch präoperative Angiographie ausgesuchte Spendergefäß dargestellt (Abb. 2b), das Transplantat wird interponiert und fixiert. Dabei bietet sich in der Regel die Fixation mit 2 Kortikalisschrauben an, gelegentlich ist bei der unter Kompression anzulegenden Platte auf der Gegenseite ein Einbolzen des Transplantats zusätzlich möglich. Nach der biomechanischen Notwendigkeit langer Röhrenknochen wird die Platte auf der Zugseite angebracht. Das Transplantat dient auf der Gegenseite der medialen Abstützung, so daß es nicht durch Biegekräfte zum Implantatbruch kommen kann.

Nach der absoluten Stabilisierung, die keinerlei Verschiebung mehr zuläßt, werden die Arterie und mindestens 2 Venen unter mikrochirurgischer Technik anastomosiert und der Blutstrom freigegeben. Der mitgeführte Muskelmantel zeigt durch seine Blutungen den intakten Flow, gleichzeitig kann dieser durch die Füllung der Venen kontrolliert werden.

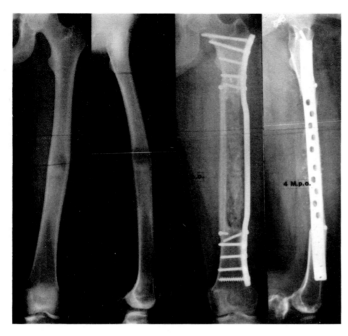

Abb. 3. 26jährige Patientin mit ausgedehnter fibröser Dysplasie des linken Femurs. Näheres s. Text

Trotz der optimalen biomechanischen Verteilung von Transplantat und Implantat auf der Zug- und Druckseite wird diese Konstruktion selten ausreichen, eine volle Belastung in möglichst kurzer Zeit zuzulassen. Es sind deshalb in der Regel zusätzliche autologe Spongiosatransplantationen sofort oder im späteren Verlauf notwendig, um hier den biologischen Einbau und die Transformation abzusichern. Eventuell ist sogar eine spätere nochmalige freie Transplantation, etwa durch revaskularisierte Spaltrippe, angezeigt.

Dieses Vorgehen soll anhand einiger Beispiele demonstriert werden:

Die Abb. 3 zeigt das Beispiel einer 26jährigen Frau mit einer ausgedehnten fibrösen Dysplasie des linken Femurs etwa in Schaftmitte mit entsprechender klinischer Symptomatik.

Der Tumor wurde bis ins Gesunde reseziert und eine laterale Platte angelegt. Die Fibula derselben Seite wurde nach Darstellen des Gefäßstiels mit entsprechendem Muskelmantel präpariert und in einer Länge von 20,2 cm reseziert. Die Fixation erfolgte mit 2 Kortikalisschrauben nach konsolenartigem Einkerben der medialen Kortikalis. Anastomosiert wurde im mittleren Anteil mit einer Perforansarterie und begleitender Vene sowie proximal mit einer zusätzlichen Vene. Knochen und Weichteile verheilten problemlos, die Röntgenkontrollen zeigten im Verlauf eine appositionelle Zunahme der Fibula und einen weitgehenden homogenisierten Durchbau der zusätzlich angelagerten Spongiosa.

Dennoch blieb ein Spalt zwischen Platte und angelagerter Spongiosa, so daß 3 1/2 Jahre nach dem Ersteingriff bei voller schmerzfreier Belastungsfähigkeit des linken Beines die 6. Rippe als Spaltrippe mit mikrovaskulärem Anschluß an eine Arterie aus dem R. serratus der A. thoracodorsalis mit einer A. perforans angelagert wurde. Auch diese Operation verlief ohne Probleme.

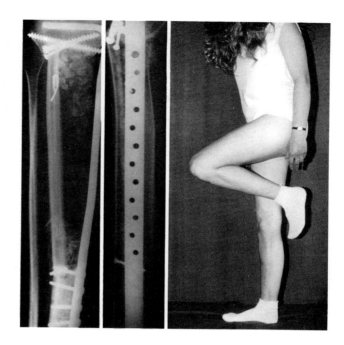

Abb. 4. 17jährige Patientin mit Chondromyxoidfibrom am rechten Unterschenkel. Näheres s. Text

Die Abb. 4 zeigt den Fall einer 17jährigen Patientin mit einem Chondromyxoidfibrom am rechten Unterschenkel.

Nach entsprechender Resektion des Tumors im Gesunden sowie Präparation des Gefäßstiels nach Angiographie erfolgte die Transposition der Fibula des anderen Beines in einer Länge von 24 cm. Sie wurde nach Einfalzen auf der lateralen Seite und Stabilisieren durch eine medial gelegte Kondylenplatte und Schraubenfixation mit der A. fibularis und 2 Venen anastomosiert. Es zeigte sich sofort eine gute Durchblutung. Der postoperative Heilungsverlauf war komplikationslos bis zu einem stabilen Durchbau bei liegendem Implantat und voller Belastungsfähigkeit des befallenen Beines.

Der 3. Fall (Abb. 5) zeigt, daß das mikrovaskulär angeschlossene freie Knochentransplantat nicht nur bei Überbrückung langer Defekte am Unterschenkel, sondern auch weiter peripher angezeigt sein kann. Zudem belegt dieser Fall, daß nicht nur Fibula und Rippe, sondern auch andere Lokalisationen für das genannte Vorgehen zur Verfügung stehen können.

Es handelt sich um eine 16jährige Patientin mit einem posttraumatischen infizierten Defekt des Matatarsale I. Nach entsprechendem Débridement und bei liegendem Fixateur externe Entschluß zum mikrovaskulär angeschlossenen osteokutanen Radialislappen.

Dieser wurde mit einer Länge eines Teiles des Radius von 6,5 cm so angeschlossen, daß die A. radialis mit der A. tibialis posterior End-zu-End anastomosiert wurde sowie die Communicansvenen mit den entsprechenden der A. tibialis posterior und die V. cubiti mit der V. saphena. Trotz guter primärer Durchblutung kam es zu einer Teilnekrose des Radialislappens, ohne daß der transponierte knöcherne Anteil verloren ging.

Nach Entfernung des Fixateur zunächst Belastung mit Unterschenkelgehgips, später wurde freigegeben zur freien Belastung. Die letzten Aufnahmen 12 Monate nach der Operation zeigen bei einem freien Gangbild, daß der eingebrachte Knochen zwar röntgenologisch dichte Zonen aufweist, zusätzlich aber eine langsame Umbau- und periostale Anbaureaktion stattfindet im Sinne einer knöchernen Überbrückung. Die Patientin kann schmerzfrei mit normalem Schuhwerk gehen.

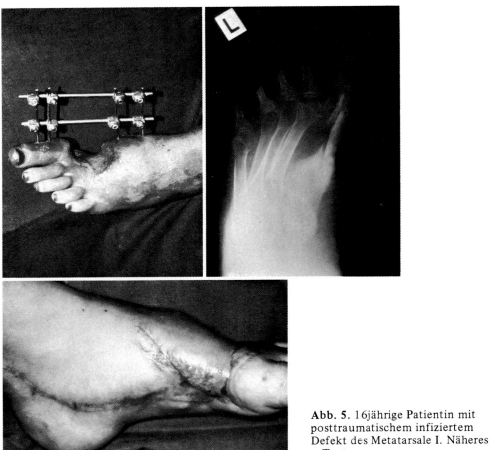

Abb. 5. 16jährige Patientin mit posttraumatischem infiziertem Defekt des Metatarsale I. Näheres s. Text

In der Zeit von 1981 bis 1985 wurden 19 Knochentransplantate mit mikrovaskulärem Anschluß durchgeführt. Davon sind bei 10 Fibulatransplantaten 6 noch nicht vollständig stabilisiert, da die Behandlung noch nicht abgeschlossen ist. Es handelt sich hierbei um Patienten, bei denen die Tibia oder das Femur über Strecken bis zu 24 cm rekonstruiert werden mußten. Die Fibulatransplantate im Unterarm sind abgeschlossen und zeigen gute Funktion.

Unserer Meinung nach stellt der mikrovaskuläre Anschluß von Knochentransplantaten bei gegebenen biologischen biomechanischen Voraussetzungen einen weiteren Fortschritt dar. Wenn wir auch nicht die gleichen guten biologischen Voraussetzungen wie bei einem Mehretagenbruch mit erhaltenem Gefäß des Periostes und der Kortikalis erreichen können, so ist die Durchblutung unmittelbar nach der Transplantation durch den mikrovaskulär angeschlossenen Gefäßstiel ein wesentlicher Teil für die Überlebensfähigkeit langer Transplantate und Transplantate in einem schlechten Bett.

Die zusätzliche Möglichkeit, auch Muskel- und Hautanteile mitzuverpflanzen, weitet die Indikation wesentlich aus. Ein gutes, muskulär durchblutetes Bett, vaskularisiert über einen eigenen Gefäßstiel, ermöglicht zusätzlich die Einlagerung von Spongiosa auch in Situationen, in denen wegen der langen Strecke oder des schlechten Bettes dies nicht erfolgversprechend erschien. Die Spenderseiten spielen wohl bei dem mikrovaskulär gestielten Knochentransplantat wie bei konventionellen eine große Rolle. Daher ist die zusätzliche Möglichkeit, die sich aus der Kombination beider ergibt, auch ein weiterer Fortschritt zur Rekonstruktion selbst großer und reichlich Substanz notwendig machender Defekte.

Dies alles muß aber unter den Gesetzen für Knochen-, Defekt- und Knochenbruchbehandlung sowohl von biologischer als auch biomechanischer Sicht aus geschehen.

Durch den freien mikrovaskulär gestielten Knochentransfer und der Kombination mit den verschiedenen Hautmuskellappen sowie der Anlagerung von Spongiosa ist auch für exzessive Fälle ein weiteres Behandlungsschema vorhanden, welches oft eine reelle Alternative zur Amputation darstellt.

Literatur

1. Arata MA, Wood MB, Cooney WP (1985) Revascularized segmental diaphyseal bone transfers in the canine. An analysis of viability. J Reconstr Microsurg 1:11–19
2. Batary S, Adachien E, Murase M, Zuge K (1978) Vascular pedicle fibula transplantation as treatment for bone tumors. Clin Orthop 133:158–164
3. Berger A, Kotz R, Walzer R (1980) Rekonstruktion im unteren Extremitätenbereich nach Tumorresektion durch freien Fibulatransfer. 3. Arbeitstagung der Deutschsprachigen Arbeitsgemeinschaft für Mikrochirurgie, Zürich
4. Berger A, Muhr G, Brüggemann H (1982) Die Mikrochirurgie bei Knochentumoren. Handchirurgie 14:230–233
5. Büchler U (1980) Rekonstruktion der unteren Extremitäten mit mikrovaskulären Gewebstransplantaten bei Tumorpatienten. 3. Arbeitsgemeinschaft der Deutschsprachigen Arbeitsgemeinschaft für Mikrochirurgie, Zürich
6. Donski PK, Büchler U, Tschopp AM ('1982) Surgical dissection of the fibula for free microvascular transfer. Chir Plast 6:153–164
7. Taylor GI, Miller GDH, Hamm FJ (1975) The free vascularized bone graft – A clinical extension of microvascular techniques. Plast Reconstr Surg 55:533–544
8. Wannske M, Trentz O, Reschauer R, Muhr G (1975) Qualität des Transplantatlagers und Zeitpunkt der Spongiosaplastik. Hefte Unfallheilkd 126:437–440

Diskussion: Überbrückung von Knochendefekten an der unteren Extremität

R. Wolff

Orthopädische Klinik und Poliklinik der Freien Universität Berlin im Oskar-Helene-Heim, Clayallee 229, D-1000 Berlin 33

Zur Überbrückung von Knochendefekten lassen sich verwenden:
1. autologer Knochen (Spongiosa, kortikospongiöser Span, Fibulaspan – vaskularisiert, nicht vaskularisiert),
2. homologer Knochen,

3. heterologer Knochen,
4. alloplastische Spezialprothesen (Verbundosteosynthesen).

Bei ausgedehnten Defekten werden auch Kombinationen von autologem und homologem Knochen mit metallischen Kraftträgern versucht. Die sofortige mechanische Stabilität soll dabei langfristig von biologischem Material übernommen werden.

Autologe spongiöse Knochentransplantate werden rasch vaskularisiert. Im Tierexperiment findet sich beim Hund bereits nach 1 Woche intensive Knochenneubildung, nach 4 Wochen ist Hypervaskularität nachweisbar. Bei kortikalen Transplantaten ist die Einheilung verzögert, insbesondere, wenn das Periost entfernt wurde.

Homologe Spongiosatransplantate werden in ersatzstarken Lagern zwar ebenfalls rasch vaskularisiert, lösen aber eine Immunreaktion aus. Im Bereich des Unterschenkels sind sie also nicht sinnvoll.

Heterologe Transplantate verbleiben ebenso wie Trikalziumphosphatkeramik histologisch reaktionslos im Knochen, der Röntgenbefund kann nicht als Kriterium für eine Einheilung angesehen werden. Diese Materialien können gute Platzhalter in ersatzstarken Lagern sein. Sie sind nicht bei Infektionen indiziert oder bei Pseudarthrosen, wo eine Osteogenese induziert werden soll. Im Gegensatz zu Mittelmeier beurteilt Schweiberer osteogene Potenz und induktive Wirkung von aufbereitetem, semisynthetischem und nativem Ersatzmaterial (z. B. Collapat, Pyrost) eher kritisch. Apatit und Kollagen werden wie jeder Fremdkörper in Abhängigkeit von der Partikelgröße resorbiert.

Knöcherne Defekte an der unteren Extremität sind überwiegend (bis zu 80%) im Bereich des Unterschenkels lokalisiert. Ursachen sind 1. Trauma, 2. Tumor und 3. Infektion.

Bei Rekonstruktionen am Unterschenkel müssen die relativ schlechte Weichteildeckung und die schlechte Durchblutung berücksichtigt werden, die Einheilung erfolgt verzögert. Heute besteht die Tendenz, Gliedmaßen auf jeden Fall zu erhalten — ohne die lange Behandlungsdauer, die zahlreichen Komplikationsmöglichkeiten und die langfristig zu erwartenden Ergebnisse zu bedenken: Eine zeitgerechte Amputation kann oft schneller ein besseres funktionelles Endresultat liefern. Die Rekonstruktion ist i. allg. gerechtfertigt, wenn folgende Kriterien erfüllt sind:
— Lebensalter nicht über 40 Jahre,
— keine Infektion seit 6 bis 8 Monaten,
— eingeplante Therapiedauer von 18 Monaten (und mehr) und
— Kooperationsbereitschaft des Patienten.

Der Erfolg einer autologen Knochen- bzw. Spongiosatransplantation hängt weitgehend von der Stabilität und Vaskularität des Lagers ab. Die Stabilisierung wird durch äußere oder innere Kraftträger (Platte, Nagel, Fixateur externe) erreicht. Kleinere Defekte werden durch autologe Spongiosa bzw. kortikospongiöse Transplantate (Entnahmeort ist i. allg. der Beckenkamm) überbrückt. Unter welchen Bedingungen sich erneut eine Markhöhle ausbildet, ist noch unklar. Komprimierte Spongiosa zur Defektauffüllung ist nicht zu empfehlen, da sie keine mechanischen Vorteile bringt und die Einsprossung von Gefäßen erschwert ist.

Autologer Knochen

Autologe Spongiosa bzw. kortikospongiöser Span ist zur Auffüllung kleinerer Defekte (einschließlich Knochenzysten, Defekte nach Frakturen) das Mittel der Wahl. Ein weiteres Indikationsgebiet stellt die verzögerte Bruchheilung dar.

Größere Defekte können durch ein Fibulasegment überbrückt werden; das Periost sollte dabei erhalten bleiben. Beim Erwachsenen ist zusätzliche Spongiosaanlagerung erforderlich, um eine knöcherne Überbrückung von ausreichendem Durchmesser zu gewährleisten. An Komplikationen treten Ermüdungsbruch, Achsenfehler und Infektion auf.

Zur Überbrückung von längeren Knochendefekten, die mit obigen Standardverfahren wahrscheinlich nicht ausheilen, ist eine Knochentransplantation mit mikrovaskulärem Anschluß gerechtfertigt. Für vaskularisierte Transplantate wird meist die Fibula verwendet. Ihre Markhöhle und die inneren 2/3 der Kortikalis werden von einem Ast der A. peronea versorgt, der im proximalen Drittel in die Fibula einsproßt (Durchmesser der Arterie ca. 1,5–2,5 mm, der Vene 2–3 mm). Der äußere Anteil der Kortikalis wird über ein periostales Gefäßsystem versorgt, das von vielen Ästen der Peronealarterie gespeist wird. Beim Erwachsenen kann ein Knochen von 22–26 cm Länge übertragen werden, der im gewissen Ausmaß belastbar ist.

Indikationen sind Defekte von mehr als 6–8 cm Länge. Die Einheilung ist in 3–6 Monaten zu erwarten, eine Hypertrophie in 12 Monaten – im Gegensatz zu 6–18 Monaten beim nichtvaskularisierten Span. Nachteil ist eine lange Operationsdauer (6–12 h) und die Verwendung einer größeren Arterie der unteren Extremität. Um eine ausreichende Blutversorgung zu gewährleisten, müssen versorgende Hauptarterien sowie die periostalen Arterien mittransplantiert werden, d. h. eine Muskelmanschette von ca. 1 cm Durchmesser (M. peronaeus longus und brevis, M. extensor digitorum longus) ist an der Fibula zu belassen.

Weitere Indikationen zur Verwendung eines vakularisierten Spanes sind kleinere Defekte, wenn die herkömmliche Spongiosaanlagerung keinen Erfolg brachte, sowie schlecht durchblutete Weichteilverhältnisse nach Bestrahlung, chronischer Infektion oder multiplen vorherigen Eingriffen. Eine zusätzliche Spongiosaanlagerung ist hier ebenfalls anzustreben. Größere Patientenkollektive mit Langzeitergebnissen liegen noch nicht vor, so daß eine abschließende Wertung dieses aufwendigen Verfahrens z. Z. noch nicht möglich ist. Eine Übersicht über den derzeitigen Stand vaskularisierter Knochentransplantate findet sich bei Weiland [13], die Erfolgsrate wird mit etwa 60% angegeben. Nach Schweiberer gleichen sich histologisch die Einheilung eines avaskulären und eines vaskularisierten Fibulaspanes weitgehend, wobei letzterer mit dem mittleren Segment bei einem Etagenbruch vergleichbar ist. Die medulläre Gefäßversorgung ist jeweils unterbrochen. Obwohl über Periostgefäße eine teilweise Kompensation der Durchblutung möglich ist, reicht für viele Osteozyten die Blutzufuhr zum Überleben nicht aus. Der Nekrose folgen die typischen Stadien der Reparation mit Revaskularisierung, Resorption und Knochenneubildung. Vaskularisierter und nichtvaskularisierter autologer Knochen unterscheiden sich also i. allg. nicht in der Art, sondern lediglich in der Geschwindigkeit der Einheilung. Der schleichende Ersatz des vaskularisierten Knochens erfolgt schneller, die Gefahr eines Ermüdungsbruchs ist geringer. Nach Untersuchungen anderer Autoren kann jedoch freier vaskularisierter Knochen auch überleben. Im Tierexperiment [5] ließ sich zeigen, daß Absorption und schleichender Ersatz des Knochens zu vermeiden sind und die Potenz der Knochenbildung erhalten bleibt. Gelingt die Revaskularisierung jedoch nicht, wird die schleichende Substitution und Kallusbildung durch das umgebende nekrotische Gewebe erschwert bzw. verhindert [2]. Nach den bisher vorliegenden Untersuchungen nimmt das biologische Verhalten des revaskularisierten Knochentransplantates eine Mittelstellung zwischen normalem und nichtrevaskularisiertem Knochen ein [1].

Homologer Röhrenknochen

Homologer Röhrenknochen kann als Platzhalter und Kraftträger nach ausgedehnter Tumorexstirpation dienen. Auch hier ist die zusätzliche Anlagerung von Spongiosa erforderlich. Einige Arbeitskreise setzten homologen Knochen mit Gelenkflächen ein und erzielten mittelfristig beachtliche Ergebnisse. Die Komplikationsrate ist jedoch recht hoch, so daß diese Verfahren noch dem experimentellen Stadium zuzuordnen sind (Übersicht bei [4], Erfolgsrate bis 70% bei ausgewählten Fällen).

Verbundosteosynthesen bzw. alloplastische Spezialprothesen können für einen kürzeren Zeitraum sofortige Belastungsstabilität gewährleisten. Sie sind bei Patienten mit begrenzter Lebenserwartung (hohes Lebensalter, Tumor) indiziert.

Spezielle Verfahren und Indikation

Bei Defekten nach Infektionen und schlechten Weichteilverhältnissen ist ein zweizeitiges Vorgehen möglich. Nach ausgiebigem Débridement erfolgt eine Verkürzungsosteotomie mit Stabilisierung durch Fixateur externe. In einem Sekundäreingriff wird die ursprüngliche Länge wiederhergestellt.

Die Indikation zur Überbrückung von Knochendefekten bei Infektionen hängt vom biologischen Alter des Patienten und den lokalen Bedingungen ab. Voraussetzung plastischer Maßnahmen ist die Reinigung der Wundhöhle und die Entfernung von Sequestern. Hierholzer spricht sich für eine eher sparsame Resektion der betroffenen Knochenabschnitte aus, da eine Revaskularisierung möglich ist. Beim blanden Defekt, d. h. nicht im floriden Stadium, erfolgt die Auffüllung mit Spongiosa und die eventuelle primäre Spalthautdeckung (bei sauberem Lager). Ist eine knöcherne Konsolidierung nicht zu erreichen, kann ein vaskularisierter Fibulaspan transplantiert werden. Die Erfolgsaussichten sind um so geringer, je länger die Infektion bereits besteht.

Schlußfolgerungen

Autologer Knochen ist wegen seiner fehlenden Antigenität und seiner osteogenen Wirkung bei Defektüberbrückungen Mittel der Wahl. Zusätzliche Anwendung von homologem Knochen bzw. Ersatzmaterial kann bei ersatzstarkem Lager vorteilhaft sein, insbesondere, wenn nicht ausreichende autologe Spongiosa zur Verfügung steht. Bei ersatzschwachem Lager und bei Infektionen kann die Anwendung nicht empfohlen werden. Über eventuelle osteogene Wirkungen bestimmter derartiger Substanzen ist z. Z. keine endgültige Aussage möglich. Bei größeren Defekten, vorangegangener Infektion und ersatzschwachem Lager ist die Transplantation eines vaskularisierten Spanes zu erwägen, wenn die technischen Voraussetzungen gegeben sind.

Literatur

1. Arate MA, Wood MB, Cooney WP (1985) Revascularized segmental diaphyseal bone transfers in the canine. An analysis of viability. J Reconstr Microsurg 1:11–19

2. Berggren A, Weiland AJ, Ostrup LT (1982) Bone scintigraphy in evaluation the viability of composite bone grafts revascularized by microvascular anastomoses. Conventional autogenous bone grafts and free non-revascularized periosteal grafts. J Bone Joint Surg [Am] 64:73
3. Brandes M (1913) Die Heilung größerer Tibiadefekte durch Transplantation. Z Orthop Chir 33:360
4. Burwell RG, Friedlaender MD, Mankin MD (1985) Current perspectives and future directions: The 1983 Invitational Conference on Osteochondral Allografts. Clin Orthop 197
5. Doi K (1977) Bone graft with microvascular anastomoses of vascular pedicles. An experimental study in dogs. J Bone Joint Surg [Am] 59:809
6. Eiselsberg AF (1897) Zur Heilung größerer Defekte der Tibia durch gestielte Haut-Periost-Knochenlappen. Arch Klin Chir 55:435–444
7. Hahn E (1884) Eine Methode, Pseudarthrosen der Tibia mit großem Knochendefekt zur Heilung zu bringen. Zentralbl Chir 21:337
8. Klapp R (1900) Über einen Fall von ausgedehnter Knochentransplantation. Dtsch Z Chir 54:576–583
9. Lexer E (1908) Die Verwendung der freien Knochenplastik nebst Versuchen über Gelenkversteifung und Gelenktransplantaten. Arch Klin Chir 86:939
10. Lexer E (1924) Die freien Transplantationen. Enke, Stuttgart (Neue Deutsche Chirurgie, Bd 266)
11. Matti H (1931) Über freie Transplantationen von Knochenspongiosa. Arch Klin Chir 168:236
12. Meeder PJ, Hagemann H, Weller S, Hermichen H, Borell-Kost (1983) Praxis der autologen Knochentransplantation. Klinik J 12:30–36
13. Weiland AJ (1981) Current concepts review: Vascularized free bone transplants. J Bone Joint Surg [Am] 63:166
14. Wolff J (1863) Die Osteoplastik in ihrer Beziehung zur Chirurgie und Physiologie. Arch Klin Chir 4:183

Sachverzeichnis

Alloarthroplastik 110
Azetabuloplastik 85

Brachioradialis-Lappen 29, 44
Brückenlappen 125

Chinese-flap 29
Cialitkonservierung 186, 192
Crista-iliaca-Lappen 8
Cross finger flap 11
Cross leg flap 126, 132, 159

Daumenrekonstruktion 31 ff
Defektfrakturen, Unterschenkel 175
Defektverkürzung, Unterschenkel 215
Dekubitalulzera 63
Derotationsvarisierungsosteotomie 85
Dorsalis-pedis-Lappen 7, 54, 153

Faszienlappen 129
Fazialisparese 49, 50
Fibrinklebung 67, 95
Fibula-pro-Tibia-Operation 205, 224
Fibulaspan 15
Fibulatransplantation 186, 245
Fingerkuppendefekte 9
Fußunterstellung 207

Gastrocnemius-Lappen 127, 132, 159
—, muskulotendinös 141
Gluteallappen 95

Hautersatz, synthetischer 117, 158
Hautexpander 146

Hilgenfeldt Verschiebelappen 10
Hüftdysplasie 85
Hüftpfanne, Aufbauplastik 75
Hüfttotalendoprothese 75

Infektpseudarthrose 220
Insellappen 12
—, neurovaskulär 46

Kieler Knochenspäne 85, 86, 229
Knochendefekte
—, Becken 75
—, Daumen 31, 38, 42
—, Femur 97, 110, 116, 179, 180, 190
—, —, kongenital 174
—, Hand 22, 29
—, Hüftpfannenboden 80, 95
—, Oberarm 14, 29, 196
—, Unterarm 14
—, Wirbelsäule 57, 94
—, Tibia 108, 175, 179, 180, 190, 215, 220
—, —, kongenital 170 ff, 205 ff
Knochenersatzmaterialien 227 ff
Knochenröhre, homolog 190
Knochentransplantation mit mikrovaskulärem Anschluß 243

Lappenplastik, freie 4
—, gestielte 4
Latissimus-dorsi-Lappen 8, 129
Leistenlappen 6, 11
—, gestielt 6

Markinokulation 239
Meshgraft 1, 119, 155

Metakarpalia, Verlängerung 27
Moberg Verschiebelappen 11, 12
Muffplastik 29
Muskelplastiken, gestielt 126, 132, 159
Muskelübertragung, freie 49, 56
Muskelverschiebelappen 67

Oberarmlappen, medialer 8
On-top-plasty 31, 48
Osteogenese 160, 227ff
Osteoinduktion 161, 227ff

Patellasehnenrekonstruktion 141
Pollizisation 42

Querschnittslähmung 63

Radialislappen 8
Rectus-abdominis-Lappen 6
Rotationslappen 123
Rundstiellappen 11

Schulterprothesen, isoelastisch 19
Soleus Lappen 132, 159
Spalthauttransplantation 1, 29, 117, 158
Spongiosa, autolog 16, 38, 58, 179, 180, 190, 192, 220, 228, 250
–, heterolog 19, 85, 229

–, homolog 19, 58, 75ff, 180, 228, 252

Trikalziumphosphatkeramik 16

Unterarmlappen 44, 46, 153

Verbundosteosynthese 59, 99, 104, 116
Verschiebelappen
–, nach Hilgenfeldt 10
–, nach Moberg 11, 12
–, myokutaner 132
–, nach Schrudde 64
–, Unterschenkel 120
Volkmann Kontraktur 50
Vollhauttransplantation 1, 29, 117, 158
V-Y Lappen 9

Weichteildefekte
–, Becken 63ff
–, Daumen 31, 38, 42
–, Ferse 152
–, Finger 9ff
–, Fußsohle 152
–, Ober- und Unterarm 1
–, Unterschenkel 133, 146, 158

Zehenpulpalappen 157
Zehenübertragung, freie 44
Zwischenzehenlappen, neurovaskulär 46

Hefte zur Unfallheilkunde

Beihefte zur Zeitschrift „Der Unfallchirurg" Herausgeber: J. Rehn, L. Schweiberer, H. Tscherne

185. Heft:
Wissenschaftliche und klinische Aspekte der Knochentransplantation
2. Paul Sudeck-Symposium, 26.-28. September 1985
Herausgeber: D. Wolter, K.-H. Jungbluth
1987. Etwa 320 Seiten. Broschiert DM 155,-
ISBN 3-540-17312-9

184. Heft: C. Feldmeier, M. Pöschl, H. Seesko
Aseptische Mondbeinnekrose – Kienböck-Erkrankung
1987. Etwa 95 Seiten. Broschiert DM 68,-
ISBN 3-540-17311-0

183. Heft:
Zementfreie Hüftprothesen
Grundlagen, Erfahrungen, Tendenzen
Herausgeber: D. Rogge, H. Tscherne
1986. Etwa 95 Abbildungen. Etwa 180 Seiten.
Broschiert DM 88,-. ISBN 3-540-16899-0.

182. Heft
Brüche des Oberschenkelschaftes und des distalen Oberschenkelendes
20. Jahrestagung der Österreichischen Gesellschaft für Unfallchirurgie 4.-6. Oktober 1984, Salzburg
Herausgeber: U. P. Schreinlechner
1986. 173 Abbildungen. XXIV, 459 Seiten.
Broschiert DM 198,-. ISBN 3-540-16273-9

181. Heft:
49. Jahrestagung der Deutschen Gesellschaft für Unfallheilkunde e. V. 13.-16. November 1985, Berlin
Präsident: G. Hierholzer
Redigiert von A. Pannike
Herausgeber: A. Pannike
1986. 428 Abbildungen. XLVII, 1147 Seiten (in 2 Bänden, die nur zusammen abgegeben werden).
Broschiert DM 298,-. ISBN 3-540-16272-0

180. Heft
Schulterschmerzen und Rupturen der Rotatorenmanschette
Herausgeber: B. Helbig, W. Blauth
1986. 52 Abbildungen. X, 133 Seiten.
Broschiert DM 88,-. ISBN 3-540-162771-2

178. Heft: B.-D. Katthagen
Knochenregeneration mit „Knochenersatzmaterialien"
Eine tierexperimentelle Studie
1986. 94 Abbildungen, 15 Tabellen. X, 166 Seiten.
Broschiert DM 98,-. ISBN 3-540-16170-8

177. Heft: H. Zwipp
Die antero-laterale Rotationsinstabilität des oberen Sprunggelenkes
1986. 100 Abbildungen. XII, 179 Seiten.
Broschiert DM 89,-. ISBN 3-540-16194-5

176. Heft: E. Böhm
Chronische posttraumatische Osteomyelitis
Morphologie und Pathogenese
1986. 49 Abbildungen, 23 Tabellen.
X, 123 Seiten. Broschiert DM 76,-
ISBN 3-540-15918-5

Die Abonnenten der Zeitschrift „Der Unfallchirurg" erhalten einen um 20% ermäßigten Vorzugspreis.

Preisänderungen vorbehalten

Springer-Verlag
Berlin Heidelberg New York
London Paris Tokyo

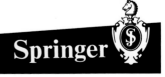

Hefte zur Unfallheilkunde

Beihefte zur Zeitschrift „Der Unfallchirurg" Herausgeber: J. Rehn, L. Schweiberer, H. Tscherne

175. Heft: K. E. Rehm
Die Osteosynthese der Thoraxwandinstabilitäten
1986. 109 Abbildungen, 44 Tabellen.
XII, 171 Seiten. Broschiert DM 86,–
ISBN 3-540-15932-0

174. Heft:
48. Jahrestagung der Deutschen Gesellschaft für Unfallheilkunde e.V. 14.–17. November 1984, Berlin
Kongreßbericht im Auftrage des Vorstandes zusammengestellt von A. Pannike
1985. 256 Abbildungen. XXV, 665 Seiten.
Broschiert DM 236,–. ISBN 3-540-15814-6

173. Heft: K.-G. Kunze
Die Durchblutung der Knochen
Eine tierexperimentelle Studie zur Durchblutung der Knochen unter verschiedenen Bedingungen
1985. 52 Abbildungen, 30 Tabellen. VII, 104 Seiten. Broschiert DM 56,–. ISBN 3-540-15433-7

172. Heft:
Bandersatz mit Kohlenstoffasern
Herausgeber: C. Burri, L. Claes, G. Helbing
1985. 149 Abbildungen. VII, 158 Seiten.
Broschiert DM 98,–. ISBN 3-540-15432-9

171. Heft: D. Otte, E.-G. Suren
Der Fahrradunfall
Eine verkehrsmedizinisch-technische Analyse
1986. 39 Abbildungen, 39 Tabellen.
VIII, 80 Seiten. Broschiert DM 55,–
ISBN 3-540-15752-2

Springer-Verlag
Berlin Heidelberg New York
London Paris Tokyo

170. Heft:
Posttraumatische Schäden des Schultergürtels
17. Reisensburger Workshop zu Ehren von M. E. Müller und J. Rehn, 3. bis 5. März 1983
Herausgeber: C. Burri, A. Rüter
1984. 86 Abbildungen.
XV, 236 Seiten.
Broschiert DM 98,–. ISBN 3-540-12970-7

169. Heft: V. Echtermeyer
Das Kompartment-Syndrom
Diagnostik und Therapie
Eine klinische und tierexperimentelle Studie
Geleitwort von H. Tscherne
1985. 71 Abbildungen. XI, 120 Seiten
Broschiert DM 64,–. ISBN 3-540-15023-4

168. Heft: B. Landsleitner
Klinische Replantationschirurgie
Tierexperimentelle Untersuchungen über mikrovaskuläre Interponate
1985. 66 Abbildungen, 21 Tabellen.
IX, 116 Seiten.
Broschiert DM 68,–. ISBN 3-540-13220-1

167. Heft:
Bandverletzungen des Kniegelenkes
17. Jahrestagung der Österreichischen Gesellschaft für Unfallchirurgie
1. bis 3. Oktober 1981, Salzburg
Kongreßbericht im Auftrage des Vorstandes zusammengestellt von H. Frick
1984. 201 Abbildungen. XXI, 480 Seiten.
Broschiert DM 128,–. ISBN 3-540-12606-6

166. Heft: L. v. Laer
Skelett-Traumata im Wachstumsalter
1984. 49 Abbildungen. VIII, 84 Seiten.
Broschiert DM 42,–. ISBN 3-540-12605-8

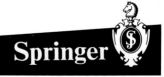